刘方柏

重急奇顽证医案

刘方柏 著

U0307764

中国中医药出版社
· 北 京 ·

图书在版编目（CIP）数据

刘方柏重急奇顽证医案 / 刘方柏著 . -- 北京：中国中医药出版社，2019.8
（中医师承学堂）

ISBN 978 – 7 – 5132 – 5624 – 7

Ⅰ.①刘…　Ⅱ.①刘…　Ⅲ.①医案—汇编—中国—现代　Ⅳ.① R249.7

中国版本图书馆 CIP 数据核字（2019）第 126481 号

中国中医药出版社出版

北京经济技术开发区科创十三街 31 号院二区 8 号楼

邮政编码　100176

传真　010-64405750

保定市中画美凯印刷有限公司印刷

各地新华书店经销

开本 710×1000　1/16　印张 17　字数 251 千字

2019 年 8 月第 1 版　2019 年 8 月第 1 次印刷

书号　ISBN 978 – 7 – 5132 – 5624 – 7

定价　68.00 元

网址　www.cptcm.com

社 长 热 线　010-64405720

购 书 热 线　010-89535836

维 权 打 假　010-64405753

微信服务号　zgzyycbs

微商城网址　https://kdt.im/LIdUGr

官 方 微 博　http://e.weibo.com/cptcm

天猫旗舰店网址　https://zgzyycbs.tmall.com

如有印装质量问题请与本社出版部联系（010-64405510）

内容提要

　　本书是作者临床工作 50 余年，从 40 余万例患者中精选出的具有典型意义和启迪作用的重急奇顽证病案。全书分五篇。其中重证篇、急证篇、奇证篇各列病案 10 例，顽证篇列病案 11 例，此 41 例病案均为病情急重或难于辨治之证。所有病案以"保真"状态呈现，从诊断现场、辨证论治、思辨解惑三个方面对每个病案的各个环节进行质疑探幽、穷源溯流、阐义发微。其语言生动活泼，不拘一格，读者如临现场，最大程度地获得重急奇顽证的诊疗知识及救治方法。附篇收录了作者 50 余年行医感悟之文及本书所有病案一览表、高效方剂名录。本书是中医临床工作者不可多得的读本，也是广大中医爱好者了解中医神奇疗效的一扇窗户，适合于中医临床工作者及爱好者参阅。

樂山古嘉州府地山川秀麗人樂地美中醫藥底蘊深厚劉方柏主任中醫師從醫五十余年法尊仲景旁及諸家善於學習勤於臨床尤以治重急奇頑証稱道廣流疗今方柏先生集數十年臨床實踐精選四十余案窮源究委思源解惑釣道否疑

以磊落之心和盘托出奉献社会仁心

赤诚译本书的付梓将促进中医学术的

繁荣并将嘉惠于医道同仁

谨志数语是之为序

乙丑年夏　殷兴

前　言

　　余少年从师习医，20世纪50年代末即已应诊于乡镇医院，那时的西南边远山区，交通之闭塞，文化之落后，科技之贫乏，是今天难以想象的。环境逼使我内外妇儿皆看，急重奇顽证难避。窘迫中"日间挥洒夜间思"是常规，白日看病、夜晚查书是常事，在诊病时以测体温等法安稳患者，急切入室查书以求应对的狼狈之举，亦属"家常"。正是这种天长日久的"强迫"，惶惶心境之欲解，迫使我有了"满足实际需要先读，弄清理论原委次读，百家著述兼读，经典著作研读，坚持不断普读，遇着问题现读，无效之时寻觅读，获效之后背诵读……"的读书方法和读书习惯。也正是这种终年无一天假期，长期不辍的临床生涯，使我得以救治了大量后来无法见到的急重患者。更是这种"必须见效"（方圆数十里再无其他医疗场所可以依托）的严峻现实要求，迫使我躬身患者身边，守候患者床旁，得到了舍此无法得到的临床入微信息。

　　我在这样的环境中行医读书达20多年。这段黄金岁月，不仅使我的根基得到了涵养，更铸就了一个医者的灵魂！它使我学会了读书，学会了真正意义上的临床，自然也学会了对一些疑难重证的救治。

尤其令我学验俱长者，系20世纪80年代中期考入了伤寒临床大家江尔逊的高徒班（研究生性质）。江老为蜀中名医陈鼎三先生的弟子，对仲景学说研究甚深，运用经方有十分丰富的临床经验，为德技双馨、学验俱富的临床大家。时值先生晚年，积累甚多，复伤感于中医后继乏人之现状，乃倾其所学，悉将传授。这不仅使我的医术得到了升华，其影响甚至渗入拙著的"基因"层面。

余读书时，每对一些先贤的精彩论述拍案叫绝，虽掩卷仍久久回味背诵。惊叹作者底蕴之深厚，学养之超群。并由此而领悟到柯韵伯先生"胸中有万卷书，笔底无半点尘者，始可著书"之论，此不仅是对著书者的直接要求，更是对书之既成而可得以传世提出的条件保证。正因为此，自己却对著书立说产生了敬畏。然不少时间，又对一些书籍的内容产生了强烈的共鸣或严重的分歧，必欲申张之，辩驳之，匡正之，补充之，由此又每有命笔成书的冲动。在这种敬畏和冲动中浑然以过，竟蹉跎了二三十年。其间诊治之疑难患者却与日俱增，铢积寸累，仅案卷已满篋盈筐。择其典型公诸于众，以辅来者，又成了我之常想。但慑于"言之当则为济世之航，不当即为殃民之刃"的告诫而不敢命笔。

观涛先生力倡中医师承，以翼院校教育，辟"完全还原"跟师学习之路径，总纂"中医师承学堂"丛书，为中医教育史、传播史和出版史之新章与壮举。我为地道师承出身，闻之尤感振奋，观之倍感亲切，投身其间，乃义不容辞。而总因每日应诊繁忙，且对书报狂读难舍，无暇命笔。于是耽延日久，几成空想。

乐山，古嘉州府地，自古人杰地灵，文化底蕴极为丰厚，故今之中医，仍人众势雄。一些精英人物，或由政府召会，或为沙龙坐拢，每多聚首。而于此时，同仁竞相催促，云诸事皆可搁置，唯将自己毕其一生积累之经验传留后世，乃为首重。古人云："得其人不教，是为失道；教非其人，是为漫泄天宝。"当今中医技术，早已打破了执一秘方赖养全家的狭小谋生环境；而当今中医传道，已从院校、师承、自修到业余爱好学习等若干种形式风行于世，已不存在"教非其人，'而"漫泄天宝"的问题。倒是为了防止"失道"，应将自身经验公之于众，也为传道出力。余深感同仁之殷殷，并意识到以诊务繁忙而不提笔著述，实际是忘却了余师愚"一人之治人有限，因人以及人无穷"的肺腑之言。乃拔脱繁冗，抛却犹豫，昼夜走笔。

拙著乃证治实录，力求现场"保真"。将并不一定急重之"奇顽"病案选入者，则因欲使疑难病症辨治的思路和治验得以较为完整之体现也。

案例选择和每案具体要求悉遵徐大椿"凡述医案，必择大症及疑难症，人所不能治者数则，以立法度，以启心思，为后学之津梁"。为达到这一要求，在精选典型病案实录诊疗过程的同时，于"思辨解惑"中，力求全面对该患例相关问题进行深入讨论，对其独具启发意义之处，尤加探求，以期达到"明通者读之，而无遗珠之恨；初学者读之，而无望洋之叹"的雅俗共赏之要求。

此 41 例患者，为余在不同历史时期，不同级别医院的救治病案。其中尤觉珍贵者，为早年在边远农村所治患者，其病情险恶而治疗几乎毫无干扰因素。余妻胡素蓉为西医，当时与我合作成功救治的病案，今之城市大医院医生闻之，亦皆啧啧称奇。本书限于篇幅，仅选个别病案，是对余妻贡献的感谢，也是对那时我们虽极为肤浅，而却卓有成效的中西医结合的现身说法。

案虽仅选41例，却是余数十年目识心融的心血部分，及穷源竟委而和盘托出的赤诚奉献。非敢言千丝成锦，百花成蜜，却做到了"精细入微，苦口婆心，知无不言，言无不尽"的全方位讲解。并把"俚者不堪入目，肤者无能醒心，约者多所挂漏，繁者不胜浏览"作为"四防"，严格地加以杜绝。

虽然如此，全书脱稿后，余仍心怀惴惴，唯恐法之不周，论之不当，述之不彻而误导了读者。但汪廷珍促吴鞠通将其久"藏诸笥者"出而公之时说的"譬如拯溺救焚，岂待整冠束发"，强烈地震动着我。我认为，这其实是要求医者将自己的"一得"尽快地授之于人。况即使再新奇之论，时日既久，必属陈旧。而将出自纯师承者的这一成果尽快奉献于世，于己是对师承制度的回报，于人是对师承队伍的鼓舞。学术责任心和事业紧迫感，使我最终鼓起抱璞玉而赴琢场，持浑金而奔炼地的勇气，未待完善，而不惧贻笑大方，投以面世，却如沈括所说"拯道贵速，故不暇待完也"。

在拙著即将付梓之际，感谢时任四川省中医药管理局杨殿兴局长拨冗作序，感谢乐山市卫生健康委员会、市中医院领导的大力支持，感谢同道友人的关心。倘拙著能为杏林增一绿叶，为患者添一获救新路，则未枉编写之初衷，亦为对诸公所赐关心之真情回报也。

刘方柏

2019 年 6 月 6 日

目 录

附篇 ·················· 239

跋

第一篇

重证篇

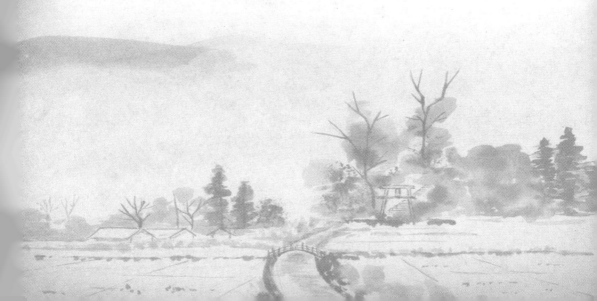

"绝招"嫁接更能创造奇效
——重证臌胀

诊断现场

患者，男，77岁。2006年2月23日就诊。

半年前诊为肝癌，近1个月来腹胀加重，渐至腹大如鼓，入某院住院数日，臌胀日剧，至胀极而欲寻死，自动出院，转诊于余。

由两人搀架缓步来诊。面色黧黑，形瘦骨立，腹大如瓮，腹壁青筋鼓露，呕吐，气短难续，二便艰涩，下肢肿胀，呻吟不已。脉迟细，舌苔白。

患者已做相关检查。CT：肝癌、大量腹水。X线上消化道造影：食管下段静脉曲张。B超：肝实质占位，大量腹水。免疫检验：甲胎蛋白250.73μg/L。

自半年前发现腹胀和反胃，经有关检查确诊为肝癌后，即用中西医双重治疗，从未间断。腹胀进行性加重1个月来，由门诊而转为住院医治，然病情不仅未能遏制，反日甚一日。万般无奈之时，家属闻笔者曾治多例类似患者均获奇效，方转诊于余，以求一试。

辨证论治

老师：重证臌胀不同于单臌胀，其病情已由侧重于肝脾转为侧重于肾，这是"五脏所伤，穷必及肾"的结果。此时患者肾气大伤，真阴涸竭，以常法治之或如杯水车薪，无济于事，或仅取快一时，旋即更甚。当此之时，唯当采用补下启中法峻补其下，使肾之气化功能得以恢复，肾之将竭之阴得以充填，方能关门利，二便通，水浊得泄，胀满除。

学生甲：这一辨证思路确系另辟蹊径，而"补下启中"一法不仅教科书不载，纵使很多名家著述也都未列专说，而其立意取向显然非同凡响，不知此法是老师独创还是出自哪位名家？

老师：此法是我从南通名老中医陈自明那里学来的，而陈老又是遥承于张景岳，并于20多年前在《中医杂志》介绍了此法。当时我即感本法见解独到，用药奇特，遂于临床试用，果然疗效惊人。运用中考虑到水气之密不可分和患者都有大便不通的情况，又将先师江尔逊治气水相因为患时辄用均效的二金汤和魏龙骧的白术通便方合入，疗效更增。多年来，我治疗多例住在医院等待死亡的重证臌胀者，用后俱见肿胀迅速消除，令不少西医同行惊讶。而我也确信此皆名家之"绝招"也！

学生乙："补下启中"系治法，临床运用时选哪些方药呢？

老师：陈自明老先生将补下启中分为壮阳和填阴两方。补真阳，行肾气，借鉴《张氏医通》之启峻汤，药由附子、肉桂、黄芪、党参、淫羊藿、肉苁蓉、熟地黄、山茱萸、山药、茯苓等组成。若真阴涸竭，则须用滋阴峻剂，厚味充填。陈老自拟了一首绝妙之方，熟地黄（120g）、枸杞子、山茱萸、肉苁蓉、何首乌、山药、龟甲组成。

本例极度臌胀，表现出元阳欲亡真阴欲绝，生命垂危之象。当此之时，攻之则危亡立见，消之则无济于事，唯峻补其下兼佐调气疏浚以疏启其中，或可挽大厦于将倾。

诊为臌胀。肾阳亏损，真阴涸竭，气化无权，中焦气壅。

处以补下启中汤合二金汤加味。

熟地黄120g，枸杞子30g，山茱萸20g，炮附子20g，肉桂10g，仙茅12g，龟甲20g，厚朴30g，海金沙30g，鸡内金12g，土鳖虫10g，蝼蛄10g，红参10g，猪苓10g，生白术40g，鳖甲20g。水煎，每日服1剂。

3月1日二诊。上方服完1剂，大便稀黑、腥臭，日排五六次，服第2剂起大便减至日二三次，色已不黑，腹胀明显消退，按之较软，呕仅于进食时小作，精神转好，不再呻吟。家人喜出望外。

续前方5剂。

3月6日三诊。自服中药以来，患者自行停用一切西药。现呕吐止，进食则胀，大便日二次，已不稀，口干，脉较前有力，舌质稍干。真阳已见回复，治宜酌增化气行水。

前方去附子、肉桂、仙茅，加用桂枝 10g，猪苓 10g，茯苓皮 30g，泽泻 30g，大腹皮 30g。4 剂。

6 月 12 日四诊。患者腹胀已大消。B 超探查：少量腹水。纳食接近正常，精神转好，能外出游耍。坚持服上方，每日或隔日 1 剂。

8 月 23 日五诊。B 超探查：腹水全部消失。血检：红细胞、血红蛋白、总蛋白均较前明显上升。腹胀及肢肿全消。尤感困乏、倦怠，宜续行补下以固本，添用补脾以益气。调整处方于下。

熟地黄 100g，龟甲 15g，鳖甲 15g，肉苁蓉 20g，土鳖虫 10g，海金沙 30g，鸡内金 12g，红参 10g，茯苓 12g，炒白术 12g，炒白扁豆 30g，陈皮 10g，山药 30g，砂仁 10g，薏苡仁 30g。

后记：患者持续服上方，二三日 1 剂，中途小有新疾，如呃逆、腹泻等，均以临时对症治疗方一二剂而愈。直至 2007 年 11 月下旬因较多饮用啤酒后大吐血，于当地医院抢救无效死亡。自接受本法治疗以来，一直以相对好的生活质量存活了近 2 年，而腹水至死未见再发。

病名	主症	辨证	治法	选方
臌胀	大量腹水	1. 真阳亏损，真阴欲竭 2. 气水相因为患 3. 浊气阻滞	补下启中 调气行水 通便泄浊	补下启中方 二金汤 白术通便方

思辨解惑

学生甲：这例病案疗效是令人震惊的。而老师将之归功于"绝招"嫁接。嫁接绝招的提法我以往未见提及，若"绝招"嫁接真能有一加一大于二的作用，那这个办法本身就可能开辟一条新的治疗途径，其潜力是无可估量的。老师能将什么是"绝招"以及如何嫁接绝招，给我们讲一下吗？

老师："绝招"指一般人不能掌握的技巧，故又称"绝技"。中医学里的"绝招"指医者临床时或效法古人，或长期体味，摸索到并总结出的治疗某种较为难治病症的独特方药。"绝招"因其不循常法而具有独特性；因其一发中的、历验不爽而具有特效性；因其具有相当特定的适用范围，因而具有"靶向性"；因其不被其他医生掌握，因而具有秘密性。可见，所谓"绝招"，其实很多就是临床医家毕其一生对某病治疗的经验结晶。所以曾有一些临床大家坦诚地说，自己行医几十年，真正的东西用不了三天就可讲完，这里所要讲的就是"绝招"，足见其分量和珍贵！

或许正因为此，折射出了一个大问题，即中医学仍处于名医时代。什么意思呢？就是说每一位名医几乎都掌握着一批"绝招"，而这些绝招多在还未被传承和普及时，名医就已经辞世，因此，能最有效地治疗某病的绝招也随之成为了绝版。新的医生又重新在漫漫临床中艰辛寻觅，逐步发现……这种由名医代表着的，对某病治疗具有最高时代水平的技术，随人的去留而存亡的状况，是中医人才成才缓慢和中医学整体水平提升缓慢的一个重要原因。因而打破这个循环，不仅要使"绝招"更多更快地被公开，而且要使之迅速融入教科书和临床辨证论治体系里，不让其纵然被公开却始终游离于主流传承渠道之外，应该是发展中医学必须重视的问题。

这些思考使我还想到了一些"枝末"问题：医有流派之异，地有南北之分，能否采撷不同医家之"绝招"叠加使用？这个设想，使我想起了有人曾有过的另一个设想，油画画在坯布上，国画画在宣纸上，挪动一下材料，把油画画在宣纸上，把国画画在坯布上，效果会怎样呢？或许两败俱伤，或许是新画种的诞生。这是方法的改变，更是思维的启迪。我确实害怕"绝招"联用会搞乱它们各自的基础，导致"两败俱伤"，但我更渴望让它们相得益彰造出新奇，因而选用病机相同，或病证相近，或病情相因为患，或多个主症同时存在的患者，分别将不同医家的具不同针对性的"绝招"方联合应用（本文仅举其一类）。令人欣喜的是，这样确实更可增强疗效，缩短疗程。当然，这决不是新画种的诞生，但却是愚者千虑之一得。

学生乙：治疗这个患者，老师起手即用了三位名家的绝招，其思路刚才已讲大概，其疗效显然因"嫁接"而出奇，请老师再讲一下在遣用

"绝招"时的具体思路好吗？

老师：三法同用，主要是着眼于病机。朱丹溪认为："臌胀其因胶固，难以治疗……医又不查虚实，急于作效，病者苦于胀急，喜行利药，以求一时之快，不知宽得一日半日，其肿愈甚，病邪甚矣，真气伤矣。"指出此证不可单行通利，并进一步指出："苟或气怯，不用补法，气何由行？"明确指出了其证属虚，治当用补。如何补益呢？我很自然地想到陈自明老先生倡用的补下启中法。陈老认为，当此之时，"务使气得峻补，则上行而启其中，中焦运行，壅滞疏通，中满自消，下虚自实"，并提出了补真阳和补真阴两方。我于临床使用中发现，无论补真阳还是补真阴，关键的一药是熟地黄。原方熟地黄用至120g，陈老特别强调："屡屡用之，并无中满泥膈之弊，为什么呢？"陈老认为，张景岳引王冰的话已作了明确的回答："少服则资壅，多服则宣通。"因此，我每以熟地黄120～150g为主药，以前列之补下启中汤为主方，视阴阳亏损之偏重而加用他药，每用必效。从而认识到陈老重用的熟地黄真乃填补肾精力宏、充泽真阴效专之神品，可谓特效方中之特效药也。

在此基础上，我常合入二金汤。此方为先师江尔逊治疗黄疸肿胀时所常用。二金汤出自《温病条辨·中焦篇》。原文云："夏秋疸病，湿热气蒸，外干时令，内蕴水谷，必以宣通气分为要，失治则为肿胀，由黄疸而肿胀者，苦辛淡法，二金汤主之。"吴鞠通称本方是："治疸之法，失治之变，又因变制方之法也。"该方针对的病位在肝，作用在于宣通气分。先师江尔逊正是抓住本方辛淡合用，有去菀陈莝、调气行水之功，又无克伐之弊这一特点而用治肿胀的。我常见江老将之用于腹水尚少，病邪主要伤在肝脾时，每收良好效果。本例病邪虽已入肾，主要矛盾已不在肝脾，然因该方祛邪而不伤正，在大队治肾药中发挥其宣通气分作用，对补下启中起着重要的协同作用。

此外，患者大便艰涩不通，阻碍邪浊外泄，是导致极度腹胀的重要因素。而便之不通，乃因于脾阴受损。腹中乃肝脾肾三阴聚集之地，而脾为三阴之长，阴中之至阴，脾之气阴虚衰，失于运转，水邪始得聚于腹中。故沈金鳌说："臌胀病根在脾……脾虚之极阴阳不交，湿浊相混，隧道不通。"提示对于此类隧道不通之大便艰涩，是万不可用下法而犯虚虚之戒的。然病情之急，又不可不下，怎么办呢？北京名医魏龙骧的白术通便方是最好的选择。原方由生白术加生地黄、升麻组成，用于脾虚气滞之便秘证。我临床考察，单重用生白术 40～80g 亦效。考白术长于燥湿利水，《本草纲目》谓其有益肾气、健脾胃、化痰涎之功，合用于补下启中法中能发挥通便泄浊而兼补肾脾之功，其作用显然可补前二方之不逮。

这样，本案即在抓住肾之真阴真阳将竭而用补下启中为主方的同时，辅之以调气泄水和通便泄浊两方。三方各针对不同的病机侧重，对峻补泄浊这个治疗总目标发挥协同作用。而三方又分别为三位老师对不同病证的治疗"绝招"。因此可以说，本案奇效的获得，不仅因于掌握了前辈们的"绝招"，还因为在继承时"嫁接"了这些绝招。

学生丙：老师前面讲过，似本例重度臌胀者，攻之则危亡立见，消之则无济于事，唯当峻补其下。而在运用中又将二金汤和白术通便方（准确地说是生白术）加入并将其作为相对固定的组合使用，难道不怕导致患者仅存的一分正气耗失吗？虽然您已讲了此二方均无克伐之弊，但它们毕竟是通利之剂，为什么就不能单用补下启中法呢？

老师：你这个提问涉及对病机如何进行总体观照、对标本之治如何权衡以及对补下启中法治疗机制怎样理解等三个问题。

第一个问题是总体观照。臌胀的基本病机是气血水相因为患，故《医碥·肿胀篇》说"气水血三者，病常相因"。其演变过程多为始则病气，继则病血，再则病水。其关系是气病则血亦病，血病则气更伤，由此而生水，水病则气塞而隧道不通，由是而臌胀作矣。因此，在一定程度上，腹水的多少反映着病情的不同阶段：侧重在肝时，水不太甚；肝病戕脾，腹水渐增；至肾气大伤，则腹水严重。三者中"血"作为主要因素作用于疾病是其阶段性的，而气和水则始终作为主要因素影响着疾病的全过程。当脏腑气虚之时，经气结而不行，水液必失于运化输布而致潴留；相反地，水湿内停，阻碍气机，又可导致水停。因此，宣通气机应当在病程的各阶段中加以使用。

第二个问题是标本之治的权衡。"急则治其标，缓则治其本"是临床治疗原则。臌胀重证患者，症状纷繁，而无论有多少症状，解决腹胀欲裂这一"标"症是最迫切的。但由于病机特殊，又必须以治虚之"本"为急务。这就提出了一个要尽快减轻胀满，又不能用攻伐的问题，而于峻补其下时合入宣通调气泄浊剂正好能当此任。因此二金汤和重用生白术即成了必然选择。

第三个问题是补下启中的治疗机制。所谓"补下启中"，其实是温补肾阳，补火以生土；峻补其阴，濡养以滋脾。因为火衰而不生土者，温肾即所以补脾；阴伤而脾土运迟者，滋肾即所以赞化。这一作用机制决定了补下启中法能固生命之根，有留人治病之效，但同时也决定了它无立即消除胀满之力，而加入二方正好弥补了这点。做个不一定恰当的比方：若把三方作为一个汤头来看，则补下启中汤是君臣药，而二金汤和生白术是佐使药。君臣佐使乃制方之绳墨，此效制方之规矩也。

学生丙：三"绝招"嫁接的疗效确实令人惊奇，但我想问一个问题，用治重证臌胀，它是否具有普遍意义？也就是说，临床能经得起重复吗？若是能重复，它的应用指征是哪些呢？

老师：首先可以肯定地说，它能经得起重复，因为有临床的充分证明。这些年来我经治晚期肝硬化或晚期肝癌重度腹水患者资料较全者10余例，无一例无效。他们都在服药二三剂时腹水开始消退，服八九剂时腹水都能全消。这里特别要强调的是，是全消而不是减退。且随着腹水消退，肿胀亦消，其他症状均得以相应缓解。

如2005年1月9日诊治宋某，男，64岁，有肝硬化宿疾多年。20多天前开始腹胀，腹水随之剧增，并大吐血。住某医院血止而腹胀无效，至腹胀满欲裂，自求速死。医院通知病危，家属已准备后事。此时亲友中有曾患怪病由我治愈者推荐找我。时值星期天，家属于急迫中电话哭请处方，并即开专车来人取药。我随即赶回医院，处方于下。

熟地黄130g，西洋参10g，龟甲15g，鳖甲15g，蝼蛄10g，水蛭10g，茯苓皮30g，大腹皮30g，桑白皮30g，海金沙30g，土鳖虫10g，生白术40g，鸡内金10g，厚朴30g。2剂。

1月17日家属又来求方，云第1剂药服进困难，仅断续服进少量；第2剂能正常服药。药后肿胀见消，自觉较舒适，能少量进食。续上方4剂。

1月28日，腹胀明显减轻，能较少进食，精神转好，每次小便量200mL以上，大便带黑。主管医生和护士惊奇不已，跟同患者家属一起前来我诊室，惊叹疗效，索要处方。

患者服药（随症小有加减）至3月11日肿胀全消，饮食接近正常，已能自由活动和打牌下棋而出院。

2007年3月2日，治某大学教授患肝硬化40年，腹水加重1年，于某医科大学附属医院住院无效劝其出院，每日服螺内酯（安体舒通）、氢氯噻嗪（双氢克尿塞）等维持，日久不再见效。来诊前腹胀如鼓，且双下肢水肿，二便不通，我以补下启中汤合二金汤加生白术、蝼蛄，服10余剂后腹水消失，水肿消退。

类似病例还很多，可见三"绝招"嫁接对消除腹水具有肯定的疗效。而应具有哪些指征用之才会有效呢？我的经验是具备以下五点即可使用：①病机。肾气大伤，肾阴涸竭，气化无权，中焦壅滞。②治疗史。利尿、行气、破滞、逐水、祛瘀、补脾等药遍用无效。③必见症。腹大如瓮，脐眼外突，二便不通，短气不得卧，面色黧黑，形瘦骨立。④或见症。腹壁青筋鼓怒，面颈胸部有红点血络，呕逆，腰痛如折，下肢水肿，吐血鼻衄。⑤脉舌。脉迟细，或细数或虚大无根，舌淡，瘀斑、瘀点。

特效方是这样被发掘出来的
——风痱

诊断现场

张某，男，21岁，农民工。2006年3月6日初诊。四肢瘫软，吞咽困难16天。

患者长期在广东打工，2006年1月中旬回四川老家。2月22日因吞咽困难，声音嘶哑，语言不清，四肢酸麻胀痛，软弱无力2天，而入某综合性三乙医院。入院后诊为急性感染性多发性神经炎，通知病危。先后以肾上腺皮质激素、丙种球蛋白、氢化可的松等治疗，未能控制病情。至吞咽全废，靠胃管注入流质和输液维持。邀余至重症监护室会诊。

目前口不能张开，完全不能进食，吞咽唾液均十分困难。神志清楚，音嘶难辨，双手软弱，无力持物，双脚由人架扶方可拖步。口中清涎不断流淌，目不能闭。急重病容。脉左三部浮数，右三部虚濡，舌胖大（口不能开，无法见到全舌）。

辨证论治

学生甲：急性感染性多发性神经炎具有上行性麻痹的特点。本例病情暴发前必因于打工劳作或途中颠簸未及注意前期症状，至暴发时已呈上行麻痹危势。目前尚有进一步呼吸麻痹而致夺命之危险。口服中药连服下都困难，何况病情复杂，病机难辨，欲逆转病势，恐不能抱太大希望。

老师：正因为上行性麻痹为本病的重要特点，使我看到了患者的生机。因为它让我想起了 20 多年前的一个病案。何某，女，8 岁，嬉玩归家后突感双脚麻，约 10 分钟消退，移时复作，发时不自觉抓搔，如此反复约 2 小时后双下肢瘫痪，麻感消失，且余无所苦。次日来诊，麻软范围上延，左脚能轻动，右脚全然不能动弹。乃据"身体不能自收持"诊为风痱，处《古今录验》续命汤，2 剂知，4 剂而愈。

本例以四肢弛废为重要见证，其口不能张，吞咽不能，声嘶难辨，必为上行麻痹所致。前何某为病之初，此例患者为病已甚，阶段不同，而均为风痱证。《古今录验》续命汤为治风痱历验不爽之特效方，既能制止何姓患儿之上行麻痹，必能扼止本例继续上行之势。予《古今录验》续命汤。

麻黄 10g，桂枝 10g，当归 10g，红参 15g，石膏 30g，炙甘草 10g，杏仁 12g，川芎 12g，干姜 10g，生白附子 10g。嘱每日 1 剂，水煎 3 次，混匀，分 3 次从胃管中注入。

3 月 8 日二诊。服完 2 剂，口能自如开合，舌能外伸，可吞咽。撤去胃管、呼吸机等，转入普通病房。续上方 2 剂。

3 月 10 日。能自行进食，口涎全止，目睁闭自如，体力渐复，唯双下肢尚无力，舌转动欠灵，舌体胖大。以地黄饮子加减 10 剂，出院回家熬服，以资巩固。

学生乙：如此重证竟能一矢中的，说明《古今录验》续命汤真不愧为风痱之特异性"靶点"方。而该方为一般方剂学书所不载，对于其所具有的如此功效，原创者有过特别强调吗？

老师：此方出自《金匮要略·中风历节病脉证并治》"附方"中。由麻黄、桂枝、当归、人参、石膏、干姜、甘草各 3 两，川芎 1 两，杏仁 40 枚，共 9 味药组成。张仲景出方时仅云："治中风痱，身体不能自收持，口不能言，冒昧不知疼处，或拘急不得转侧。"语无惊人之论，方无峻烈之药，故所要者，唯谨遵方论，按图而索骥也。

学生丙：然这样离奇的组方可收这样神奇的疗效，后世医家必辈有新论，代有阐说，他们是怎样认识本方立方主旨的呢？

老师：耐人寻味的是，本方并不为人所重视。医学大家张景岳将之明确宣布为"此必宋时校正之所增，而非仲景本方也"。纵有少数注家，亦多随文衍义。如魏荔彤在其《金匮要略方论本义》中，谓该方"以桂枝治卫风，以麻黄治营风兼治挟寒邪者；以当归、川芎补血；以人参、甘草补气；以干姜开郁化痰，以杏仁降气豁痰；以石膏清热生津。风寒外因，痰火气内因，一方俱兼理者也"。此似乎只浮于对药物作用作排比论解之层面，并未深入到该方对病机的"直击"。

学生乙：有没有对该方"直击"病机的观点阐述呢？

老师：有。而且还有不少大家心存疑问的问题，我们在下边慢慢讨论。

病名	主症	辨证	治法	选方
风痱	四肢瘫软 吞咽困难	脾胃升降 突生故障	调理脾胃阴阳 燮理升降之权	《古今录验》 续命汤

思辨解惑

老师：这例重危病人的治愈，给我们带来了欢欣，也激起了大家对这个略带神奇色彩之方刨根究底的兴趣。今天我们就在治愈重证之余，来纵论一下该方的"前世今身"。这或许在深入认识本问题的基础上还能领悟到一些新的东西。

学生甲：该方被仲景置于篇末附方地位，连条文均未列入，故景岳认为系后人添增。而用之竟疗效奇佳。老师临诊时，成竹在胸，直投该方，显然已非初试其锋芒。那么，当初是如何将其"发掘"出来的呢？

老师：说来令人心潮陡起，感慨万千。此方之用，由先师经方家江尔逊临床亲授，而先师又遥承于师祖陈鼎三先生。20世纪30年代，先师随师祖侍诊时，见其每遇四肢突然瘫软，不能自收持，但神志清楚，余无所苦者，均径直投以《古今录验》续命汤而应手取效。及至中华人民共和国成立后参加大型综合医院工作，每于吉兰－巴雷综合征、急性脊髓炎、氯化钡中毒等患者出现上述见症时，亦悉投该方取效。由是，先师不仅谆谆教之曰，此方乃风痱之奇效方，并语出惊人地说：仲景著作之附方，万不可视若"附带"，其重要堪与正列条文比肩。因而，至我辈能得心应手使用该方，已系三代之传——师祖之发掘，先师之发扬和我辈之传承。

遥想当年师祖于昏灯黄卷中之求索，回忆先师亲炙我辈时之谆谆，令人怆然。人之轮回若薪火，而学术则赖薪火而相传。正如韩愈所说"圣子神孙，继继承承，于千万年，敬戒不怠"。

学生乙：听了刚才的话，我们倍感在学术传承中的责任。现在，我还想请老师回答先前提出的该方"直击"病机的问题。

老师：这个问题在余国俊先生的力作《中医师承实录》中阐述甚为精辟。他首先讲述了先师在侍诊师祖时留下的一个悬念，即"脾主四肢，四肢瘫痪，病在脾胃，此方石膏、干姜并用，为调理脾胃阴阳而设"。而其中究竟，师祖为磨砺后学思考能力，引而不发，先师用了多年时间才得以领悟。即《素问·太阴阳明论篇》："脾病而四肢不用，何也？岐伯曰：四肢皆禀气于胃，而不得至经，必因于脾，乃得养也。今脾病不能为胃行其津液，四肢不得禀水谷气，气日以衰，脉道不利，筋骨肌肉皆无气以生，故不用焉。"脾升胃降乃人体气机运行之常，而脾升赖阳气之助，胃降赖阴气之助，若阳不助脾，则脾不能升，阴不助胃，则胃不能降。相反而相离，四肢均不得禀水谷之气，此脾胃突然升降失调而风痱肢废作也。

学生甲：看来本方高效之奥妙在于石膏配干姜以理脾，而关于石膏和干姜何以能调脾胃阴阳，我们怎么都不能理解。

老师：这个问题余国俊先生于文中引先师江尔逊的观点做了明确的回答："治疗风痱，应当依顺脾胃各自的性情。脾喜刚燥，当以阳药助之使升；胃喜柔润，当以阴药助之使降。干姜辛温刚燥，守而能散，大具温升宣散之力；石膏辛寒柔润，质重而具沉降之性。以此二味为核心，调理脾胃阴阳，使脾升胃降，还其气化之常，四肢可禀水谷之气矣。"

学生丁：那么，其余诸药在方中的作用当如何认识呢？

老师：方中的参、草、芎、归，乃八珍汤之半，行气调血，俾气健则气畅，血活则气行。方中包含的麻黄汤可宣畅肺气。肺主一身之气，肺气通畅则经脉运行滑利畅达（肺朝百脉），从而促进脾胃之气升降。而方中所含治卒死之还魂汤（麻、杏、草），有宣通肺气膹郁之功，原方后注"并治但伏不得卧，咳逆上气，面目浮肿"等症，亦说明诸药与干姜、石膏合用，总在调理气机。

学生丙：您在临床实践中，对本方的应用还有新的心得吗？

老师：心得就是牢记条文，证同则用。如临床中除前述之急证外，另有一类行动无力，不能转身，语音含糊，不知所苦，视听茫然的患者，其表现完全符合"身体不能自收持，口不能言，冒昧不知痛处，或拘急不得转侧"的风痱病。他们可能分属西医的不同疾病，而均可用古今录验续命汤治疗。如1985年1月14日诊杨某，男，43岁。因精神异常以"心因性反应症"入某院，治疗36天，出院后因仍然神情呆滞，腰项强直，不能转侧，步态蹒跚颤抖，指掌无力，口流清涎，由家人挽扶来诊。舌质红，舌体水津，苔黄厚，脉数而稍弦滑。诊为风痱，以古今录验续命汤加胆南星。服完2剂，能自行来诊。1月26日第5诊时精神健旺，行动自如，对答如流，诸症消失。

学生丁：中医博大精深的宝库太需要发掘了！而这例患者之成功救治，还生动地反映了发掘与传承同样重要。一代人的发掘发现，若仅是发现者手中的"秘密武器"，则随着发现者的逝去，必将使之复归于"库存"。可见，传承者的责任是不轻松的。他首先必须能求得发现者的传授，并在此基础上能负起从准确使用、深入阐释，到扩大临床应用和再于传承的重任。不仅如此，传承者本身还首先应当是发掘者，不然，何来学术发展。但真正意义上的成功发掘是不容易的。如仲景著作历来是被发掘的重中之重，但所获得的其实很多都是"发挥"层面上的成果，而像先师祖对《古今录验》续命汤之发掘，则无论从角度、深度和成功度都是堪称楷模的。这里，显然还有一个方法问题。那么，在发掘时，还有没有可资借鉴的方法呢？

老师：勤勤恳恳研"经"，踏踏实实跟师，博览历代医著，联系临床寻求，这是我总结的发掘之道。这里，需要特别强调的是博览。精研经典是人们公认了的重要发掘途径，然而，浩如烟海的各家著作中被湮没了的宝贝实在太多了。其中有的甚至就潜藏于一些临床手册类读物的只言片语中，而这恰恰是长期以来被忽视的部分。如蜚声中外的抗疟新药青蒿素的发明，研究者查阅历代医著中关于治疟的2000多个处方后，被晋代葛洪《肘后备急方》中的几句话所吸引。原文云"青蒿一握，水一升渍，绞取汁服"，可治"久疟"。研究者敏锐地注意到，中药多煎服，何此方独绞汁服。通过研究，发现煎服高温破坏了青蒿的抗疟药效。后经近 200 次实验，发现了新化合物青蒿素。这一成果被认为是为设计合成新药提示了方向。又如早年我读明代杨清叟《仙授外科集验方》论"宿痰失道"时见"人身有痰……其常道则自胃脘达肺脘而出；失其道，自胃脘而流散于肌肉皮毛之间。脾主肌肉，脉主皮毛，故凡胸背、头项、腋胯、腰腿、手足结聚肿硬，或痛或不痛，按之无血潮……在皮肉之间，如鸡卵浮浴于水中，可移动，软活不硬"，立即眼睛一亮，这不是对皮下脂肪瘤的描述吗？该病无现存特效方药，正需填补。于是进一步研究杨氏对其病机的揭示："气行不顺，血化为痰，痰复失道，则气血衰败，不能为脓，但能肿硬，理必然也。"针对这一病机，他创了一方，谓"此药大能顺气匀血"，方名营卫反魂汤（又名通顺散）。全方由生何首乌、当归、酒赤芍、白芷、炒小茴香、炒台乌药、炒枳壳、木通、甘草组成。我悉将原方投治皮下脂肪瘤，果然效佳。后加白芥子、生天南星、生半夏，并遵原文所述，扩大用于各类皮下"如鸡卵浮浴于水中，可移动，软活不硬"之囊肿类疾患，均疗效佳良。可见，一个特效方的确立，首先在于发掘和确认，然后在实践中精确其认识，再于临床中扩大其应用。其发掘可能是艰难的，其得以精确认识和扩大应用则更可能是跨代的。但只要我们致力于此，则从《内经》13 方起，到《伤寒论》之 113 方、《金匮要略》的 253 方中，不知可新发现多少对某病的特效方。而后代的洋洋巨著，如《千金方》所载 6000 余方、《外台秘要》所载 4500 余方、《圣济总录》所载 20000 余方及《普济方》所载 61739 方中，不知又可新发现多少特效方。特效方的发现和推广，需要的是代复一代学人"爬罗剔抉，刮垢磨光"的精神。

山穷水尽时找到了"救命草"

——重症多形性日光疹

诊断现场

胡某，女，65 岁。2007 年 7 月 10 日初诊。面项部泛发红斑瘙痒，持续月余。

患者 1 个多月前，外出活动被阳光照晒后开始面项部发斑，斑色红赤，成片成块，高出皮肤，瘙痒不止。遂自服阿司咪唑（息斯敏）、赛庚啶及维生素 C 等不效，乃改延中医用消风散加味，数日无效，该医易之以防风通圣散数剂，亦稍见减轻而旋即如故。遂改诊于某医院中医皮肤科，以普济消毒饮、化斑汤等内服，外搽玉露散，治疗数日无显效。不得已又转请西医，静脉滴注钙剂、维生素 C，数日无效，改输地塞米松、复方甘草酸苷注射液（美能）、头孢类、口服烟酸等，用后仅小效一日半日，复瘙痒如故，红斑旧处未消，新斑又起，且将要消散之处，皮屑脱落，而红斑较重之处，皮肤皲裂感，须以油脂涂润，方感稍适。

此时病程已逾 1 个月，中西药均初用小效，再用则全无作用，天气凉爽时略好，天热时则甚。患者昼纳不香，夜卧不宁。瘙痒难耐时手抓指掐，烦乱焦躁，情绪悲观至出现寻死念头。

刻诊：颜面及项部红斑遍布，色如胭脂，或高出皮肤成块，或如红云散漫成片，可见皮屑脱落。候诊之时不断抓掐红斑，难以安坐。平素便秘。面色憔悴，略带浮肿。脉缓，舌苔淡黄。

辨证论治

老师：本病初由肠胃素有实热，复感风邪，又遇日光照晒，风热之邪内不得疏泄，外不得透达，郁于皮毛腠理之间而发。历时既久，蕴而化毒，风毒而致奇痒，热毒而致红赤。宜泻热解毒，予黄连解毒汤加紫草、生地黄等3剂。

7月15日二诊。药后仍无明显效果。考虑为血热之毒，壅遏难泄，改用犀角地黄汤加味（患者自家有多年珍藏之真犀角）。

犀角5g（磨汁冲服），赤芍12g，牡丹皮10g，紫草30g，生地黄30g，茜草12g，墨旱莲30g，蛇蜕10g，大黄10g，甘草10g。嘱每日1剂，连续服用。

患者服上方过程中，恰逢市卫生局组织专家上峨眉山疗养，遂将本病商请同行专家论治。西医皮肤病专家云，已无新招。名中医余国俊先生建议用一贯煎改变其阴虚火热内体，以杜其迁延反复。

学生甲：如此重笃而缠绵之过敏性疾患，实属少见。细检历用之中西医治法均属对证，而为何皆不见效？改变内体，当为治疗这类疾患之一大环节，然病势急重，恐缓难济急，但舍此是否又能找到更好的治法呢？

老师："急则治其标，缓则治其本"，这虽然是一个基本治疗原则，而我们是否过于囿此以致禁固了思维？本病之发，根于素体，而本病之缠绵，则责之于邪恋。既如此，何不将治内体（素体）之法与祛邪之方揉合使用呢？所谓标本同治也。这虽仍无把握，而在历经月余的攻邪之治无效时，也算是另开法门之一种选择。

8月6日三诊。

生地黄30g，熟地黄30g，生何首乌30g，刺蒺藜12g，大黄10g，亚麻子15g，犀角5g（磨汁冲服），紫草30g，沙参30g，宁夏枸杞子30g，麦冬10g，白鲜皮12g。

8月13日四诊。上方服完4剂，红斑大部消退，但瘙痒之处抓后局部又再起红斑。

细思本患病情并不复杂，辨证并不困难，而从病后数易医生的治疗算起，改方不下10首，均收效甚微。8月6日标本同治之法虽然见效，而该患者历有初用稍效，继用无效的特点，坚持再用疗效如何，尚难预料。而病情已2个月余，患者痛苦十分，不能再被动等待。于诚惶志忐，数度以手加额时决定，再于宝库中发掘，即重温医籍以从中寻找新的治疗方法。

学生乙：这是一个突破现状的办法。《内经》尚有"奇之不去则偶之，偶之不去则反佐以取之"的药物试探法，我们也可以在遵循辨证诊治无效时，考虑于古今医著中寻找辨证诊治以外的其他治法，如单方、验方、特效药，或借用病情相近，病机相同之其他疾病的特效方等治疗。

老师：慢着。你刚才所说的"借用病情相近，病机相同之其他疾病的特效方"的建议太好了。它使我想起了在查阅《医宗金鉴》时，看到的一个治丹毒的特效方蓝叶散，其主治症即皮肤"红赤成片"。当时囿于其为治丹毒方而未予重视，其实它所治疾病的症状表现与病机均与本案相近。故正可借用。

予蓝叶散加味。

大青叶 25g，川芎 15g，赤芍 15g，知母 12g，生地黄 40g，升麻 15g，葛根 30g，石膏 30g，栀子 10g，甘草 10g，玄参 15g，黄芩 12g，大黄 10g，蝉蜕 10g，紫荆皮 15g，白鲜皮 15g。

8月16日五诊。上方服4剂，红赤消失九成以上，瘙痒大减，搔抓后仅发稀疏小疹，无新斑再起。

续上方。另予《医宗金鉴》之二味拔毒散。

雄黄 20g，白矾 20g。共研末，茶水拌调外涂痒处。

后记：服完上方5剂并外搽药后，皮肤恢复正常，用染发剂染发后亦未再发。2008年8月追踪随访，春日沐阳踏青，夏冒骄阳行走，上症均未再发。

病名	主症	辨证	治法	选方
重症多形性日光疹	面项红斑顽固瘙痒	素体实热，复感外邪郁而化毒，毒邪蕴恋	养阴调内泻火拔毒	一贯煎蓝叶散

思辨解惑

老师：这是一例病不致命而患者难受至欲轻生的病案，说明常见病多发病的危害并非全是小恙微疾，其治疗亦并非全是"小菜一碟"。因此，当我们像军队打胜了一场硬仗后，难抑欣喜的同时，来作一下胜利后的冷静思考，其意义或许不亚于治愈该患本身。

学生甲：本病之用蓝叶散而治愈，所应总结的首先是其方法学意义。它告诉我们，辨证论治并不能包打天下，单方、验方、特效方、特效药等，其实有时可愈大病，临床在遵循辨证论治久不见效时，尤应想到这点。

学生乙：蓝叶散治愈此病，我觉得最值得注意的就是被称为"蓝叶"的大青叶的作用。该药在患者近3个月治疗的所有处方从未使用过。《本草纲目》称其"主热毒痢、黄疸、喉痹、丹毒"，说明其具很强的清热解毒、凉血消斑效力。本方以它命名，亦足见创方者对它特别重视。如果说本病的难治令我们焦头烂额、黔驴技穷的话，那么，本病的治愈或许就是因为找到了这棵"救命草"。它提示我们，相同性味功能和作用的药可能很多，而千万别忽视了它们各自独具的潜在特效作用。

老师：本病明显有效于第三诊，彻底治愈于第四诊，说明第三诊时摒弃单纯的清热凉血疏风解毒等治标法，采用标本兼治法是正确的。联系预后虽接触染发剂和日晒仍未复发，更说明它是一种具有方向意义的调整，而这一调整乃因为采纳了同行的建议。这使我想到了另一个话题，即同道的切磋。我曾读科学史后掩卷长思，玻尔与爱因斯坦同为卓尔不群的科学巨匠，而玻尔门下获诺贝尔奖者甚众，爱因斯坦则正好相反。何也？原因固然很多，但我惊奇地发现有一个特别重要的原因，即玻尔门下的学子们不时聚会，争论研讨，切磋琢磨，兴浓之时于餐桌亦不歇止。而许多灵感就是在这种碰撞中产生，许多重大问题就是在此氛围中发现或解决了的。故玻尔擎旗的哥本哈根学派长期众星朗朗，而旷世科学奇才爱因斯坦却因科学上的离群个性而终究仅孤月独明。我们难以奢望产生中医界的爱因斯坦级巨擘，而我们却应追求也可追求的是玻派的团队精神。可惜的是，中医界自古至今太缺乏玻派的那种坦诚和切磋了。此缘于文人相轻的传统文化劣根性，更因于"各承家技，终始顺旧"的行业劣根性。古云："水尝无华，相荡乃成涟漪；石本无火，相击而发灵光。"其实，学术都需要在撞击中获得升华，而思维则每可于闲谈中得到启发。

学生丙：本例彻底治愈于第四诊，而其治愈又因于找到了特效方蓝叶散。其方法学意义师兄们已谈到，而临床面对各种疑难病证，无法应对的时候太多，因此，太需要掌握一些方法来寻求这类视线以外的有效方药了。老师能再以类似临床验案，告诉我们一些实际方法吗？

老师：第四诊时，改用治他病之方获得全效，说明当山穷水尽时，借鉴先贤以打开思路的重要。

如 30 年前我治一魏姓中年男子，咳嗽盈年。初时昼夜咳嗽，气急痰多，经中西治疗，渐转为仅于夜间咳嗽，少痰。每于子夜二三时咳嗽必作，难受至不能睡卧，须起床踱步。延至清晨，自行平息。曾胸透，报告为支气管炎、肺气肿。五官科检查，发现过敏性鼻炎。而经抗菌消炎、脱敏镇咳等治疗，均无效果。其间亦延请多位中医治疗，仍不见效。

我初诊时抱着定时发作之病，调和阴阳以治的固有经验，用小柴胡汤加味，以为必效，孰料全无效果。复用泻白散、黛蛤散、瓜蒌贝母散加味清润以治，仍不见效。再改沙参麦冬饮合琼玉膏甘润治疗，仍无效果。如此已过半个月，患者信任的"痴情不改"，而我却因而更益不安。夜不能寐，苦思冥想，突然想到朱丹溪曾谓"半夜嗽多者，多属肾虚火浮"。该患咳发于半夜，干咳而微烦，颧红而唇干，舌偏红少苔，六脉细数，完全可确认为"肾虚火浮"之证。治当滋肾纳气，以敛浮僭之火；釜底抽薪，而求肺润咳平。《内经》云："五脏六腑皆令人咳，非独肺也。"这一医学生皆能背诵的经文，在我长达近 20 日的诊疗中，竟因思路的堵塞而被抛于了脑后。前治之无效，盖因于此。而细思集滋肾纳气、熄敛浮火，复又润肺止咳诸功于一身之药，首推五味子。乃借用治喘病之都气丸，重用方中之五味子。服药 2 剂，症大减，不再半夜起床；服完 6 剂，咳嗽消失。可见，约请同行切磋研讨，广泛查阅医著内容，搜寻记忆中的名家高论等，都是临床困于疑难时寻找治疗效方的有效方法。而这均有一个前提，那就是不分昼夜地醉心于对病情的研究。

实习生：这个讨论既是对该案治疗弯路的回顾，治疗经验的总结，更是方法论角度的检查及思维层面的纵论。确如老师所说，其意义超出了病案总结的本身。我渴求在我们实习期中能多有几次这样的聆听机会。

老师：机会是为有心人提供的。我辈垂垂老矣，唯殷殷于来人。倘觉如此能生授人以鱼的同时再授人以渔之效果，自当再续后说。

巧用"常规"有时能治重证
——真心痛

诊断现场

李某，男，75岁。2005年10月9日初诊。心前区突发性闷痛断续发作5个月。

2005年5月12日胸部突感闷痛，牵扯脘腹，致呕吐不止，急入某医院查血压达240/100mmHg，诊为急性心肌梗死、高血压，经抢救治疗好转。出院后坚持服降压药，并随身携带硝酸甘油，每有心前区不适感立即含服，病情尚稳定。

9月26日心前区再次剧烈疼痛，伴呵欠频频，汗出呕吐，急入某综合性三乙医院抢救，病情稍稳定后于9月29日行冠状动脉造影，发现"右冠状动脉近段90%狭窄"。准备进行支架介入，以扩开血管，因担心血管太为狭窄，无绝对成功把握而未敢实施。现疼痛缓解后仍留院治疗，但胸闷、心前区疼痛等症一直无法消除。患者不仅难受，且十分焦急，乃自行来我处求治。

刻诊：心前区闷痛，无可名状之不适，头闷头昏，手足厥冷，大便干结。面及唇色晦暗，神情委顿。脉迟细，舌质微暗，舌苔薄黄。

辨证论治

学生甲：本例患者临床表现为频发性心绞痛，属冠心病之严重类型。《难经·六十难》将此病之极重者称之为真心痛，并明确告诫，本病有"旦发夕死，夕发旦死"之危险，可见其证之凶。虽两次抢救得以缓解，但直至现在已住院多日，心前区痛闷等症状一直存在。说明冠状动脉扩张药的应用和去除诱因已不能令症状完全消失，提示其常有发展成大面积心肌梗死而致夺命的可能。

老师：该证不仅现症急重，且潜藏着严重的不良后果，但还不是决无生机的死证。因为古代医家对其辨治已积累了丰富的治疗经验。如文献一直把胸痹、心痛、真心痛分列章节，实际是论述了本病轻、中、重型的不同证治。故只要精心辨治，或许还是能逆转病情的。

张仲景在《金匮要略》里立"胸痹心痛短气病篇"，首先透过脉之"阳微阴弦"来辨识其总病机，认为"阳微"反映了其上焦阳气不足，胸阳不振，"阴弦"反映了其阴寒太盛、水饮内停之征，二者同时并见，说明其病机是上焦阳虚、阴邪上行，邪正相搏而成。对于其治疗，仲景连出栝蒌薤白白酒汤、栝蒌薤白半夏汤、枳实薤白桂枝汤等方。以方测治，可知仲景认为对其治疗，首在宣通胸阳，开痹散结。盖上焦阳复则浊阴自降，而阴不上乘阳位则搏结自开。

予瓜蒌薤白半夏汤合桂枝加桂汤加味。

瓜蒌皮 10g，瓜蒌子 10g，薤白 12g，半夏 12g，枳实 10g，桂枝 15g，赤芍 10g，炙甘草 10g，大枣 15g，水蛭 10g，黄芪 50g，红参 10g，血竭 5g（冲），炮附子 20g，生姜 10g。2 剂。水煎服，每日 1 剂。

10 月 11 日二诊。上方服完 1 剂即感心前区闷压感消失，大便通畅，头闷大减。服完 2 剂后自觉十分舒适，治疗信心随之倍增。续上方 2 剂。

10 月 19 日三诊。精神及面色均明显好转，舌暗减退，脉缓而有力，已无明显自觉症状。

上方去血竭，减水蛭为 5g，加炒白术 12g。嘱服 10 剂以巩固疗效。

病名	主症	辨证	治法	选方
真心痛	胸部闷痛 四肢厥冷	胸阳痹阻 阴寒内盛	宣通胸阳 开痹散结	瓜蒌薤白半夏汤 桂枝加桂汤

思辨解惑

学生甲：本例治疗，法随仲景，方遵《金匮要略》，因而似可将其归之于常规治疗。而从其疗效之佳，特别是其见效之速看，其作用是非同寻常的。我注意到本文标题的措词"巧用常规"，看来非同寻常作用的取得奥妙就在这个"巧"字上。那么，当如何理解这个"巧"字，或者说当怎样于具体施治时掌握这种"巧用"呢？

　　老师：所谓"巧用常规"，乃言既循常规之道而又超乎常规所囿。以方为例，即随证灵活地对"常规"从组合元素上进行加强、补充、协调和整合，是理法在更深层次圆机活法应用的表现。本例用瓜蒌薤白半夏汤治乃属常规，而常规之言巧者表现在三个方面：一是加用桂枝加桂汤。该方为治奔豚证之方，因其所治之奔豚乃心阳虚损，下焦阴寒乘虚上逆而致，其病机与本案胸痹所需要立即解决的问题相同，且桂枝为温通心阳之特效药，故合用之以增强宣通心阳、开痹散结之力。二是活血药的加用。该病之阳虚寒乘、痰饮阻塞、气滞不行等基本病机均必导致血瘀，且心主血脉，而血"寒则泣而不行"亦必致血瘀，故加用血竭、水蛭等，俾阳气宣通而瘀滞消散。三是温阳补气。本病的基本病机是胸阳之虚和阴邪之盛，二者缺一不可。加用参、芪就是针对其"胸阳之虚"的病机，所谓"养阳之虚即以逐阴"。喻嘉言在《医门法律·中寒门》中说："《金匮》论胸痹有'微''甚'不同。微者在通其上焦不足之阳，甚者必驱其下焦厥逆之阴。"故重用附子以驱下焦之阴而复上焦之阳。

　　学生乙：经这么一分析，这种巧用确是兼顾了该证的标本，于救急的同时可起防止再发的作用。它切合了真心痛痰饮阻闭、心阳亏虚、气滞血瘀、阴寒痼结等多种情况相因为患的病机，因而似乎可以作为一个"专用方"加以使用。不知我的这种认识对否？

　　老师：将本方作为常规"巧用"之例证提出，本身即有介绍和推荐之意。因为我曾将其用治多例真心痛患者，都收到了满意的疗效。如2005年11月8日诊熊某，女，70岁，心前区刺痛、心慌断续发作22年，多次发作时做心电图均为广泛性心肌缺血。目前心前区频发性刺痛，发时口渴异常，急欲饮冷，大汗出，如临死亡之莫可名状感。平时四肢厥冷，晨间汗出，困乏异常，下肢浮肿。脉迟细，舌稍暗。患者自罹患本病以来，已记不清多少次住院。仅1985年1年即服中药200多剂，20余年中所服中药已难计数。而来我处就诊后，遣用上方，仅服2剂，即感症状减轻。坚持服用1个月，临床诸症基本消失。因而，在此将其推出，不仅意在帮助启迪临证遣方思维，亦在提供一个确有疗效的经验方。

学生丙：用时是否需要随证加减呢？

老师：既将之作为一个"专用方"（其实称经验方更贴切），则是一个相对固定的基础方，随证加减自然是需要的。我常于闷痛而痛不甚时加安息香；闷痛甚或闷痛而兼呕恶者加麝香、冰片各0.1g冲服；刺痛甚者加苏木、广三七；剧痛彻背者加炙川乌、炙草乌；脾虚者去血竭，加炒白术、饴糖；咳吐清痰者去生姜，加白芥子、干姜、细辛。

学生乙：刚才讲的都是与方的"巧用"相关的问题，而在临床治疗中，一些医学大家从用方之"巧"，到用法之"巧"，再到辨病之"巧"，都有着十分丰富的实践经验，它为我们治疗疑难病症，提供了一个不可取代的重要方法，是这样吗？

老师：对常规的"巧用"，很多时候可以生出化腐朽为神奇的效果。一个"巧"字，确实蕴涵着太多的内容。除前面谈及的方之"巧"用的那些内容外，他如大承气汤既用治腑实，又用治杂病下利；肾气丸既用治小便不利，又用治尿多；温经汤既疗月经过多，又用之治月经后期；白通汤既主少阴下利，又用治阳虚寒凝而便秘不通……这些方，在与常规所主症表现完全相反的情况下的使用，也是方的巧用。至于法的"巧"用也是很多的，如仲景治食已即吐之用大黄甘草汤上病治下；丹溪治小便不通，用吐法以开提肺气，使上窍通而下窍亦通；孙一奎治食后即大便，胸膈满闷，从"积痰郁滞于肺莫能出，以致大便之气不固"辨，用吐法去上焦痰积，而大便自实等，均为治法之"巧"的著名例证。而尤其精彩的是，古代医家由辨病之"巧"而继之采用的相应的"巧"法治疗。如喻嘉言治一突受惊恐立即发作的站则目欲上视，头却欲下倾于地，卧则复如常人之患者，令人挟持两腋，并力疾趋，多人相换，而不让患者停息，令其颠簸不堪，嘉言益促之骤，少顷令息，则病已霍然而去矣。对此喻嘉言解释为"抖擞经络则肝叶可舒""木气敷畅而头目自安"（见《牧斋遗事》）。盖惊则伤心气乱，挟其疾走令惊者平心，又解其惊恐之结和肝气之闭，故立行而立效也。

可见，"巧用"从方法上看，一般可分为三类：第一类多在对一些病程较长的疑难病症治疗时采用。在长期治疗过程中，常规治疗必早已反复使用，而其证候仍适合于常规治法时，则可对常规加以"巧用"。第二类多在真实病机被假象症状掩盖时采用。如将泻下之方用于止利，止利之方用于通下等。第三类则多在治疗症状罕见，表现怪异时，顺应病势，或针对患者心理，采用某种足以胜其致病因素的新奇方法，令患者在猛烈的肉体或精神震撼中豁然恢复。它要求医者审证准确，威信崇高，方法得当。此集神圣工巧之功而治怪异罕见病症之法，是临床"巧用"之最高境界。

学生丙：看来，学常规乃为筑基础，用常规乃为循规矩，而神明变化则在于"巧"。故欲提高自己的疑难病诊治能力，必须将"巧用"作为一项临床恒久之追求。

"效如桴鼓"能从形容变为真实吗

——头痛呕吐

诊断现场

石某，男，12岁。初诊日期：1993年6月5日。头痛20日，间断呕吐1年。

近1年来常口泛清水，时呕吐。20天前突然开始头痛，自服索米痛片（去痛片）后可稍缓解，从此日服数片以维持。半个月前某日清晨5时突然头痛欲裂，呕吐，继而昏迷。急送入某医院，诊断为结核性脑膜炎。

心电图：心律失常，偶发早搏，左心室高电压。脑血流图：脑动脉供血不足。X线胸部摄片：无阳性体征发现。脑脊液检查：脑脊液压力升高。

经用异烟肼、链霉素、维生素B_6、氯丙嗪等治疗8天无效，自动出院，转诊于余。

细询得知，一年来为治其口泛清水及呕吐，已先后延请5位中医治疗，历用诸方不详。而所持1方，医生令久服1个月，谓呕必能止。视之为六君子汤合旋覆代赭石汤，患者坚持服满1个月，仍不见效，遂停服。

20天前发现头痛时，又请一医生诊治，处以顺气和中汤加味，仍无效。

刻诊：头持续性钝痛，阵发性剧痛。剧痛时抱头叫喊，头欲裂开，呕吐涎水，量多，项痛。剧痛呕吐间隙时始终伏案少语，不愿抬头答话，面苍白少华。脉细，舌苔黄厚，舌心干、微黑。

辨证论治

老师：本患者呕吐已1年，头痛20日，病程长，体质弱，复又呈现一派阴寒症状。其脉细，伏案少语，符合少阴病"脉微细，但欲寐"心肾虚衰、气血亏损的病理改变。但少阴无头痛，本证以头痛为突出症状，似更符合《伤寒论》第378条（本文所引条文，悉依宋本）厥阴病之"干呕，吐涎沫，头痛者，吴茱萸汤主之"条文精神。

学生甲：可原文为"干呕，吐涎沫"，而本例为呕吐大量清涎，其病亦起于长期大量泛清水，这似乎同吴茱萸汤"干呕，吐涎沫"之主症不同。

老师：从症状上讲，不仅呕吐清涎与干呕不同，干呕与吐涎沫亦是不同的。故柯韵伯说："干呕、吐涎是二证，不是并见"。为什么"不是并见"却要并列？因均是阴寒内盛，胃气不降，浊阴上逆所致。既如此，呕吐清水不更是阴寒内盛、浊阴上逆吗？这种病机相同是异病同治的依据，因此，不可囿于症状描述而作茧自缚。

予吴茱萸汤加味。

吴茱萸20g，人参10g，生姜10g，大枣10g，炙甘草10g，川芎20g，葛根30g，半夏10g。1剂。

6月6日二诊。上方服2次呕吐即止，头痛大减。1剂服完，头不再剧痛，精神转好，交谈对答如流。续上方1剂。

6月7日三诊。头痛全止，舌苔将退尽，脉右三部细数。续上方2剂。

6月9日四诊。已无任何不适，食欲正常，精神健旺，痊愈回家。

病名	主症	辨证	治法	选方
头痛，呕吐	头痛欲裂 呕吐清水	阴寒上逆 肝胃虚寒	散寒逐阴 补中泻浊	吴茱萸汤

思辨解惑

学生甲：我阅读古代名家医案时，常为先贤惊人的快速疗效所震撼，产生和医圣张仲景"余每览越人入虢之诊，望齐侯之色，未尝不慨然叹其才秀也"一样的敬佩之情。与此同时，十分自然地想到了"覆杯即愈""效如桴鼓""立竿见影"等一些说明疗效快速的形容词。但总认为那是医学大师们技术臻于炉火纯青后的专利，一般临床医生似难求得如此神奇的疗效。今天亲自随师诊治了这例患者，见证了疗效，使我真正体会到了"效如桴鼓"不是形容，确是事实。"立竿见影"也不是大师级人物的专利，只要深研经典，饱读医书，复又精心于临床研究，为医者也许都是有可能取得的。它大大增强了我研究中医的信心和接诊急重患者的勇气。

老师："效如桴鼓""立竿见影""覆杯即愈"等形容词，不过是说明服药后生效的快速。它其实折射出长期以来存在的一个对中医临床见效快慢的估价问题。过去有将中医称为"慢郎中"者，今时有"慢性病找中医"之说，这在一定程度上都是对中医生效时间的一种误判。其实，不管慢性病还是急性病，只要辨证准确，中药生效一样很快捷，有不少病症都是当日，甚至只服下一二次药即可见效的。本书的很多病案都证明了这一点。

学生乙：这例患者头痛之剧如裂，呕吐之顽逾年，而其所以能效如桴鼓，乃因为悉遵《伤寒论》之条文。那么，隐藏于条文背后的，必然有该二症的共同发病基础。这个"基础"，也必然是吴茱萸汤的特异性作用点。老师起手即毫不迟疑地遣用了该方，必对这个"特异性作用点"早已了然于心，请给我们讲讲。

老师：本案为肝胃虚寒、浊阴上逆之证。厥阴受寒，肝木横逆，乘伤胃土，胃失和降，故呕吐；阴寒之气，随经上逆，抵头达颠，故头痛。可见，厥阴寒气是导致呕吐与头痛的根本原因，这或许就是你所说的"共同发病基础"吧。吴茱萸大辛大热，直入厥阴，辛以散寒邪，热以逐阴气，其性之悍，其力之雄，能直捣这一发病基础。配合辛温之生姜，散逆止呕，使胃浊随吴茱萸而下泄。再入大枣、人参，甘温以益气和中，使全方在散寒逐阴、捣其发病基础的同时，兼有了补中泻浊之功。我用时加了半夏，意在直止其呕，而加用川芎、葛根，则既为升清，复有扩张血管以快速缓解头痛之意。

学生丙：老师先前分析到，干呕、吐涎沫、吐清水病机均同，故都正用吴茱萸汤。这是否意味着临床应用吴茱萸汤时对干呕、呕吐以及吐出物情况并无严格的限定呢？

老师：是这样。这从《伤寒论》吴茱萸汤出现3次对吐的描述可以得到证明。我们从第243条之"食谷欲呕"，第309条少阴病之"吐利"以及第378条之"干呕，吐涎沫"可以看出，不管欲呕、干呕、吐利、吐涎沫、吐清水均是吴茱萸汤的主症之一。

学生丙：强调呕吐仅是其主症之一，那就是说单见呕吐还不能使用。

老师：是的。你看少阴吐利条文明确指出，须同时见到"手足厥冷，烦躁欲死"；阳明条文明确提出"食谷欲呕"；而厥阴条文则必须有"头痛"，柯韵伯甚至强调"不头痛者，半夏干姜汤主之"。可见呕吐作为吴茱萸汤见症，只有与阴寒内盛、浊阴不降导致的其他见症相结合，才能确认其为吴茱萸汤证。

学生甲：本例患儿年仅12岁，而病程已1年，用吴茱萸汤竟取得如此疗效，这是否说明只要见到"干呕，吐涎沫，头痛者"，不论何种年龄，甚至推而广之，不论哪科疾病均可应用。

老师：是的。治病在于针对病机，吴茱萸汤所针对的病机是阴寒内盛，肝寒犯胃，浊阴上逆。而"干呕，吐涎沫，头痛"等条文，只是仲景将之凝炼后例举的供操作的指征。因此，凡病机相同者不论呕吐情况如何，亦不论头部疼痛是否在颠顶，均可应用。不仅如此，无论病程久暂，用之均效。如2007年6月治一老妪，左侧偏头痛，痛前半小时泛吐清水，继之疼痛发作，发时须服3片索米痛片（去痛片），抱头覆被，咬牙强挺半小时许方可慢慢缓解。如是12年，久治无效，痛苦不堪。用吴茱萸汤加柴胡仅服2剂疼痛、泛吐清水均大减，坚持服15剂，12年之痼疾竟得以根除。

疑难病治疗如何法随证转
——甲状腺危象

诊断现场

李某，女，28岁。初诊日期：1989年11月28日。甲状腺功能亢进3年余，伴寒颤高热1周。

患甲状腺功能亢进伴左眼外突3年余。2年前于某医院核素扫描：甲状腺吸入 ^{131} 碘率明显增高。诊为：①左甲亢性突眼；②左眶内肿瘤（？）。长期服他巴唑、甲状腺片、卡比马唑（甲亢平）等。1周前突然开始寒冷发热，烦躁不安，大汗淋漓。急入某医院住院治疗，经注射退热药、利舍平（利血平），口服氯丙嗪，静脉滴注氢化可的松，吸氧，并先后服白虎加人参汤、清瘟败毒饮等数剂，均无效。病情发展到高热（40.8℃），寒颤至全身剧烈抖摇，焦躁烦乱，呕逆，大汗不止，左眼胀痛干涩，瞬动困难，不能闭合。家属见病情日进，医生束手无策，遂自动出院，抬回家中。为尽人意，再三来诊室求余出诊处方。

刻诊：进入其卧室，见患者虽身披厚被，蹲伏于电炉旁，仍寒冷瑟瑟，呕恶频频，大汗欲滴，躁烦不安，语言气难接续。左眼严重外突，畏光流泪，眼内异物胀感，外干涩，眼球转动困难。血压：158/92 mmHg（21.1/12.3 kPa）。脉弦细而数，舌苔黄厚而粗糙。

辨证论治

学生甲：本患病情之重，堪称"危象"，而在采用了尚属合理之治疗以后病情仍呈恶化趋势，因而时刻有虚脱而致夺命之虞，应立即给药抢救。但其人虚至衰竭欲脱，实至高热烦躁，寒至颤栗身震，热至大汗淋漓，治疗不可有半点偏失。而救危又不允许久作犹豫，建议先用参附汤固护将脱之一分正气、欲亡之一分真阳，留人治病，再作徐图。

学生乙：本病属西医之甲状腺功能亢进症，与中医学瘿气乃为同一疾病。明代李梴在《医学入门》里对本病曾作了相当详细的记载。他说："瘿气，今之所谓瘿囊者是也，由忧虑所生。忧虑伤心，心阳虚损，证见心悸、失眠、多汗、舌光红。七情不遂，则肝郁不达，郁久化火化风，证见性情急躁，眼球突出，面颊升火，脉弦，震颤。肝火旺盛，灼伤胃阴，阴伤则热，热则消谷善饥。若肝旺犯脾，脾失运化，证为大便溏泄，消瘦疲乏。"这里，李氏对本病的病因、病机和纷繁复杂的临床表现作了全面的论述。该患者病情虽已发展至危象，表现症状已远远严重于上述程度，然危象终由瘿气而起，因此，治疗是否仍应兼顾气郁肝火、痰凝血瘀之基本病机，用四海舒郁丸合龙胆泻肝汤加减。

老师：本病以肝肾亏虚于前，痰凝血瘀于后，寒热剧争，汗出欲脱，气微欲绝，呕恶躁烦为危。眼下病之要害在寒热剧争。这种剧争提示了两点：一是邪虽盛极而正尚能奋起抗争；二是主战场在半表半里。而言"剧"者，乃正邪已是倾力一搏，正胜则可复，邪胜则正溃人亡也。因此，即刻助正逐邪，乃不容旁顾之保命之举。

诊为瘿气。辨证为邪结募原，少阳失枢，正邪交争，阴阳欲脱。予达原饮合小柴胡汤加减。

厚朴30g，黄芩10g，槟榔12g，草果3枚（去壳），知母30g，白芍30g，炙甘草10g，柴胡10g，人参12g，半夏12g，大枣20g，青蒿30g，炮附子20g，生姜10g。1剂，水煎3次，分3次当日服完。嘱停服所有其他中西药。

11月29日二诊。服完上方后，今日寒冷除，已不再披被烤火，体温随之也恢复正常，呕恶止，汗大减。但站立不稳，语言时气不能续，精神极差，全身肌肉不定处眴动。乃据《伤寒论》"太阳病发汗……头眩，身眴动，振振欲擗地者，真武汤主之"，改用真武汤合小柴胡汤。

炮附子20g，炒白术12g，白芍30g，茯苓12g，生姜10g，西洋参12g，柴胡10g，黄芩10g，炙甘草10g，半夏12g。2剂，水煎，每日

1剂。

12月1日三诊。精神明显好转，能随意对答，站立行走已稳，肌瞤大减。口干苦，渴欲冷饮，进食欲呕，小便不利，纳呆，脉弦数，苔黄。

小柴胡汤合桂枝去桂加茯苓白术汤加味。

柴胡10g，黄芩10g，半夏10g，西洋参12g，白芍30g，甘草10g，大枣20g，茯苓12g，白术10g，乌梅12g，生姜10g。

12月16日四诊。上方断续服完5剂。目前身寒冷，行走又有不稳感，口渴感突出，稍多饮即呕，脉弦数，舌质淡，苔薄黄。其表现除有真武汤证外，兼有《伤寒论》第74条所列的"渴欲饮水，水入则吐者，名曰水逆，五苓散主之"的水逆证。

予真武汤合五苓散加味。

炮附子20g，茯苓20g，泽泻30g，白术12g，红参10g，桂枝10g，猪苓10g，半夏10g，生姜10g，白芍15g。

12月23日五诊。服上方5剂，不仅诸症均减，尤令患者及家人惊喜的是，原长期治疗无效的左眼严重外突竟明显消失，现已能较灵活瞬动，且能闭合也。

再续予上方10剂，嘱服完停药观察。

1990年9月，停药8个月后随访，左眼外观已无明显异常，余无不适。

病名	主症	辨证	治法	选方
甲状腺危象	高热寒颤，呕恶，大汗，烦躁，气短，左眼外突	寒热剧争欲脱 阴阳气水淆乱	助正驱邪 调气化水	达原饮 小柴胡汤 真武汤 五苓散 桂枝去桂加茯苓白术汤

思辨解惑

学生丙：回顾全部治疗历程，似可归结为三个阶段：即初诊为第一阶段。它虽仅一诊，但却是保命救亡的关键之举。二、三诊为第二阶段，即调整阶段。在击溃邪气后，清其余邪的同时，做扶阳益阴等的整体调整。第三阶段为巩固阶段。用固肾益气而兼温阳化水，俾阳气健运而气机得利，气机得利而郁滞自除；阳气温煦而饮邪得祛，饮邪祛而痰凝自消。这样认识本例的成功救治和预后半年多未再复发的道理，不知对否？

学生乙：我认为，本案之治最具功力的是使用达原饮，如果说第一诊的治疗是保命救亡之举的话，那么达原饮当为此举之矛，它尖利异常地直插邪气盘结之窠穴，因而才产生了1剂而使病情转危为安的奇效。

老师：你们的发言使我很抱愧。因为这些条理明晰、目标明确和预期明朗的治疗方针，其实远远超过我临诊时的理性思维实际。因而，与其说是对我治愈此证的临床总结，不如说是通过这例病案的成功救治，你们所作的深入思考。而这种师生互动、教学相长的学风，却反映了中医学术师承的优良传统。这种传统今天在这里得到如此生动的体现，它使我发现了中医学术薪火相传其实有着某种神奇的内在驱动力。

自然，本病初诊时痼疾与新病交织，寒热虚实难辨，扶正固脱与逐邪护正难抉，确实令人难以下手。而一经认定邪结募原为问题之要害后，首选达原饮则成了必然。

学生甲：达原饮是吴又可在《温疫论》中为温疫之邪伏结募原所出的一个要方。考募原之名首见于《素问·举痛论篇》"寒气客于肠胃之间，募原之下"。吴氏在《温疫论》中称："其邪去表不远，附近于胃……邪在募原，正当经胃交关之所，故为半表半里"。因而，募原与少阳同居"半表半里"，而治法却一用达原饮，一用小柴胡。那么它们的差异在何处？临床又如何识别这种差异并据以分别选方呢？

老师：其差异是多方面的。就感邪性质而论，一为感受寒邪，一为感受温热；就邪气兼挟而论，一多兼火热，一多兼秽浊；就症状而论，一为往来寒热，口苦咽干，心烦喜呕，胸胁苦满，一为憎寒壮热或高热寒颤，胸闷呕恶，烦躁口苦；就舌苔而论，一为薄黄，一为黄厚而粗糙；就治法而论，一为和解，疏利枢机，一为和而兼逐邪浊。因此，可以看出，达原饮证与小柴胡证乍看相同，其实达原饮证远重于小柴胡证。但因它们同主半表半里，因而常被同时使用，或化裁使用。吴氏在达原饮加减项下，首列的就是"胁痛耳聋，寒热，呕而口苦，此邪热溢于少阳经也，本方加小柴胡一钱"。说明吴又可创方时亦认为达原饮证常可出现"邪热溢于少阳经"的情况。

学生乙：达原饮证重于小柴胡证，从药物组成上亦可看出。其起手四药槟榔、厚朴、草果、常山（本案未用），均系味厚力雄之品，同用则有较强的化浊辟秽、宣透气机、开达募原、破积溃邪之功效。而是否正因为此，用治本案，仅予1剂即改易他方，是怕其性猛伤正吗？

老师：是，但不全是。该患虚极之体，自不当久行攻逐，但这仅是一方面。而更重要的是凡这类疑难病证，病机相当复杂，一矢中的解决了最具威胁或最为痛苦的问题后，即须法随证转，否则，不仅会犯虚虚实实之戒，也不能及时对新上升成主要矛盾之问题加以解决。如本例一诊后寒热止、高热退，标志着盘结募原之邪已溃散。二诊时其站立不稳（振振欲擗地），肌眴动，则突现了汗出过多，阳虚水泛之病机，故原方去达原饮改加真武汤。三诊时站立不稳，肌眴肉跳大减，说明少阴水邪泛滥之势已被遏止，而渴欲饮水，复又欲吐，则提示现证为心下尚有水气，故以桂枝去桂加茯苓白术汤易真武汤，俾姜芍散邪行水，甘枣培土制水，以祛其心下之水气。四诊时复现行走不稳的同时，突出感到口渴欲饮，而稍多饮即吐，此柯韵伯所谓"邪水凝结于内，水饮拒绝于外，既不能外输于玄府，又不能上输于口舌，亦不能下输于膀胱"所致。此时已无少阳之任何主症，亦即邪已不在少阳，故据证以真武汤合五苓散直决水气。该案凡五诊四易主方，所凭者均在一个"证"字，所遵者均为仲景据证以立之方，而所持之以恒、连续服15剂不易一药者，亦因于后两诊证之递减而无证之本质变化。这里，除老生常谈的"据证遣方"外，还恪守了一条重要治疗原则，即是对阴阳气水的把握。唐容川在《血证论》中开卷即谓："人之一身不外阴阳，而阴阳二字即是水火，水火二字即是气血，水即化气，火即化血。"他认为"气与水本属一家，治气即是治水，治水即是治气"。本案开始即用小柴胡汤，除前已论及的原因之外，尚利用它能使"上焦得通，津液得下"的功用。此暗启通达津液而下调水道之整体调整门径，亦即一开始即注意了针对其肝郁不达、气郁生变的起病之由。自第二诊起即加用了治水之剂，及至以完全治水之剂收功，则又是本"治水即是治气"之原则。此危逆时治疗不忘根本，善后时务求不遗余患，整个治疗过程或侧重于调气，或侧重于调水，均以抓气水之调为原则。因为抓住了气与水，也就平调了血与火，从而具体地调和了阴与阳。而阴阳淆乱乃是其危象出现的根本原因。

因此，如果说疑难病治疗，常因症状纷繁复杂，而难于下手的话，这种抓一环而通调阴阳水火，执根本而驾驭复杂全局的办法，常常是最好的治疗切入点，也常常是最能出奇制胜的办法。

学生丙：真武汤配合五苓散后，持续使用，并成了本例的收功之方，这还真有些难以理解。

老师：这是一种偶然。第四诊时，因又出现行走不稳感，故再用真武汤，因其渴而呕加用了五苓散，这本来是一种"有是证则用是方"的常规治法，不料药后上症大减的同时，原长期治疗无效的突眼显著消退，这使我立即意识到，此两方对甲状腺功能亢进症突眼或许具有特殊作用。这种作用也许不是现有理论能十分畅顺地加以解释的，但这并不重要，因为其机制是可以在实践中慢慢认识的。正如有人用麻黄汤治患有子宫脱垂的风寒束表患者，风寒解后子宫脱垂竟随之痊愈。于是回头认识，该患必曾久服补中益气汤类不效，而用麻黄后宣通并开提了肺气，故脱垂之子宫得以收纳，并据此原理用治脱肛、遗尿均收良效。

这里，有一点重要启示，即入微的观察和对观察所获新发现的追踪研究，常常是步入新殿堂的开始。科学史中X线的发现、青霉素的发明等，均是对偶然发现的高度重视和追踪研究，然后才得以成功的。而临床对这种观察获得的"意外"信息的捕捉和利用，不仅是拓展老方新用的途径，更是对一些病症新的理论认识的开始。

现在，我想归纳一下今天的讨论。疑难急重症的治疗，最关键的是抓准要害，用效专力宏之"猛药"直决病所；取效后即行全面观照；最后再以针对疾病根本之方巩固。这里有两个问题须注意：一是"效不更方"绝不适用于这类患者，尤其是其早期；二是这类患者身体有着极为复杂的变化，药物作用其特殊病体后，常可产生"隔二隔三"之意外疗效，这种疗效，无论对确认治疗方向还是矫正治疗方向均有着十分重要的提示作用。

彻悟仲景"寻余所集，思过半矣"的深刻含义
——烦躁、吐泻、惊叫、厥逆、颜红、皲裂

诊断现场

郑某，女，2岁半。初诊日期：1983年4月1日。颜面潮红、烦躁惊叫半年，吐泻、浮肿1个月。

半年前发现患儿颜面阵阵发红，发时红若涂朱，伴低热，家人以冷水浇噀，半日许红可去八九，渐见面起小疹，皮肤皲裂。每3～5日必发1次，肌内注射青霉素后可稍缓解，但隔数日又作。延请中医治疗，或以阳明胃热，或以血分有热，治疗均不见效。迁延3个月后患儿纳食日减而频索饮，形渐羸瘦，终日烦躁不已，夜间不时尖声惊叫，当地中医又先后以脾虚、阴虚诊治，而不仅不效，且发现双腕及踝以下皮肤变黑，四肢厥冷，于是又以肾阳虚治。此时病程已达5个月，虽从未间断医治，而治疗期中更增面目浮肿、腹泻、呕吐。不得已复又请西医治疗，诊为急性肾炎，但治疗1个月仍无效果。患者家人中有粗识医道者，谓半年中仅服中药即近80剂，方剂有白虎加人参汤、犀角地黄汤、导赤散、酸枣仁汤、一贯煎、羚羊钩藤汤、珍珠母丸、真武汤、参苓白术散、理中汤等。

刻诊：面目浮肿，颜面状若涂朱，散发小丘疹及皲裂纹，形体消瘦，烦躁惊叫，静止时则神疲闭目，四肢厥冷，双腕踝下皮肤变黑。纳呆，腹泻水样便，日三四次，呕吐。脉微细，苔薄白。

辨证论治

学生甲：本例患儿病情之复杂，为临床所罕见，病程半年，遍服诸

方无效。目前情况，清之则更泻，温之则更热，补之则更烦，利之则更虚。能否考虑先以资生健脾丸试服，调理脾胃，通过执中州以运四旁之法解决诸症，一旦见效，必可理出治疗的新头绪。

老师：临床不得已时，前贤有药物试探的治法。资生健脾丸性味平和，不妨试用，可暂予2剂。

4月3日二诊。除腹泄、呕吐略见减轻外，余皆同前。面对烦躁不安、尖叫连连的患儿，其母甚为焦急，恳求易方解决患儿烦躁。易以清营汤加钩藤、龙齿。2剂。

4月6日三诊，诸症依然。

老师：看来对这例患者的治疗，我们的思路上有错，必须沉下心来冷静分析。初时面红发热，喜冷水浇嚓，当属阳证。治不如法，迁延日久，纳食日减，必气血渐伤，阴阳暗耗，此时已由阳证转为阴证，其厥冷面浮、久泻不止即是明证。阴阳二纲既明，再深入分析：其厥冷、面浮肿、吐泻，乃阳虚水泛所致；面红、烦躁，乃虚阳浮越之征；夜间惊叫，乃阴阳失和；羸瘦、腕踝以下皮肤变黑，乃气血失于充养。综合分析，其病机当为阳虚水泛，虚阳浮越，阴阳俱损，气血亏耗。《伤寒论》有云："发汗，若下之，病仍不解，烦躁者，茯苓四逆汤主之。"本患虽未经汗下，而久病失治，致阴阳亏耗，与汗下耗伤阴阳之病因相似，病机相同。

学生乙：本证欲寐肢冷、呕吐泻利，为较典型的少阴证，而其面若涂朱、烦躁惊叫则为少阴病中的戴阳证。少阴病为心肾虚衰之重证，而戴阳更为阳气衰败，阴虚太盛，逼使一丝残阳上越之危候。《伤寒论》第296条对吐利、躁烦、四逆，第300条对呕、利、烦躁不得卧寐者，均下了一个"死"字的结论。本患不仅上症皆见，更有皮鞭裂、肤变黑等既罕见又难于解释之症状。而第292条给出的一个生还条件："吐利，手足不逆冷反发热者，不死。"本患又恰恰缺如。其屡见死候而独无一线生机的病证，靠这样简单几味药能拯救吗？

老师：人们笃信《伤寒论》，乃因为它不是空谈，而是真正的临床心血结晶；人们崇尚经方，乃因其经历了千年的临床检验，证实其确有救危逆的奇效。故千万别以为某方只有简单几味药而动摇了用其救治重疾危证的信心。该患虽险象环生，死候迭见，而终有一些可以试用的条文精神，因而也就有一些可资使用的方子，总不能因其已集众多死候而拒绝对其治疗吧。

予茯苓四逆汤加味。

茯苓 10g，人参 6g，生附子 5g，炙甘草 6g，干姜 6g，赤小豆 15g，炒白术 6g，炒山药 10g。

4月8日四诊。上方服完2剂，浮肿消退，烦躁及面红大减，吐泻止，开始进食。这种一方即逆转奇顽重难病势之效，却如枯禾得雨，渊壑兀峰，真乃"无限旱苗枯欲尽，悠悠闲处作奇峰"。

续上方4剂。

4月13日五诊。诸症消失，食欲健，精神好。带药4剂回家，以作巩固。

病名	主症	辨证	治法	选方
阳虚烦躁证	烦躁面红 吐泻厥逆	虚阳浮越	阴阳俱虚 回阳益阴	茯苓四逆汤

思辨解惑

学生丙：我注意到老师在前两诊未效后说的一句话："我们的思路上有错。"说明后来的疗效完全是调整思路的结果。能复盘一下当时的思维状态吗？

老师：本例患者前两诊时，面对其纷繁复杂、难分主次的临床症状，我们的思维是杂乱的。表现在既未循着任何一种思维法则，又徘徊于多种思维表层，肤浅而无序，盲目而混乱。在连续两次失败后方趋于冷静，运用了逻辑思维，通过严格的推理，达到了由此及彼、由表及里的认识深度，从而找到了疾病各部分之间的关系，最终确定了真正的病机。

学生甲：本证若谓戴阳证，有白通汤；若谓吐利肢冷，有四逆汤；若谓吐利，手足逆冷，烦躁欲死，有吴茱萸汤；若谓腹泻，寒多不渴者，有理中汤；若谓呕吐，则更甚矣，一部《伤寒论》第397条，涉及呕吐者（含方后注及重复条文）达75条，即使筛至少阴虚寒，下利清谷，手足厥冷，面赤而呕，亦还有通脉四逆汤等。如此多的可供选择方均被弃用，而独取茯苓四逆汤，且一用就灵，一方到底，并快速获得几乎是百分之百的满意疗效，这太令人深思和莫解了。考茯苓四逆汤虽系仲景为肾阴阳俱虚烦躁所设之方，而原文甚略，且只云治烦躁，本例用时仅加了二三味药，并未合用其他方，当时毅然撇开诸方独投以治，对它能全面应对那么复杂的症状，真有信心吗？

老师：此经方之妙也。其妙在于只要找准了该方所针对之病机，必能一发即应。本案之病机已如前述，而本方又是否系针对该病机之方呢？我们先看其组方结构：用生附子、干姜破阴回阳而敛浮游之火，人参、炙甘草壮元气而益中，茯苓健脾益肾而利水，共奏回阳救逆、补气益阴之效。而这还仅是以药论证之层面，欲窥其妙，则需再登一峰。我们知道，一部《伤寒论》蕴藏着很多奥秘，而条文编排即属其一。茯苓四逆汤出在太阳病篇，仲景在列举了当发汗的各种情况的条文后，随即出了两条阴阳自和"必自愈"的条文，紧接着即开始论述发汗后异常表现的八种情况：昼烦躁不眠、夜而安静者之用干姜附子汤；营气受损，筋脉失养而身疼痛、脉沉迟者之用桂枝加芍药、生姜各一两，人参三两新加汤；汗出而喘之用麻杏甘石汤；叉手自冒心、心下悸之用桂枝甘草汤；脐下悸、欲作奔豚之用苓桂甘枣汤；腹胀满之用厚朴生姜甘草半下人参汤；反恶寒之用芍药甘草附子汤；烦躁者之用茯苓四逆汤。"八证"后转入论发汗后虚实夹杂之调胃承气证、五苓散证、栀豉汤加减证，以真武证作结。再转入发汗禁忌的论述。这个编排暗示了包括茯苓四逆汤证在内的发汗后8种异常表现，多为营气受损所致。

通过上述解读，我们可以看到"八证"除麻杏甘石汤外，均为发汗受伤后不同脏腑亏虚之相应表现，从而反映了仲景用治"八证"诸方的补益共性。

学生甲：即使如此，也只能说明茯苓四逆汤可用治此患儿营气受伤所致之烦躁。然干姜附子汤也是针对同一病机之烦躁的。为什么不选干姜附子汤呢？况此患儿病情表现极为复杂，为何仅治烦躁之方能尽愈诸症呢？

老师：干姜附子汤证仅昼烦而夜静，属阳虚烦躁证，而茯苓四逆汤证则不分昼夜烦躁，属发汗（可推而广之到各种原因）导致阴阳俱虚的烦躁证。尤在泾说："烦躁一证，悉是正虚邪扰之故，而有邪多虚少，或虚多邪少之分……虚多者，宜助正以逐邪。"该方既治阴阳俱虚而起之烦躁，则阴阳俱虚所致之其他症状亦可同时去除。患儿病程既已拖延半年，阴阳俱衰竭不堪，则治虚多邪少用茯苓四逆汤必最为合适，这就是此患儿症虽纷繁而独用本方以治的原因。

学生乙：这种探幽发微之举，确实是对仲景"若能寻余所集，思过半矣"的践行。而践行的前提是领悟。当怎样理解和领悟仲景这句置于文序而重若文魂之话呢？

老师：这是仲景一句豪气冲天的语言。我曾撰文研究仲景六经形成的思维八步转化：首先是摄取（观察）；第二是设想（求异）；第三是排除（放弃）；第四是构建（成形）；第五是修改（适应）；第六是储备（积累）；第七是运用（验证）；第八是总结（成书）。在完成了此艰难的八步转化后，我们的医圣以其硕大的双手，将光照中华、惠泽环宇的科学巨著《伤寒论》奉献给了医学界和科学界。该书是在仅宗族死亡即三分有二的精神剧烈震撼和屡与死神争夺生命的艰苦实践中写成的。救治过程中又"勤求古训，博采众方"，成书过程中复借鉴先贤典籍和当代名著，这一切使该书成为了一部载满腔之情，呈毕生之术，采先贤之典，融理法之奥于一体之千古奇书。

仲景对自己历尽艰辛而成之书，有着明确的总体自我评价。即从临床治疗学而论，"虽未能尽愈诸病，庶可以见病知源"。从临证思维和方法学而论，"若能寻余所集，思过半矣"。故凡钻研《伤寒论》者，均必究其两大内容：一是实方实论；二为隐于其后却又贯穿始终的临证思维。前者，伤寒研究家们称之为"有方时会其用"；后者，称之为"无方处会其神"。故似可评而兼求之曰：学之粗者，仅知其用；学之上者，兼晓其神；而学之精者，循其如神龙出没之义理，谙其如珠玑纷呈之妙方，用其方如钉接铆，会其神突破条文。此仲景成书之望，亦万世研学之求也。

从入微观察中挽回了生命
——重证肝痈

诊断现场

杨某，男，48 岁。初诊日期：1972 年 11 月 23 日。腹痛、发热半年余，进行性消瘦。

半年前因一次长时间劳累并暴食狂饮后感全身不适、腹痛、腹泻，每日最多时泻近 10 次，泻出物带高粱色。患者系彝族，体质素壮，故未及治疗。迁延近 2 个月，上症未减，始于乡村赤脚医生处诊治，给予黄连素、呋喃唑酮（痢特灵）等治疗，似见好转，而每于劳累后腹痛、腹泻即加重，且渐消瘦，发热不停，于村卫生室多次测体温均在 37.8 ～ 38.2℃。又予土霉素、四环素、阿托品等治疗，药后稍见好转，故每于难以坚持时即前往治疗，赤脚医生亦均给上药对付，如此病程已达 4 个多月。一日又因连夜劳作后发现右上腹痛，服阿托品等不见缓解，至此上腹隐痛不断，咳嗽时痛牵同侧胸胁。因无钱诊治，渐不能起床并逐渐明显消瘦，不能向左侧睡卧，咳嗽，寒冷，如此折磨 2 个多月，终至水米不进，骨瘦如柴。因气息尚存，在同村乡邻的帮助下，抬往某医院治疗。该院医师扪及肝大，并触到其表面隆起之包块，断言系晚期肝癌，恶病质表现，坚决拒绝治疗，并明确告其家属谓，10 日内必死亡，抬回家中，早备后事。

当时我工作在某公社卫生院，村民们商议，要死也得死在医院，不能抬回，遂抬来我诊室。在根本无法推脱的情况下，只好收入简陋之观察病房。

刻诊：患者消瘦至极，确如所谓"皮包骨头"，面色苍黄而略浮肿，闭目则形如僵尸；不时咳嗽，咳时以手护按右上腹；体温38.5℃；肝大，可扪及不平肿块，压痛明显；气短，纳呆；脉细数，舌红、微干、少苔。

辨证论治

学生甲：我们基层医院检查设备简陋，没有诊治这样重症的能力，前医又已诊为晚期肝癌，临床症状也甚支持，恐怕只能勉强应对，以尽人道。

老师：采用扶正祛邪之法，即西医所谓之支持与对症治疗。予生脉饮加膈下逐瘀汤1剂，嘱频频喂饮。

是夜，我放心不下其药能否服下，复临病榻，看望喂药情况。在服下数匙药后，患者被药汁呛咳，而随之呕吐出数口高粱色脓液。顿时，我心中一惊，肝癌怎会吐脓！趁患者被扶助侧转呕吐之机，令以被盖卷塞于腹部，身伏其上，以顶压腹部，随即吐出大量棕褐色脓液，患者睡下后，甚感舒适。

在极为意外的情况下发现肝癌系误诊后，我几乎闪电般地思考了其病历：壮年男子，嗜酒好饮，病于劳累后起，复因劳累加重，腹痛腹泻，泻出物带高粱色，迁延达4个月不愈后方继发右上腹痛，且病情随之日重。这不正符合阿米巴痢疾继发肝脓肿的全部特征吗？阿米巴肝脓肿易向周围器官穿破，大量吐脓系穿破至胃的结果。乃急忙疏方，并叫来药房人员，连夜司药煎喂。

予仙方活命饮合黄芪鳖甲散化裁。

金银花30g，败酱草30g，红藤30g，薏苡仁30g，鳖甲15g，白头翁20g，黄芪30g，秦艽12g，黄柏15g，甘草10g，地丁草30g，白人参15g，穿山甲珠10g(冲)，当归10g，没药10g，鸦胆子45粒（去壳，龙眼肉包裹，每次15粒，药汁送服）。2剂，水煎，每日服1剂。配合西药肌内注射依米丁，口服氯喹（氯化喹啉）、甲硝唑（灭滴灵），常规补液。

11月25日二诊。情况好转，可少量进食稀粥、面糊，稍有精神，能轻声应答。

续上方3剂。西药同前。

11月29日三诊。体温正常，右上腹疼痛大减，压痛已不明显，纳食大增，能缓慢自行翻身坐起。

再续上方4剂。停用依米丁。

12月3日四诊。已能起身行走，气尚能续，时有轻微咳嗽，纳食正常，面已略有神采。

改用四君子汤合五味消毒饮。停用所有西药。

白人参10g，茯苓12g，炒白术12g，炙甘草12g，忍冬藤30g，连翘15g，地丁草30g，紫背天葵15g，败酱草30g，蒲公英30g，野菊花30g。

12月25日五诊。上方服15剂后，纳食健，神采渐旺，肌肉复生，已无不适。

带上方5剂回家续服。嘱戒酒，勿暴饮暴食，近期不可劳累。

病名	主症	辨证	治法	选方
肝痈	肝脓肿 极度消瘦	气血阻滞 血败肉腐	排脓解毒 清热扶正	仙方活命饮 黄芪鳖甲散

思辨解惑

学生甲：生命的挽回因于发现了吐脓，由吐脓所改变的诊断和治疗乃因于灵感，而灵感的获得缘由躬身临床、夜临病榻。此案的救治成功具有太多的启迪意义。能先从思维角度给我们讲讲吗？

老师：从发现患者吐脓的那瞬间开始，我几乎未有半点犹豫地推翻了肝癌的诊断，并立即采用了改弦易辙的治法。从思维学角度而论，这确是灵感思维使然。灵感思维的出现与对问题的专心探研有着内在联系，一般分为酝酿——顿悟——验证三个阶段，核心是顿悟。我所以夜间复临病榻，乃因并未放弃救治成功的一线希望而专心探究，这才一见吐脓便立生顿悟，再通过验证而终获成功。临床灵感思维常出现在注意力高度集中，思维活跃，情绪热忱时。医生的临床思维能力虽不是技术水平的标志，但它却可以直接影响技术水平的发挥和实现。因而作为临床医生，注意训练职业灵感，是提高临床整体水平一个不可或缺的方面。

学生乙：研究这例病案，我们似乎不难发现医德力量在某种特定情况下，有时可大于治疗作用。该病获救的根本原因在于老师夜临病榻，悉心体察。似我们下班则下班也，很难会有谁再牺牲休息时间回到这种又脏又臭的濒亡患者床前的。而要是那样，怎能发现挽转病情的"生命按钮"。

老师：细究仲景于《伤寒论》所论之112方，不知有多少方的症状相近相似，而用方却完全不同；亦有一些貌似相近的症状，却有着生死不同的预后。可以想象，若非仲景宵衣旰食，守候病床，焉能有如此分辨；而若非其终生不辍，矢志不移的坚持，又焉能从散乱之临床中找到规律，再将其厘定为可遵之条文。我们的师辈、师祖辈，都曾被各地卧床病者请往家中诊治。一临病家即行诊脉处方，争取时间，病家去取药熬药时，医生才得餐饮。是夜留宿病家，必频频看望，紧盯变化，直至次日或二三日病情大有起色时方可离开。这是医患间的紧密相依，而同时也是对医生医德和医术的严格考验。今天，可能早把这当成作坊似的操作，小农经济时代的医疗模式，抑或是民间郎中的应诊方式而抛入历史。然当我们再读《伤寒论》和古代著名医案，直至总结这例医案时，未尝不该怦然猛悟，其实我们所丢失的是为医者不可缺少的"火线考验"环节和济世救人的根本精神。

学生丙：平凡和奇迹是那么遥远的距离，而有时又是那么的接近。这样危重的患者，在那样的条件下用那么简单的治法获救，谁能否认它的奇迹意义。

老师：1997年我在黄山参加学术会，某晚同室会友们闲谈，某市一位医院的院长谈到该市有一位身份显贵之患者，病危欲绝，所讲病情与本案完全相同，云市里组织全市著名专家大会诊。未等讲完，我脱口而出说，是阿米巴肝脓肿。该院长惊奇地跳起身来，连问你是怎么知道的。当听说我曾仅凭症状治愈过同样病情的一个患者后，他连称奇迹。而我却没告诉他，那是25年前在西南落后的边远彝乡，由一个30出头的青年中医，仅凭灵感而取得的疗效。讲述这些，在于昭告中医莘莘学子，中医之验、简、便、廉特点真的太突出了，只要练好扎实的基本功和注意提高思维素养，老老实实躬身临床，奇迹就可能会在你平凡的手中一次次出现。

学生丙：作为濒临死亡的患者，在简陋得连放射、化验都没有的条件下得救，从治疗学角度看，也有着不少值得总结的地方，如中西药并用、特效药的选用等。

老师：确实是这样。平心而论，本案如不使用依米丁、氯喹、甲硝唑等治疗阿米巴疾病的特效西药，疗效如何，尚难定论。而中药除遣方外，值得一提的是鸦胆子。张锡纯云其"为凉血解毒之要药……最能清血分之热及肠中之热，防腐生肌，诚有奇效"，因而有"至圣丹"之称。现代研究认为，其对阿米巴原虫有杀灭和抑制的作用。这种对中西药特效药的选用，其实反映了一个问题，即对西医理论的采纳。这是一个极为宽泛的话题。而我所说的是，以中医之躯，采百味滋养，必能身强体健；拒采百家，身必羸弱；采而异化自身，则异存而反身亡也。

中医岂仅长于功能性疾病
——怔忡

诊断现场

赵某，男，64岁。初诊日期：1994年3月30日。心悸1年余。

1993年1月，某日因兴奋饱食后突然发生胸闷胀窒息感，胸中隐痛，心悸恐惧感，后昏迷达4小时，本单位职工医院以冠心病、高血压收住院，经抢救苏醒，病情尚稳定。但心悸胸闷，头昏时晕眩、呕逆，全身软弱无力等症总不消失，稍多进食即胸闷痛，致长期半卧床，一直不能出院，至今已住院1年又2个月。医院除用降压药、丹参片、普萘洛尔（心得安），胸闷痛甚时含化硝酸甘油片，及对症治疗外，中药则长期以六君子汤、天王补心丹、杞菊地黄丸等交替使用，兼用地奥心血康等成药。因无新的治疗措施，而上症又一直缠身，故转诊于余。

刻诊：心悸时作，惕然动而不安，胸闷时痛，头昏，倦怠，眩晕常作，发时视物不清，天旋地转，咳吐浓稠痰，口中常泛清涎。形体丰胖，脉迟而无力，乍疏乍密，舌苔黄。心电图：心房纤颤，完全性左束支房室传导阻滞。

辨证论治

老师：这例患者住院1年多而不能出院，一畏再度晕厥发生意外，二因尚有诸多症状缠身，老处于半卧床状态。你们先各自谈谈自己的处理意见。

学生甲：本病为怔忡。怔忡多因于心血亏虚。如《济生方·怔忡论治》云："夫怔忡者，此心血不足也……真血虚耗，心帝失辅，渐成怔忡。"《丹溪心法·惊悸怔忡》亦云："怔忡者血虚，怔忡无时，血少者多。"故本病当以养血宁心、益气安神为治。可否考虑用归脾汤合安神定志丸加减？

学生乙：本病属西医之冠心病，其怔忡心悸乃由冠心病所致。而冠心病的基本病机是气滞血瘀。其冠状动脉阻塞，血瘀脉络的病理改变为中西医所共同首肯。《素问·痹论篇》云："脉痹不已，复感于邪，内舍于心。"并云："心痹者，脉不通，烦则心下鼓。"均强调了脉络为瘀血滞阻的基本病机。加之病程已1年多，久病必瘀，故似应着眼于祛瘀活血，兼顾其他。可否采用《素庵医案》之桃仁红花煎加味？

学生丙：怔忡一证虽有虚实不同，痰火之别，血瘀血虚之辨，以及病程阶段之异和兼夹证之殊等情况，而该患从症状到脉象，一派虚寒。若补血，恐缓难济急，若祛瘀又恐愈虚其正，建议用参附汤回阳逐阴，益气扶正，或许可在阳回正复之时，不治怔忡诸症而诸症可失。

老师：大家刚才从不同角度对本案进行了辨治，均不无道理，但思维似有些受病名诊断所囿。其实我们如果先不把怔忡、冠心病这类诊断放在首位考虑，而仍从辨证论治入手，是能很快拨云见日地发现病证症结的。其头晕目眩，心悸筑筑，泛吐清涎，乃痰饮内伏所致；胸闷胸痛，乃浊阴不降，气滞血瘀所生；长期头昏并曾晕厥，乃清阳不升之象；脉迟细，乍疏乍密，乃心阳虚损之征。证属心阳虚损，痰饮中阻，清阳不升，浊阴不降之怔忡、眩晕证。

治宜温通心阳，散寒蠲饮，升清降浊。苓桂术甘汤合麻辛附子汤加味。

红参12g，麻黄10g，生附子20g（先熬半小时），北细辛15g，泽泻30g，白术15g，茯苓20g，桂枝10g，白芥子12g，甘松12g，枳实10g，半夏20g，生姜12g，安息香3g（冲）。6剂。水煎，每日1剂。

4月7日二诊。药后初时矢气频频，而再服则不再矢气，甚感舒适，怔忡明显减轻，清涎减少。

4月12日三诊。有时尚感心悸。而泛吐清涎全止，头眩消失，可自行漫步庭院，仅稍觉头昏。

出院回家。停用抗高血压药以外之所有西药及中成药。每隔半个月或 1 个月由家人前来带药 1 次，一直以上方加减维持，1 年后已能从事家务劳动。

1995 年 3 月 23 日自行乘车从数十里外之老家来诊，云一年多来仅偶有欲昏感，轻微胸闷痛和泛清涎现象，均约 10 分钟即自行消失，而只要坚持服上方数剂则可控制半个月以上。观其舌底血管青紫，前方加水蛭 10g，嘱三五日服用 1 剂。

2001 年 9 月 7 日，因清晨突发偏瘫，昏迷中风死亡。

服上方治疗近 8 年的时间里，其怔忡一直得以很好的控制，最后也未成为其致死病因。

病名	主症	辨证	治法	选方
怔忡	心悸眩晕 胸闷胸痛	心阳虚损 痰饮中阻	温通心阳 散寒蠲饮	麻黄附子细辛汤 苓桂术甘汤

思辨解惑

学生甲：本例治验之奇，在于一方贯用始终。在一年多的治疗过程中，初用诸症顿失，继用巩固疗效，再用防止了复发，说明本方与该证有着某种深层次的全方位切合。

老师：此因于紧扣了根本病机。本案虽病涉怔忡、胸痹、眩晕和痰饮四证，而仔细研究，前三证均因痰饮而起，故仲景说"心下有支饮，其人苦冒眩"，又曰"膈间有水，眩悸"。《证治汇补·惊悸怔忡》谓："痰居心位，此惊悸之所以肇端也。"《丹溪手镜》更云："有停饮者饮水多必心下悸，心火恶水，心不安也。凡治悸者，必先治饮。"而痰饮又因阳虚而生，故只要抓住温阳即可治痰饮。故仲景说："病痰饮者，当以温药和之。"一俟痰饮得化则诸证自除也。

是方以麻黄附子细辛汤合苓桂术甘汤加味而成。麻黄附子细辛汤虽为仲景用治少阴兼表证之方，然其温而兼通，驱阴霾而通脉道，近代将之移用治心阳虚证，确显其力峻而效宏。苓桂术甘汤则为仲景治痰饮之名方，专主饮阻于中，清阳不升之头眩晕。不仅如此，方中还寓有四方：泽泻汤、小半夏加茯苓汤、桂枝去芍药加麻黄细辛附子汤、枳术汤。前两方为仲景对饮邪中阻，症见"苦冒眩"和"眩悸"所出之方；后两方为仲景对阳虚阴凝，积留心下所出之方。因枳术汤兼有健脾行气之功，故患者初服后矢气频频。

通过以上认识，可以清楚地看到，该方以温通心阳、蠲饮除痰为主治，兼有扶正益气、通调气机之功，故能攻能守，治而可防。因而，用于该患任何一个阶段均收良效。

学生乙：这例患者确如以上分析，涉及数种证候，故病情较为复杂。即使单就其心跳这一主症看，亦有怔忡、心悸、惊恐之别，它们在内科学中都是单例的病证，而治疗时似未加以特别区分，这是为什么？

老师：这是因为心悸和怔忡主要是程度上之区别，而惊恐则多为二者之伴见证。如《医学正传·怔忡惊悸健忘证》云："惊悸者，蓦然而跳跃，惊动而有欲厥之状，有时而作者是也""怔忡者，心中惕惕然，动摇而不得安静，无时而作者是也。"故程国彭于《医学心悟》中干脆将惊悸恐合论，明确提出"方书分为三门，似可不必"。为什么呢？他指出"此三者皆发于心，而肝肾因之"，认为"惊虽属肝，然心有主持，则不惊矣。心惊然后胆怯，乃一定之理……悸为心动，谓之怔忡，心筑筑而跳，摇摇而动也……恐为肾志，亦多由心虚而得"。可见三证之由皆关乎心，而三证之治亦重在心。分之，仅究其病证侧重；合之，乃总揽其病因病机。病证侧重仅需兼顾，而针对病机则为治病之本也。

学生丙：本患系冠心病完全性房室传导阻滞和持久性心房颤动，属器质性病变，而人们常谓中医长于治疗功能性疾患，弦外之音是治器质性疾病则不行。本患之器质性疾患不可谓不重，而疗效又不可谓不佳，系偶然获效还是中医亦长于治器质性病变？

老师：器质性病变未有不以功能病变为表现的，然任何治疗又都是矫正、恢复或固护其功能。除外科外，可以说任何药物治疗都绝不是对脏器之器质病变作形态的改变。故若仅从疾病之一种粗型分类言，分器质性疾病和功能性疾病是可以的。然从治疗学论之，则断无旨在改变"器质"从而祛其病变之治法。而一经将疾病治疗还原至这种本来面目时，中医对所谓器质性疾病一样具有确切的良效，也就成了不争的事实。

克服思维惰性，有时是夺取成功的决定因素
——晚期肝癌伴热泻吐咳

诊断现场

何某，男，55 岁。初诊日期：1996 年 10 月 21 日。

半年前发现上腹痛，反复治疗不止。3 个月前方行 CT 检查，发现肝癌，随即住入某市级三乙综合医院行化疗等治疗。近月来开始持续发热，体温一直波动在 38 ～ 40℃，肝区疼痛，口苦，纳呆，腹胀，大便黑而稀溏，西药治疗无效。同室一刘姓肝癌患者，先期住院，当时亦持续高热不退，请余出诊，见其舌质干红光剥无苔，脉细数，乃以一贯煎加三甲，2 剂即热退。家属十分称奇，遂向本患者家属推荐，请往诊治。

刻诊：患者卧床懒动，倦极神疲，上腹疼痛，发热，肝在肋下 4 横指，可触到其表面之小结节。脉弦细而数、舌体胖大，质暗，两侧有瘀斑，舌底显著瘀滞。

辨证论治

学生甲：本例虽系已明确诊断之晚期肝癌，治难生效，但其高热等伴发症如此顽固地存在，却急需治疗。因为它已严重影响着患者的生存质量和生命安全。它是癌症病情发展的表现，而复又会加速癌症的快速恶化。这是典型的热毒为患，攻其毒则热可退，退其热则毒势减，故宜采用清热解毒法。现代研究发现，清热解毒能控制肿瘤周围炎症和其他感染，而炎症和感染往往是促进肿瘤变化和发展的因素之一。因而，清热解毒法不仅能减轻症状，且能在一定程度上控制肿瘤发展，起到祛除病因和调整机体抗病能力的双重作用。建议用黄连解毒汤加紫草、牡丹

皮、赤芍类治疗。

学生乙：肝癌有"癌中之王"的说法，其恶变程度在晚期表现得尤为快速，无论中西药，冀求见效，此时恐怕均属困难，只好以清热解毒药一试，倘能清退其热，则属幸也。

学生丙：在一些大型综合医院里，有两类疾病常找中医。一类是常见病多发病，另一类则是濒临死亡或医学界公认的难治之症，后者多为西医推荐找中医。这种推荐，有对中医宝库的足够估价和对中医治疗奇迹出现的热情期盼，当然也有对自身医疗手段的弥补和对患者安慰的需求。其实在晚期肝癌这类患者的面前，中医和西医一样，能力也可能是微弱的。

老师：刚才甲同学云治难生效，乙同学云"癌中之王"，丙同学云中医能力也可能是微弱的，均在肯定病情险恶的同时，遮掩着无奈、无为和无意治疗之情绪。而我却注意到了丙同学提到的一个现象，即濒临死亡或公认的难治之症，常被推荐找中医，而许多时候推荐者还是西医，这是一个中医界太值得思考和为之发奋的信息。它包含着西医界对中医的厚望，也提出了中医界必须对顽难疾病有所作为的时代要求。这当然是一副沉重得让现有身板弯腰曲背的重担，但或许又是一种激活剂，一旦全行业的研究精神被它激活，研究方向被它激醒，将会极大地推进总体学术水平，使整个身躯硕壮起来。

因而，我们的意识太需要激活，我们的思维太需要清理。

本例虽为晚期肝癌并持续高热，而只要医者的思维不被"不治之症"禁锢，目光不停留于"高热"，深入研究其病情，证象是很清楚的：积聚肿块疼痛，大便下黑，舌质晦暗，舌体瘀斑。这一切均表明其系瘀血为患。王清任说："既是血块，当发烧。要知血府血瘀必先烧。"故其高热乃因瘀血而起，祛其瘀热方可退。

予血府逐瘀汤加味。

当归尾12g，生地黄30g，桃仁10g，红花10g，枳壳12g，川牛膝12g，川芎12g，柴胡10g，赤芍12g，桔梗10g，西洋参12g，鳖甲30g，广土鳖虫10g，莪术10g，茯苓20g。2剂。水煎，每日服1剂。

10月23日二诊。服药第2日体温渐减，今日已完全正常。头昏心烦均减，大便已不黑，精神好转，自觉甚舒适。已起床由家人陪护前来我处就诊。

舌胖大肿胀减，晦暗色亦略减，脉弦，左三部虚大。

续上方加山楂10g，皂角刺30g。

10月29日三诊。昨日又开始化疗，并行切开肝局部给药。现呕吐不止。

予橘皮竹茹丸加味。

陈皮10g，竹茹10g，茯苓15g，薏苡仁30g，甘草10g，半夏10g，生姜12g，砂仁10g，藿梗12g，白豆蔻10g，壁虎10g，穿山甲珠10g（冲），白花蛇舌草30g。2剂。

11月7日四诊。上方服2剂吐止，自觉尚适，停药休息几日。而昨日开始腹泻水样物，日五六次，且严重失禁，于病室送往放射科途中，粪水遗于推床上。大便化验，为真菌感染，已输液服西药不效。

予理中汤合胃苓汤加味。

炒白术10g，陈皮10g，苍术10g，炙甘草10g，猪苓10g，茯苓12g，泽泻30g，厚朴30g，干姜10g，白参10g，粟壳6g，乌梅10g，石榴皮15g，煨肉豆蔻10g。

11月9日五诊。腹泻止，大便成形，而又出现剧烈咳嗽。干咳无痰，咳时溢尿，X线摄片为右下肺炎。高热又起，体温持续在39.5～40℃。

初诊方去莪术，加百部15g，马兜铃10g，竹沥100mL（兑服）。

11月11日六诊。上方服2剂咳基本止，体温降至37.5℃。脉数，右三部数而弦细。舌已不胖大，质暗及瘀斑基本消失。

改用参苓白术散加壁虎、白花蛇舌草、鳖甲、莪术。嘱若无新的症状出现，即坚持服用。

1997年5月11日七诊。云坚持服上方，偶有发热时即服初诊方。而服初诊方后，不仅发热即退，且原每次化疗后必出现的呕吐等症已不再出现。B超显示："肝左叶5.2～6.0cm不规则稍强回声团伴声影。"局部压痛，余无不适。精神转好，面色红润，能骑自行车于30里之外郊游。

后记：患者一直断续服初诊方，情况均较稳定。1998年5月26日局部植入药囊后继发感染化脓，经外科切开脓肿排出大量脓液，而至此一蹶不振，于同年8月底死亡。

病名	主症	辨证	治法	选方
肝癌	持续高热 呕吐 腹泻	血瘀蕴毒 湿毒扰胃 湿毒干脾	祛瘀活血 祛湿和胃 温中利湿	血府逐瘀汤 橘皮竹茹汤 胃苓汤

思辨解惑

学生甲：此证就诊时已属肝癌晚期，治疗过程中先后出现高热、呕吐、剧咳、腹泻等诸多严重伴发症，均因紧握辨证法宝而一一克除。在配合化疗等西医治疗中，不仅起到了消除严重副作用和伴发证的重要作用，并使体质明显上升，达到了在极少痛苦的情况下延长生命2年多的良好效果。若非伤口严重化脓，可能存活时间还会更久。这里，除治疗技术外，显然还有一种敢于面对危重证的勇气和精神。然这种精神因种种原因在当今有些缺失，而它的缺失或许正是影响中医整体学术水平产生质的飞跃的原因之一。

老师：对。整个学术水平，关乎这种精神。因为行业的整体学术追求精神，决定着学术能否创新与突破。因而需要大力培养和激发这种精神。

学生乙：这例患者治疗过程达2年多，历经多种不同治疗法则的转换，这其中都有哪些值得我们记取的辨证经验和教训？

老师：本案例要特别记取的，也许不是辨证方面的特殊经验和治疗绝招。当然，这方面也不是全然没有。

如本文开始时所说介绍此案来诊的刘某，与此案同为晚期肝癌，持续高热，而一辨为肝肾阴液涸竭，一辨为瘀血为患。因此前者用一贯煎加三甲，后者用血府逐瘀汤加味，然均1剂而使高热立退。以后的法随证转，亦都因准确地辨准了"证"而屡获良效，这些或许也是有一定借鉴意义和记取价值的。但它们又都不是本案诊治过程中尤其值得记取的部分。

学生乙：老师所说的"尤其值得记取的"，是文之标题已提出的"克服思维惰性，是取得治疗成功的决定因素"吗？这一点，其实在治疗过程中我们早已强烈地感受到了，但总还是心中了了而语焉不明，请予明示。

老师：思维惰性，我们可以形象地将之直呼为思想懒汉。我们知道，任何一种思维方式，都是理性认识的过程。这个过程不是单一的，它包含着许多要素，如经验、理论、调查、分析、综合判断、推理等。而思维的惰性，不仅表现在以上诸多环节的缺乏或游离，还表现在对经验的过分依赖，甚至仅以经验为唯一依据，即作出判断和处理。本来作为临床思维重要要素的临床经验，是理论和实践的结晶，在诊治过程中起着十分重要的作用，但它毕竟是从有限的医疗实践中总结出来的，因此，不可避免地存在着片面性和局限性。而被拘泥的自我经验一旦在记忆中积淀下来，并被过分依重，则会导致思维惰性，这种惰性表现在临床，最为常见的是对患者不作深入辨证和个体分析。因而，纵然是一般病，其疗效的取得都带有或然性和偶然性。而对于那些公认的难治性疾病，有思维惰性的医者，常常采用以一方套用始终而作敷衍，或干脆拒之门外的办法。这里，思维的诸多要素显然已被完全抛却。其实，只要克服思维的惰性，勤于思考，精于辨证，对于某些难治疾病是会取得意想不到的效果，或者起码对病情缓解是有肯定作用的。可见，坚持学术追求精神，即敢碰急重奇顽难证，而克服思维惰性，方能救病虽凶险而实为可救之人。

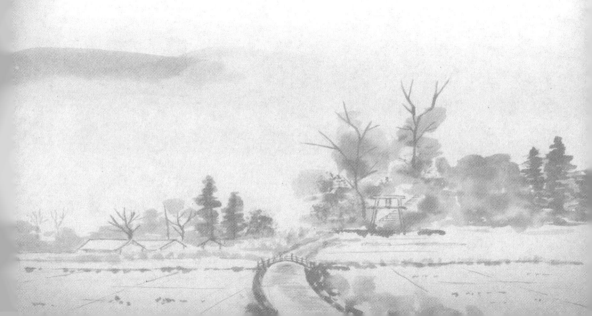

第二篇

急证篇

与死神争夺生命
——血崩暴脱

诊断现场

何某，女，32岁。1975年11月5日诊。阴道出血不止1周，昏迷1天。

1周前因负重用力导致40余日的妊娠流产，并开始阴道流血不止。就诊于西医妇产科，在卧床休息的同时，先后使用了10%溴化钠、鲁米那、黄体酮等药3天，血不见减。又请中医以胶艾四物汤、少腹逐瘀汤等治疗亦不见效。遂行刮宫术，术后血仍有增无减。再次清宫，术后阴道流血仍多，于第6天决定切除子宫，但因地处边远山区，解决不了输血之血源，无法手术。此时患者日渐衰竭，已奄奄一息，该院医生再无良策，家属不得已将其抬回家中。就在此时，一位医者建议不妨找我一试。于是其夫急忙请我出诊。

刻诊：面色苍白，双目紧闭，呼之不应，蜷卧发热而四肢厥冷，少腹可摸到包块，大如儿拳，重按尚知蹙眉；阴道紫暗血流淌不止，有臭气。撬开口腔见舌质紫暗，六脉细涩如游丝欲绝。

辨证论治

学生甲：这例患者持续出血不止已近1周，从其出血的情况来看，应当是属于瘀血。但一方面已用桃红四物汤等祛瘀活血药无效，是否有其他原因值得研究；另一方面，纵是瘀血作祟，当此气息衰微之时，也不敢再用祛瘀药，因为稍有失误，患者之生命必然不保，所谓欲投鼠而又忌器。怎样办才好呢？

学生乙：面对这样的患者，我真痛切地感受了"书到用时方恨少，事非经过不知难"。因为此时确实既难条分缕析以辨证，更没有实践经验可凭借，而病情却不容再有迟延。

老师：是的，这确实是与死神争夺生命的关键时刻。本病从西医角度讲，是一个不完全性流产伴失血性休克，并有严重之感染和弥散性血管内凝血，而限于条件，他们已尽力了。现据其出血污暗，小腹包块，舌瘀脉涩，可知系败血瘀阻所致的出血不止。而正如你们刚才说的，其病之急重有顷刻夺命之险，其治之稍失则有加速死亡之虞。因此，急需研究的是三个问题：第一，为什么活血化瘀药用之无效；第二，气立孤危之人能禁得起再活血吗；第三，如何留人治病，因为倘若一丝游息断绝，则百药均已枉然。对此，我权衡再三，认为在治标留命的同时，必须单刀直入破血逐瘀，使败血祛而新血生，脉络通而血行畅，如此或可使流血得止，生命得保。

辨证为败血瘀阻，气随血脱之血崩暴脱证。

处方：

①独参汤。

红参50g。煎浓汁频灌喂。

②桃红四物汤加味。

水蛭15g（烘干研末冲服），桃仁10g，红花10g，川芎12g，当归12g，生地黄15g，赤芍12g。水煎至300mL，分3次将水蛭粉兑入，用筷子撬开牙关缓慢喂下。

服完1剂，当晚阴道下大量污黑血，内挟细血丝样物，小腹包块随之缩小，患者神志恢复，索要食物。家属大喜过望，次晨其夫急匆匆地前来叩门，说明上述情况，并求方再进。

我当时心境之黯然无以言表，并真真切切地感到为医者最大的幸福和快乐，也许再也没有能在这"青山缭绕疑无路，忽见千帆隐映来"的情况下最大限度地获得。

续予昨日处方1剂。药后出血全止，腹部包块消散，体温正常，手足温和，脉细弱，舌淡。改投十全大补汤，并嘱饮食调养，半个月而愈。此后连续生育两胎，均茁壮。

病名	主症	辨证	治法	选方
血崩脱证	阴道流血不止 神昏肢厥	败血瘀阻，气随血脱	破血逐瘀 补气固脱	桃红四物汤 加水蛭 独参汤

思辨解惑

学生乙：本例患者病情急重，生命垂危，在笃信"急症找西医，慢性病找中医"，因而中医抢救成功急重病例已不多见的现代社会，能单独用中药将其生命挽回，更显难能可贵。因为不仅中医治疗很多急重证的手段已近失传，纵然知道者，也不敢放胆使用。为什么呢？一怕治急症没有西医有把握；二因没有实践经验，对自己所掌握的方药是否真能扶危救急缺乏自信；三怕出现副作用：故多一推了之。因此，我认为本例的成功救治为中医急症武器库业已锈迹斑斑的门锁亮出了开启的钥匙——即医者的责任心和胆略！

老师：责任心是事实，而胆略则未必敢言，因为事情是逼出来的，这还需从头说起。患者丈夫是屠夫，曾经是基层供销社的一名工作人员，政治运动中被开除遣返回农村，生活潦倒，妻子病后连基本的医药费都难以解决。因此，说到手术需要血源时，亲人朋友中无一人回应。而所住乡场离有血库的中心城区有几百里的距离，且交通极为不便，只得眼睁睁看着亲人濒临死亡。但说来凑巧，当年物资十分紧张，屠夫对所供应的半斤八两猪肉有宰割权，因而医生们将当时也是较难买到的红参、三七等名贵药作为变相交换开给他，孰料这竟为他妻子拣回了一条命。因为自妻阴道流血后，他即用大茶缸将红参和三七煨炖，不拘时间的服用，直至不能自行服下时，撬牙灌喂。因此也才赢得了我临诊的时间。

我是被一个先前已为她开过桃红四物汤等药的中医生推荐去的。临至病榻见状时，我也吓得将要退出，而家属不断重复着的"死马当活马医"的声音和哀求的目光令我无法推辞。加之我多年于临床第一线的实践经历，坚信中医不仅能起沉疴，同样能救急重，这才接诊处方。

可以设想，如果有血源，西医将子宫一切了之，不仅中医治疗本证的绝妙良效无法实现，而且患者也将付出丧失生育能力的代价。那是一个多么令人心痛的结局！

学生丙：这例患者的治疗较好地体现了留人治病和治病留人的关系处理。留人治病的办法连家属都知道用浓参汤"吊命"，因此不必多说。而治病留人却大有讲究。这里的"治病"实际就是止血。本例的出血情况告诉我们是瘀血，瘀血不去则出血不止，而瘀血不去则新血不生的道理一般医生都懂得，因此前医起手即用了活血止血法，但我不明白为什么全然无效，而仅加一味水蛭即显如此神功呢？

老师：桃红四物汤是《医宗金鉴》用治妇女的活血调经剂，属养血活血范围。而本例血瘀日久，已成败血、虾血，活血已如隔靴搔痒，而须用峻烈之药物破血逐瘀。水蛭，仲景在抵当汤中与同是虫类药的虻虫同用，以破血逐瘀。而临床考察，水蛭之破血力远大于虻虫。故虽然仅加此一药，却已从原医之用养血活血变为了破血逐瘀。这一已经改变了的大法锋芒直指败血瘀阻病机，故能一矢中靶。这里要特别强调的是，治疗急证，在明确了病机后，一定要选效专力宏之品，不可太受束缚而迟疑，也不可面面俱到地杂投诸药，这样才能充分发挥特效方药的独特作用。人们常将良相和良医并提，此与良相治国之"乱世用重典"同一道理也。

学生丁：看来起主要作用的确实是水蛭。而水蛭虽然在《本经》中有"治恶血"的记载，但传统中多用于癥瘕积聚、闭经或损伤瘀滞者，很少见用于止血。这一用法是老师对《本经》用"治恶血"的体会和临床发挥吗？

老师：可以这么说。但真正的发挥者不是我而是张锡纯。他认为，水蛭"破瘀血而不伤新血，且其色黑下趋，又善破冲任之瘀，盖其破瘀血者乃此物之良能，非其性之猛烈也"。而本例患者气若游丝，能否经此攻破呢？张氏的经验回答了这一点。他说："凡破血之药，多伤气分，唯水蛭味咸专入血分，于气分丝毫无损，而瘀血默消于无形，真良药也。"其对水蛭功用的独特见解，为我治本病时"发挥"提供了充分的理论依据和经验借鉴。

学生甲：这么特效的药物，在用法上有何考究呢？

老师：有几点是需要特别注意的。

第一，要生用。张锡纯认为，水蛭得水之精气而生，炙之则伤水之精气，破血逐瘀的作用就会减少。现代药理研究也证明，水蛭起主要治疗作用的水蛭素遇热易被破坏。

第二，应用范围不可画地为牢。方书言水蛭苦咸，有小毒，加上一般医生对破血药望而生畏，故很少使用。而我临床长期考察，此物药性平和，祛瘀力宏而无伤正之弊，故凡系瘀血阻滞重者，不论新疾沉疴，亦不论体质强弱，均可酌情配合遣用。

第三，吞煎均可。"研末调吞"于理甚合，而腥味过大，患者常难以接受。再加上烘干之火候不易掌握，常焙成熟品，影响疗效。因此，我常用生品入煎剂，临床观察，疗效仍然满意。

汤证辨证就这样简捷速效
——高热寒颤3天

诊断现场

患者，女，50岁，干部。2004年10月19日初诊。连续3晚寒颤，高热，大汗出。

数日前从南方数省旅游归蜀，就诊前3晚每于子夜12时左右出现寒颤，继之发热，高热至41℃，持续2小时后大汗淋漓，发热渐减。热退后汗仍不止，一直到天明方从大汗转为微汗，昼夜不停，直至夜12时又开始新一轮发作。伴头痛，全身痛，恶风，微呕，不欲饮食。同行其他几人均发现同样症状而住入某医院。经查都排除疟疾，拟诊为副伤寒。本患者有严重胃溃疡宿疾，以往住院时曾被药物引发大呕血等症，因此惧怕住院而在他处服中药银翘散、藿香正气散、三仁汤等治疗，但3天来毫无效果。

刻诊：每晚12点开始寒颤剧烈，抖颤至床铺震摇，牙噤身蜷，继之高热40～41℃，而后大汗淋漓至天明。来诊室时已是上午10点，仍全身微汗。头痛身痛，恶风缩颈，神疲懒言，愠愠欲呕。脉弦缓，舌白。

辨证论治

学生甲：这例患者定时寒颤高热，又刚从南方归回四川，且同行数人均患同样疾病，应当考虑疟疾。而在其他几人住院检查排除疟疾后，则似应考虑瘟疫疾病。时值长夏，湿上主令，故似应诊为湿温，因此用三仁汤等治疗应当是恰当的。然前医已用而无效，是不是药轻病重，其力不逮呢？

学生乙：从病情上看，本例患者确应考虑为瘟疫类病。然其发热并非湿热之身热不扬，而是壮热寒颤，亦无风热在表或湿热干里之相应症状。因此，前医治之不效的原因，恐怕不在于病重药轻，而在于辨证不确和选方之误。因为既为瘟疫，则致病之邪必为毒也，舍毒而逐他邪，必难奏效。其治之法，清代余霖在其所著《疫疹一得》中所荐之败毒散似可遣用。余氏明言："疫症初起，服此先去其爪牙，使邪不盘踞经络。"而患者壮热致41℃，寒颤致床震铺摇，其邪之盛，其毒之重，恐败毒散已难单独攻克。可否将余氏所创治表里俱盛之清瘟败毒饮与败毒散合用以治，以冀收余氏所谓"内化外解，浊降清升"之效？该方可谓专病之专方，余氏对其治瘟疫有"治一得一，治十得十"之高度信心，因此，用之必可遏制邪势。

老师：本病作瘟疫类传染病诊治虽有一定的根据，但有一点却难以解释，即其他几位同病者住入医院，在检查排除疟疾的同时，经多种相关检查，并没有找到其他传染病的证据，因此才"拟诊"副伤寒。这提示从瘟疫论治未必贴切。而细究其寒颤、高热、汗出、恶风、呕而不欲食，与《伤寒论》小柴胡汤证之"往来寒热，默默不欲饮食，心烦喜呕"，和桂枝汤证之特征性症状"汗出恶风"相符……

学生甲：本病为时疫之患，能用伤寒法吗？

老师：凿分伤寒、温病原为门户之见，其实寒温本为一家，温病学说只是发展和补充了伤寒。故吴鞠通坦言："是书虽为温病而设，实可羽翼伤寒。"故一见高热等症即畏用伤寒法，不仅是人为地将寒温对峙，也是对仲景创立的辨证论治原则精神的脱失。而吴鞠通为了固护这种精神，在其所著《温病条辨》里特别告诫道："古人有方即有法，故取携自如，无投不利。后世之失，一失于测证无方，识证不真，再失于有方无法。"故"识证"为本，立法为先，而方由之出也。换言之，方即"证"之体现，"法"的落实。

本病为太阳营卫失和，少阳正邪分争。邪气虽盛，而正气尚有力与争，需急护正驱邪，防其内陷。

诊为太阳少阳合病。予疏达少阳枢机、调和营卫之气的小柴胡汤合桂枝汤加味。

柴胡 10g，黄芩 10g，白参 12g，半夏 10g，桂枝 10g，白芍 15g，大枣 15g，炙甘草 10g，青蒿 30g。2 剂。水煎，每日 1 剂。

10 月 22 日复诊。服药当晚寒颤、高热、大汗均止，现仍全身濡痛，恶风微呕。药已中的，少阳枢机拨转，邪已外出太阳，而未全离少阳。续上方 2 剂。

10 月 26 日三诊。夜间尚有汗出，微恶风，头身微痛。上方加苍术 10g。2 剂。

10 月 29 日四诊。神疲，腰胁胀痛，溲黄热烫，舌苔薄黄而腻。予前方合三仁汤加减。

柴胡 10g，黄芩 10g，白参 10g，半夏 10g，桂枝 10g，白芍 12g，大枣 15g，炙甘草 10g，青蒿 15g，草果 3 枚（去壳），滑石 30g，厚朴 30g，白豆蔻 10g，杏仁 10g，薏苡仁 30g。2 剂。

药后随访 7 日，诸症悉除，身体康复。

病名	主症	辨证	治法	选方
太阳少阳合病	寒颤高热不欲饮食而呕汗出恶风	少阳枢机不利营卫失和	和解少阳调和营卫	小柴胡汤桂枝汤

思辨解惑

学生甲：临床难就难在识证，而识证在很大程度上又赖正确的辨证方法。本例无论从发病学还是症状学看，似乎都属于温病，因此应当用卫气营血或三焦辨证法。而老师却直用六经辨证法取效，这其中必有着认识的玄机，也就是说选择六经辨证是由于掌握了该辨证法的某种特殊应用指征，而这个指征是什么呢？

老师：指征就是汤证辨证法。大家知道《伤寒论》虽以六经为纲辨析诸证，但落实到具体治法时，却是方随证出，即有是证，用是方。故有人认为《伤寒论》每出一方的条文，常是一个典型病案的凝练描述。这一描述具有普遍的适用性和指导意义。因而临床只要遇到条文所述症状，就可以径直投用该方，这就是汤证辨证法。本例寒颤发热，汗出恶心，呕逆，不欲饮食，与《伤寒论》第2条"太阳病，发热，汗出，恶风，脉缓"和第96条"伤寒五六日中风，往来寒热，胸胁苦满，默默不欲饮食，心烦喜呕"之经文若合符节，故照证施用桂枝汤和小柴胡汤不就是正用吗？

学生丙：汤证辨证看来确实是一种执简驭繁、效佳切用的方法。而简略的背后必然包涵着深刻的辨证机制，切用的后面也必然有着须要把握的运用原则。而按图索骥，照章遣方只是使用层面。了解其机制，掌握其原则，才是把握了其学术内涵。始终停留于使用层面，就会成为知其然不知其所以然的机械模仿者，而只有知晓其学术内涵才能准确地加以使用。是这样吗？

老师：能这么认识问题应该说是向仲景学术殿堂之门扉走近了一步。先师江尔逊十分重视《伤寒论》的读法，在常用汤证辨证法的同时，强调要读出条文背后的意思，认为这样才能有方时效其用，无方时会其神。本例之寒颤壮热，同少阳病小柴胡汤证之"往来寒热"，从症状上讲虽不能等同，而其病机则是相同的，亦即病位都在半表半里，病机都是枢机不利，故同属少阳病，其寒颤壮热定时发于子夜即是明证。

子夜是阴阳交接的"关节点"，而少阳是病情变化的"关节点"，凡邪气出入进退均必经此，状如门户，故少阳谓之枢机。柯韵伯在例举大柴胡汤证案时提到："病从外来者，当先治其外而后治其内，此屡经误下，半月余而柴胡证仍在，因其人不虚，故枢机有主而不为坏病，与小柴胡汤和之。"说明只要"枢机有主"（柴胡证在）不论十天半个月，也不论曾经误治否，均属少阳。本例壮热寒颤，呕逆恶心，虽迁延数日，却终如陈修园所说"若见呕而发热……无阴邪变逆之患矣"。而这些复杂的机制是隐略于条文背后的，医者只需按照《伤寒论》第96条寥寥数语所列症状即可处方。可见汤证辨证法表面是越过辨证环节而直效其用，实际仍暗循辨证法度而紧扣病机。准确的汤证辨证仍然是医者据经以洞察病理，验病而领悟经义后的理性选择。这就是汤证辨证"拿来就用"而效果佳良的根本原因。

学生丙：小柴胡汤为《伤寒论》最具代表性的方剂之一，主邪在半表半里。然邪既还未及入里而尚在"半表半里"，其治则必如本例系邪从表入、病程不长之新病。那么，若刻守条文（当然除后世遵其精神的加减应用外），该方在病程甚长的一些疾病中有其原方照用的机会吗？

老师：这个问题其实是对汤证辨证是否真具普遍使用价值提出的质疑，是对问题深入思考后的追问。

从理论上讲，回答应该是肯定的。而从临床实际是否能加以证实呢？我于20年前的一个科研课题，得出的是肯定的回答。

1991年我完成了"小柴胡汤'但见一证'及相关问题的临床研究"。课题从2万例门诊患者中系统观察了600例具有少阳病"七主证"中两证以上，并概用小柴胡汤治疗的患者，结果令人吃惊，仅从一部分有过西医治疗历史，且从确诊之病例统计看，病种竟达22种，涉及内科多系统和妇、儿、五官、传染病等科，其中病程1年以上者达8例。研究在证实了少阳病"血弱气尽"病机和其"外主腠理，内主三焦"疾病范围的基础上，明确了小柴胡汤证是少阳病的代表证型，而少阳病作为外感热病的一种类型，在伤寒六经病中不存在排位问题；少阳病不单是外感热病，更是病程长短不一、"所赅者广"的一种疾病类型。因此，小柴胡汤完全按照条文所论（即汤证辨证）不仅对急证有着无可取代的应用价值，而且对一些慢性病亦有着广泛应用的机会。由于小柴胡汤系《伤寒论》最具代表性的方剂之一，其不拘于外感病而同样适用于慢性病的实践结论，从另一方面证明了采用汤证辨证法使用伤寒方具有普遍的实用意义。

学生甲：温病学有"战汗"之说，即在病邪留连时突然出现寒冷颤栗，继而大汗淋漓，随之病情好转。本例表现相似，但为什么颤栗汗出后病仍不解呢？

老师：本例临床表现与战汗粗看相似，其实完全不同。

首先，战汗一般只出现1次，病即逐渐向愈，而本例每晚定时发作，已连续3次，病呈加重之势。

其次，汗后表现不同。战汗后一般因热达腠开，阳气一时不足，难于敷布肌肤，故出现叶天士所谓之"当肤冷一昼夜"，而本例寒颤后继之高热、大汗出。

最后，发生机制不同。战汗是邪气留连已久，而正气尚未虚衰，犹能奋起驱邪外出，正气驱邪，力透重围，正胜邪怯。而本例则为邪伤营卫之气，并犯少阳半表半里，正邪相争，枢机不利，正难胜邪，大有进袭阳明，甚至内陷三阴之势。所以，本患之颤栗汗出与战汗之颤栗汗出有着根本的区别。

学生：听老师这样分析，我对本病的认识逐渐深入，但仲景方是高精度的，而桂枝汤和小柴胡汤又可以说是《伤寒论》113方的代表，您在运用时却从头到尾都加用了较大剂量的青蒿，请问老师的思路是怎样的？

老师：经方的特点是严谨、精确、高效，在很多情况下原方照用就够了。但临床情况千差万别，针对不同情况加减，不仅临床实际需要，仲景也是主张的。如第96条在小柴胡汤证中即有"或心中烦而不呕，或渴……"等7种或然情况，并在方药后注明每种情况的药味加减，即是明证。青蒿，味苦性寒，不仅直入肝胆二经，祛除少阳之邪，其特殊之浓郁芳香对避除秽浊独具良效。故雷少逸在《时病论》的清凉涤暑法中，即用青蒿加茯苓、白扁豆、滑石、通草、连翘等，以治暑温之发热汗出。本病虽非暑温，而秽浊之湿气蕴结于少阳，熏蒸于半表半里，为其基本病机，青蒿芳香避秽，清凉透达之功用最为对症。这其实是特效方加特效药的联合应用。

东垣立方治脾肺，移用却可救急危

——暑温亡阴亡阳

诊断现场

患者，男，62岁。1978年8月16日诊。

昨日在田间劳动，感头痛不适，回家后高热口渴，大汗不止，头痛，全身痛，心烦不安，小便短赤，渐至咳嗽，喘息。因地处边远农村，家庭经济又十分困难，故未及时治疗。

刻诊：喘息不已，张口抬肩，语音低微而难以接续，气短不续，全身冷汗淋漓，手足厥冷。眼眶凹陷，目光呆滞，面色灰白，舌苔黄，脉微欲绝。

辨证论治

学生甲：这例患者年高病重，生命堪虞，是不是动员他赶快抬到县医院治疗？

老师：患者已呈亡阴亡阳之候，稍再耽搁，必将暴脱身亡。此去县医院近80华里山路。最快也得1天才能抬到，因此送走是绝对不行的。

学生乙：那用中药来得及吗？

老师：来得及。你们翻阅一下古代医案，多少急证不都是中药抢救成功的吗？

此病缘于暑邪耗气，气阴两伤，未及治疗，渐至脾肺化源告匮，津气耗伤欲竭，病情急危，迫在倾刻。诊为暑温亡阴亡阳证。宜急固护元气，滋益肺脾。予黄芪人参汤。

黄芪30g，红参15g，升麻6g，陈皮10g，麦冬12g，苍术6g，白术 10g，当归 10g，黄柏 10g，建曲 10g，五味子 10g，炙甘草 10g。1 剂，水煎急服。

8月17日晨，已能自行持杖来诊。云昨晚药服下 2 小时许，汗出开始减少，喘息渐平，气能接续，至夜安然入睡，醒后汗停喘止，全身转温。刻下仅感头昏、心累、乏力，其余诸证均已消除。

续昨方 1 剂，并嘱以荷叶莲子粥自养。数日后已能下地劳动。

病名	主症	辨证	治法	选方
暑温	大汗喘息 手足厥冷	化源告匮 亡阴亡阳	滋益脾肺 固护元阳	黄芪人参汤

思辨解惑

学生甲：本病起于夏日劳作，初为暑伤耗气，而仅 1 天时间即发展为津气欲脱，进而又迅速转化为亡阴亡阳证候，其内陷之速，病情之重，令人失措。是什么原因导致病情如此快速发展的呢？

老师：首先是所感受的暑热之邪太甚，加之患者正气素亏，又长期作劳，饥渴无度，耗伤津气，脾肺亏虚。脾土虚则肺金不充，正气虚则外邪易侵。故李东垣说："暑热者夏之令也，人或受伤而为病。"暑为阳邪，易伤津，壮火食气，易耗气，正气耗散不能固摄则津泄而汗出不止，津伤气虚，肺之化源告竭而喘息欲脱。此为《素问·热论篇》所谓"因于暑汗，烦则喘喝"是也。这种嚣张之邪势作用于亏虚之躯体，犹铁骑踏击徒手，似洪水狂泻沙堤，岂不疾速呈现凶候。

学生乙：其病开始即大汗不止，危急时则全身冷汗淋漓，好转时首先汗出减少，向愈时则汗止喘停。说明"汗"与本证发生、发展、治疗、转归的全过程都密切相关，那么，当如何认识汗与暑的这种全程相关现象，或者说如何通过对汗的观测而把握暑温的病情和治疗呢？

老师：与暑证形影相随的汗出，于辨证论治的意义是多方面的。首先是排邪作用，即汗出是感受暑邪后机体对邪气进行清除的一种表现，故古有"暑随汗解"之说。正由于此，治暑一般是不着眼于止汗的，因为止汗则有敛邪之弊。同时，汗为暑邪蒸腾的表现，汗出情况在一定程度上反映着邪势的强弱，暑邪不去则汗必不止，因而在治疗时有"治暑勿止汗"之告诫。然而，机体在通过汗出以祛除暑邪的同时，也必然出现气随汗泄，津伤液耗的不良后果，进而导致气阴亏损，津气欲脱，亡阴亡阳等一系列严重证候。因此，对汗又不可熟视无睹，因为只有制止了汗出，才能防止气随汗泄后的危证。可见，从诊断上说，汗是暑温的一个具有重要辨证意义的伴见症；从病势上说，汗反映着疾病轻重进退，顺逆变化的态势；从治疗上说，汗不可专事收敛摄止，但却必须尽快通过清暑而求速止。因而，"汗"是暑证可供观测的重要证候。

学生丙：关于暑温的治法，一般多用白虎加人参汤或《温热经纬》之王氏清暑益气汤类，在津气欲脱时亦多遣用生脉散加味治疗，尚未见用黄芪人参汤治暑温。查阅教科书与一些名家医案亦未见这种用法的记载。考黄芪人参汤系李东垣在其名著《脾胃论》中"脾胃虚弱随时为病随病制方"篇所制三方之一。该方主治名下所列30余种主症均为"庚大肠、辛肺金为热所乘而作"，它们的表现与暑温征象大相径庭，而在这里用之却如此有效，这其中的奥妙是什么呢？

老师：奥妙仍在李东垣书中。君不见东垣在论黄芪人参汤时开篇即谓"夫脾胃虚弱，必上焦之气不足，遇夏天气热盛，损伤元气……"这种"脾胃一虚，肺气先绝"，复感暑热之邪的病机，不正是暑温病的病机吗？

学生甲：看来深入到病机层面进行思考，这种移用确实是很贴切的。但从黄芪人参汤平淡的药味组合看，似很难担当救治暑温津气欲脱危逆证重任的。而案例又无可辨驳地给予了肯定的回答，难道该方在组合上还真蕴含着奥秘吗？

老师：清代著名诗人袁枚曾有诗云："但肯寻诗便有诗，灵犀一点是吾师，夕阳芳草寻常物，解用却为绝妙词。"说明只有认真研究，活跃思维，才能体会先圣立方之真谛。所谓世无平淡之药，而有绝妙之方，唯平淡方显绝妙，唯绝妙而神奇也。该方用生脉散敛津固脱，加芪、术、草益元气以助之。在补气敛津以固根本时，充分考虑到了阴津赖阳气固摄，阳气赖阴津化生的阴阳生理互根关系；复加一组调理脾机之药以资化源；用少量黄柏以泻壮火，升麻辛甘升阳，加少量当归在大队补气药中以协调气血，全方在固脱留人时，全面对这种阴阳气血严重失调的危重证候从根本上进行了燮理，较之生脉散更全面和有力，较之参附汤更切合病机。因其着眼于根本，加之所选之药性味平和，临床证明不仅用治暑温危证，举凡暑温、津气两伤至津气欲脱之疾病阶段，均可加以使用。我临床数十年的经验证明，该方确有防危救脱之功，而无顾此失彼之弊，乃夏日治疗暑温之良方。

学生乙：老师在本案成功救治的过程中，推出了一个重要话题，即方剂的移用。而从古到今，大量方剂其实都是在"扩大应用"的情况下被使用着的。那么，这种"移用"的提出还有实际意义吗？

老师：方剂移用虽属方剂扩大应用，但不同于扩大应用。

第一，它具有专一性。"移用"是径直将治甲病之方用治乙病。"移用"时所针对的病症单一，且一般都全方照用。而"扩大应用"常非专一对应，亦多非完整用方。就是说，"移用"是用某全方对其所主疾病外的某病或该病的某一证型，具有肯定的治疗作用。如本书之《半生折磨竟被一方解决》之用升阳益胃汤治疗久泻。

第二，具有创新性。"移用"方之所治，一般都不同于文献记载该方所主病症，系通过另辟蹊径，于临床实践中找到的老方相对固定的新用处。其用法别于常规，其疗效优于常方，如本书《当为退黄第一方》所举之血府逐瘀汤治重症黄疸。

第三，具有深度同一性。即"移用"方所治病症与该方原主治病症表面看虽完全不同，而深层的病机却是相近，乃致相同的。如本书《千年磨一剑，确认高效方》中用仲景治阴阳毒之升麻鳖甲汤治狐惑病，即表面二病大相径庭，而深入研究皆为湿毒蕴恋，故移用之疗效卓著。

学生丙：看来方剂移用，不但是拓宽老方新用的重要途径，而且是临床思路的一种开启。因为它是从病机辨析时就开始了对方剂的"求异"搜寻。

老师：是的。正由于此，方剂移用法的成功运用，实质是在准确辨证论治的基础上，跳出传统遣方套路，在大范围内寻找到了新的优于原用方剂的新方。因而，它对临床疗效的提高，必然会大有裨益。

忆1982年11月，我治52岁之罗姓男子，双侧肩部酸软钝痛，不能抬举后反，夜间常疼痛至醒，须起床坐行后再缓慢躺下，如此每夜达二三次，迁延已 3 个月有余，痛苦不堪。虽经按摩，并服中药三痹汤、黄芪桂枝五物汤、活络效灵丹及中成药散风活络丸、疏风定痛丸等，症状减轻并不明显。本病系肩凝证当无疑义，问题是据证以治，全然无效。乃细审病机，确认其并未越肩凝证虚而感寒，络脉痹阻，气血凝滞之患。因此，寻找新的有效方药即成了夺取疗效的关键。此时《外科全生集》治阴疽的名方阳和汤跳入了眼帘。该方温补和阳、散寒通滞的功用不仅正切此病机，而且其全方所用 7 种药，分之对本病均各有针对作用，合之其和阳而散阴，益血而络通之功，更非其已服过的任何一方所能相比。故全方遣用，3 剂痛大减，守方 10 余剂痊愈。

荀子云："凡人之患，蔽于一曲，而暗于大理。"说明我们临床常存在的问题是，因思维局限而致视野狭窄，不知道从全面的道理中去寻找解决问题的办法。故方之移用，非为创举，仅为遵"大理"而发幽潜也。

急证须"单刀直入"，忌庞杂用药

——头痛如裂

诊断现场

王某，男，40岁。1990年4月21日初诊。头痛如裂5天。

3天前开始头痛，尤以前额为甚，有痛至欲裂开感。于当地医院治疗2天无效，急转入某医院住院治疗3天，痛仍不止，乃自动出院转诊于余。

刻诊：抱头叫喊，头痛如裂，身热，自汗，口渴欲饮，面红如妆。脉大，舌苔白。

辨证论治

学生甲：张景岳说："凡诊头痛者，当先审久暂，次辨表里，盖暂痛者，必因邪气。"本案病起突然，病程仅5天，应该是因邪气为患。而一般剧烈疼痛又多责之于寒邪，因"脉寒则缩踡，缩踡则脉绌急，则外引小络，故卒然而痛"（《素问·举痛论篇》）。本例头痛欲裂是不是因于寒邪收引致经络挛急之故呢？

老师：从本例证象看，不属寒证。"诸寒收引"，乃言寒之"性"，而非凡剧痛均责之于寒。至于剧痛因何邪所致，仍当结合具体证象进行辨析，否则，不成了刻舟求剑、缘木求鱼？

学生乙：程国彭在论述头痛时认为"除风寒外，复有偏头风、雷头风、客寒犯脑、胃火上冲、痰厥头痛、大头天行、破脑伤风、眉棱骨痛、眼眶痛等证。更有真头痛，朝不保夕，势更危急。皆宜细辨。"说明头痛不仅原因复杂，且可出现重危证。本例疼痛剧烈，病势急重，经西医用多种止痛药，中医用川芎茶调散等方无效，在排除了寒邪为患的可能时，当属程氏上列何证，或所列诸证以外的何种证候呢？

老师：本案若于程氏所列证候中辨析，则当属胃火上冲；若于程氏所列诸候外求之，则为阳明热甚。而《伤寒论·阳明病》之提纲证即"阳明之为病，胃家实是也"。阳明即"胃家"，而"热甚"与"火上冲"在此同义，二者原属一候也。

诊为阳明头痛。予白虎汤加味。

石膏 40g，知母 10g，甘草 6g，菊花 20g，川芎 20g。2 剂。水煎，每日 1 剂。

4 月 23 日，头痛略减，强力忍受可不吼叫，余症同前。乃邪甚药轻，当加重药量击鼓再进。

石膏 120g，知母 10g，甘草 10g，菊花 30g，川芎 40g，全蝎 10g（焙，研末冲服）。2 剂。

4 月 25 日，诸症悉除，痊愈回家。

病名	主症	辨证	治法	选方
阳明头痛	头痛欲裂 身热自汗 面红如妆	阳明热邪炽盛 熏蒸上攻头目	清泄阳明	白虎汤加味

思辨解惑

老师：本例患者身热，汗出，口干，面赤，脉大，是典型之阳明经证，而头痛以前额为甚，亦为阳明头痛之特征性症状。因此，应当是不难辨析的。然为什么在临证时会出现误辨呢？我分析很大程度上是被剧烈之疼痛症状左右了思维。这种情况在辨治急重证时极易发生。举凡剧痛、高热、惊厥、出血、昏迷等证，临证时每因病情急重，或患者难以忍受，或家属焦灼吵嚷等情况，使医者临场慌乱，目光仅聚焦于上述主症，忽略了其他症状表现，而这些症状表现也许正是反映疾病本质的重要信息。它提醒我们，面对急重证时必须沉着镇定，不被表象所迷惑，才能正确认识证候，进而也才有可能有效地控制其急重病情。

学生甲：考《伤寒论》阳明病篇仅出56条辨表里证治，第197条辨寒邪攻里或外发两个明确提到头痛的条文，而其痛仅是"头痛有热"和"必苦头痛"，显然其痛都不甚严重。似本例剧痛如裂，不仅阳明病不载，《伤寒论》全书提到"头痛"的18个条文亦无一条与之相近，那么，其头部剧痛会是单纯阳明里热熏蒸所致吗？

老师：首先要明确一个道理，《伤寒论》乃为百病立法，故其397条被称为397法，说明其"不载"绝不等于不存在。

大家知道，六经包括其所属脏腑经络。阳明经除包括手阳明大肠、足阳明胃之外，还包括了手阳明经脉和足阳明经脉。手阳明经脉从食指外侧循臂，上颈至面部。足阳明经起于鼻梁凹陷处两侧，络于目。二经均循行于面目，故邪犯阳明，极易循经上行而致头额面目疼痛。而阳明主燥，又为多气多血之经，病后热邪极易嚣张亢盛。这种嚣张亢盛之邪熏蒸于头面，壅滞于经络，头痛即作。是故邪益盛则痛益烈。不仅如此，"头为天象，六腑清阳之气，五脏精华之血，皆会于此……若邪气稽留，脉满而气血乱，则痛乃甚，此实痛也"（《医案必读·头痛》）。可见，本例痛剧的原因在于三点：第一，阳明热邪亢盛；第二，病邪作用于特殊部位；第三，病邪导致了气血逆乱。

学生乙：通过这样的分析，不仅本病何致如此剧痛的原因朗若须眉，且用白虎汤治疗也属顺理成章。而李东垣说"立夏前服白虎汤，令人小便不禁"，李中梓认为这是"降令太过，极能寒胃，使人肠滑不能食"。说明对白虎汤之应用，前人还是比较慎重的。本例病发于立夏前，而石膏又用至120g，不担心产生副作用吗？

老师：前人云："有病则病受。"二李之说仅教人须度时审证而投，岂可因噎废食而惧用。本例初诊时用石膏40g，症仅略减而不衰，即说明了邪盛药轻。其实，作为白虎汤主药之石膏，其性并非大寒。《本草纲目》谓其"味辛，微寒，无毒"，推崇其主治"除时气头痛身热，解肌发汗，治伤寒头痛如裂"。王焘在用大量石膏治骨蒸劳热久嗽时，特别指出，其"无毒有大益，乃养命上药，不可忽其贱而疑其寒"。前贤言之谆谆，示之凿凿，就在于告诫医人勿疑其寒而废其用，因过虑而弃宝物，这为我们放胆重投石膏以救急危提供了极为宝贵的经验借鉴。

学生丙：特重之病，却用简单之方，不怕药效不全和药力不逮而延误治疗吗？

老师：治疗急重病症，在辨证清楚后，一定要敢于遣用重剂猛药，以直决病所，不可左顾右盼。这是我一再推崇的"单刀直入"法。面面俱到、四平八稳的遣方用药，深层原因在于对自己的辨证结果没有把握，因而，所用方药必然在求稳求全中丧失主攻方向。其结果只能如细雨之于烈焰，绝无扑灭作用。而重剂猛药之投，犹挽大厦之将倾时用猛力或巧力于一点，所谓"以四两而拨千钧"。此时任何庞杂用药，看似兼顾标本，实如挽倾厦之八方用力，非仅力量分散，甚或力量抵消。

学生甲：这种味少而量重的用法，同常规用法有很大的不同，甚至可以说是同传统相悖的。它有其优于常规和传统的特殊作用吗？

学生乙：我认为这种用法并不与传统相悖，相反地，倒是一种遥承。《伤寒论》113 方中 2～8 味药组成者占总方数的 90％，其中以 4 味药组成者最多，计 24 首，说明汉时每方药味是很少的。而其用量，虽因历代度量衡的不断演变，汉时的一两等于当今之多少有多种说法，但不管依哪种，《伤寒论》用量都是大大多于现在的。且不说有争议的斤两，单从以"个"而用的水蛭、虻虫等看，1 剂均用至二三十个，高出当代常用量若干倍。而我们现在习用的"常规"，其实是对唐宋以降的一种沿袭。从《伤寒论》到后世这种沿袭转变，乃因受《千金要方》《太平惠民和剂局方》《本草纲目》等权威巨著和《汤头歌诀》等流传广泛之书籍的影响。这种影响经教科书的"法定"而成为了临床常规。诚然，这种历 2000 年之久的"沿袭"有其必然性，且"常规"也具有普遍适用性，但经方的高效却仍为一致公认。那么，其味少量重的组方特点，是否应重新加以重视，并作为方剂研究的一个重要方面加以提出呢？

老师：方剂研究，现今已被置于中医研究突破点之一的地位。从味少量多到"单刀直入"组方遣方原则的科学内涵，相信会有新的机制阐释和实验发现。而我早年对方剂研究的一些感悟，至今仍支配着我对方剂的解读。这也是我对本案治疗遣方用药的思想基础。

20 多年前的一日，读到恩格斯给约·布洛赫信中一段话时，我突然双目一亮，这不是对我常常冥思而终不得了了的方剂组合的神奇性的绝妙诠释吗？并据此而写成了《从哲学角度对方剂研究方法的思考》。恩格斯是这样说的："历史是这样创造的：最终的结果总是从许多单个的意志的相互冲突中产生出来的，而其中每一个意志，又是由于许多特殊的生活条件才成为它所成为的那样。这样就有无数互相交错的力量，有无数个力的平行四边形，而由此就产生出一个总的结果……任何一个人的愿望都会受到任何另一个人的妨碍……然而从这一事实中绝不应作出结论说，这些意志等于零。相反地，每个意志都对合力有所贡献，因而是包括在这个合力里面的。"（《马克思恩格斯选集》第4卷478～479页）如果我们将这里的"历史"类比为方剂，"意志"类比为组成方剂的药物，"最终的结果"类比为疗效，"合力"类比为产生疗效的终极原因，那么即可看到，方剂是药物间无数个互相交错力量的外壳，无数个力的平行四边形的载体。而药物在方剂中能"成为它所成为的那样"，又是由于有"许多特殊的生活条件"。这样就可看出，疗效是药物组成方剂后，依据一定条件，在体内产生一系列变化后所形成的"合力"。显然"意志"（药物）越单纯，对"最终的结果"（疗效）作用愈直接。因为它可摒除形成"合力"（产生疗效）过程中，出现的许多无法精确把握的互相"妨碍"的因素。而急危之症不正怕这些"妨碍"致药力散漫不专吗？故"单刀直入"法，是对仲景治法的回归，可摆脱庞杂用药的互相冲突而直决病所，因而有时简直就是解危救急的"杀手锏"！

一例急重症的中西医双重思考

——蛔厥

诊断现场

杨某，女，23 岁，未婚。1978 年 5 月 18 日初诊。右上腹疼痛，阵发性加重 1 天。

昨日上午在地里劳动时上腹突然疼痛，阵发性加重，重时难以忍受，局部如钻如顶，由家人急抬医院。西医凭症状按胆道蛔虫症治。（20 世纪 70 年代西南边远民族地区的公社卫生院，无任何检查设施）。当即给予阿托品、阿司匹林、驱虫净等口服，并行补液。药后不仅无效，且开始发热，呕吐苦水，遂静脉滴注青霉素、氯霉素，并于痛剧时使用安侬痛、呱替啶（杜冷丁）等。而药后疼痛仅短暂得止，旋即如故，且呕吐更频，发热呈升高趋势，邀余会诊。

刻诊：患者右上腹阵发性钻顶样剧痛，痛时高声叫吼，满床翻滚，躁烦难耐，呕吐大量苦水。缓解时可安静，呈欲寐态。脉结，舌苔白而厚腻。

辨证论治

学生甲：这例患者从临床表现看，诊为胆道蛔虫症应该是对的，而在使用解痉止痛、抗菌杀虫乃至麻醉镇痛药后，不仅疼痛不止，而且病情有继续恶化之趋势，此时请中医会诊，这首先要求中医在止痛、止呕上能在西药无法取效时取得疗效，进而对病情进一步恶化发挥遏制作用，而这可能吗？

老师：面对急重患者，不是回答什么可不可能，而是首先必须做到三点：第一是沉着镇定，否则必方寸自乱而成盲人瞎马；第二是心无旁骛，否则必杂念丛生，而不能正确思考；第三是借鉴西医而不可刻板对应。以本案为例，不克服以上三点，几乎就没有勇气接手，还能有哪种中药会比哌替啶、阿法罗定（安侬痛）的止痛效果还要好呢？

本例之剧痛缘于蛔虫入胆，而呕吐则因于胆气犯胃，胃气上逆。因此，只有令蛔虫死亡或退出胆道方可使症状平息。而蛔虫上窜于胆乃因不安于肠，欲令其退而安静，则需苦辛酸合用引而导之。柯韵伯说："蛔得酸则静，得辛则伏，得苦则下。"而乌梅丸正为苦辛酸合用之温脏安蛔主方。

处以乌梅丸加味。

乌梅 10g，桂枝 10g，北细辛 10g，人参 10g，干姜 10g，炮附子 20g，黄连 10g，黄柏 10g，川椒 10g（炒），当归 10g，芒硝 10g（冲）。1 剂，水煎。

5 月 19 日二诊。药后先后吐出蛔虫 3 条，大便 1 次，内无蛔虫及黏液，疼痛缓解，而右上腹仍明显触痛。脉转呈弦细，白厚舌苔稍退。续上方 1 剂。

5 月 20 日三诊。今日中午骤然寒颤高热，体温猛升至 40.1℃，疼痛转为持续不断，牵扯肩背，烦躁不安，弯腰坐起右上腹可触到明显肿块，仍呕吐，并突出感到口苦、口渴、目眩。

改用清胰汤加味。

柴胡 12g，白芍 30g，生大黄 10g，木香 10g，延胡索 10g，法半夏 12g，乌梅 12g，黄芩 10g，芒硝 18g（冲），炒川楝 10g，金银花 20g，黄连 10g，黄柏 12g。1 剂。

5 月 21 日四诊。药后连续排出 3 次黑色稀大便，内夹蛔虫数十条。现热退痛止，呕停渴减，仅感神疲困倦至极，嗜睡懒言。予香砂六君子汤善后。

病名	主症	辨证	治法	选方
蛔厥	右上腹剧痛、呕吐口苦，高热寒颤	蛔窜扰胆热壅中焦	温脏安蛔泄热通透胆胰导管	乌梅丸清胰汤

思辨解惑

学生乙：这例患者首诊时投乌梅丸，寒热并用以温脏安蛔乃为常规辨治。但在两诊病情略见缓解后，三诊时虽出现寒颤高热，似仍属蛔厥变证的情况下，治法却陡变，迥异于前，此中必蕴涵玄机。我曾执方冥想，终不得满意之答。而疗效之良，又令我必欲求解。老师能讲讲您改弦易辙的思路吗？

老师：前两诊证属蛔厥。蛔厥病名首见于《伤寒论》厥阴病篇。原文系与脏厥相鉴别而出的。其表现为："其人当吐蛔，今病者静□复时烦者。"产生这些症状的原因和机制是："此为脏寒，蛔□□其膈，故烦，须臾复止，得食而呕又烦者，蛔闻食臭出，其□□吐蛔。"而其治法，仲景明确指出："蛔厥者，乌梅丸主之。"

诚如你所说的，这是常规正治。□□诊时蛔厥的主症已不存在，剧痛转为持续性□□□□□同热、呕吐、口苦、目眩看，似已转化为大□□□然默忆大柴胡汤在《伤寒论》中出现凡 3 次的条文，与患者当前病机并不完全吻合。乃细究蛔厥"静，而复时烦"主症消失的原因，系前两诊用药后蛔虫或已退出胆道，或已死于胆中。然既如此，疼痛何以反而持续剧烈呢？这时我猛地想起了西医的胆管、胰管"通道说"。总胆管与胰腺管共同开口于胆道口壶腹，当壶腹部阻塞时，胆道内压力增加，胆汁必逆流入胰管。本例蛔虫入胆管已 3 天，不仅阻塞，且已诱发感染，这种感染之胆汁反流入胰管，岂不导致胰腺水肿发炎？患者目前的见症正是由于胆囊疾患又导致了胰腺炎变所生。因此，它是蛔厥的变证，更是蛔厥所直接导致了又一种疾病——急性胰腺炎。

学生丙：经这么一分析，患者临床症状的改变和改用清胰汤 1 剂竟能热退痛止的原因算是清楚了。因为急性胰腺炎由胆道疾病而诱发者占其总发病率的 50%，故中西医结合外科泰斗吴咸中在急性胰腺炎辨证分型时，干脆将蛔虫上扰同肝郁气滞、脾胃实热、脾胃湿热并列为四型，并创制清胰汤 1 号，以为其治疗的基本方，从而大大降低了手术率。但粗查医著，胰腺炎这一病名，在中医学里尚难找到较为相近的对应疾病，那么，该如何理解清胰汤的治疗机制呢？

老师："胰"，不少学者认为即三焦。如赵棣华于 1977 年行文对胰腺即三焦的问题进行了专门论述。倘若此说不谬，则三焦与胆同属六腑，而六腑以通为用，故用属"通法"的清胰汤治疗胰腺炎实质在一个"通"字。

学生甲：为什么不直接用最能代表通法的大承气汤治疗呢？

老师：大承气汤虽为通下名方，然通法非单一通下之谓。通下二便自然属通，而此外的通宣郁滞、通闭解结、通散瘀阻和通除腐积皆谓之通。非仅如此，常为人们所忽视的通透脏腑之导管，亦当属通。不仅属通，有时简直就是一种具有奇特功用的通法。这种通法的方剂，一般由疏理肝气药和利胆泻下药组成。本例能成功救治，就在于采用了代表这种通法的清胰汤，通透了被阻塞的胆管、胰管等脏腑导管。可见，通法之下，变法多也。否则，六腑皆"以通为用"，而治法却只单一泻下，能愈其众多不同情况之闭阻病症吗？

学生乙：这是一个参合西医辨病以中西优势互补的案例。虽然，囿于没有任何检查设施的条件限制，所借鉴的西医诊断认识未必百分之百的正确。但应当肯定的是，没有这种辨病思路的参与，难以准确认识胆病及胰、胆胰同病的病理，也就不会有通透导管的治法。当然，或许将转化后的病证辨为厥阴之邪外出少阳或少阳阳明合病，而用大柴胡、大承气等治疗，但如果那样，不仅割裂了蛔厥与后来见症的整体病机联系，而且难于解释邪已由阴出阳而病情反而趋于恶化的事实。当然，所能取得的疗效也肯定是不一样的。所以，"双重思考"在临床常可发挥独特的作用。是这样吗？

老师：对。这同时说明，有时对于疾病名称的诊断尽管是正确的，若对疾病形成的各种因果关系、病变机制和变化本质等深层次的某个环节认识不清，也会导致诊治错误。本例系蛔厥症，而辨治过程中却在抓住蛔厥形成的因果关系的同时，紧紧抓住其病变机制和变化本质，并且法随证转，采用极具针对性的方药治疗，因而才一举顿挫了邪势，使患者快速得以痊愈。

学生丙：这样看来，我们在这里总结这例患者救治成功的经验时，其方法学意义应该是第一位的。因为该患蛔厥的正确诊断是容易得出的，然其后之变证若再囿于蛔厥而进退辨治，则必延误病情。而正确方药的采用，却来自于中医传统以外的认识方法。也许可以将这种方法称为中西医结合的临床应用。而我却认为，那仅是对具体事实的认定。在这里，其实它是一种新思路的开启，所具有的是一种方法学意义。因为这种方法的重要性，已远远超出对该患者救治成功的本身。

老师：这是一种具有哲人眼光的认识。

中西医太需要互相借鉴了。这种借鉴层面越高越能带来革命性的变化。如西医借鉴中医思想，而使体液免疫物质得以发现，承认并愈来愈重视心身疾病，使临床疗效得以大幅提高；中医借鉴西医手段，而不断扩大剂型和给药途径，使急证抢救能力得以提升，重视病的诊断和医技检查，使辨证兼具传统的思辨考量和仪器的探查解读，使临床认识有了质的飞跃。然而，这些变化都是从临床具体中产生出来，复又回归于指导临床的。而你从这例患者的救治过程中，能透过事实层面领悟到这点，是一种认识的升华。

学生甲：关于蛔厥的诊断，现在多将其与胆道蛔虫病直接对应，而老师却紧紧抓住的是"静，而复时烦"的临床表现，这是否意味着不论是否是胆道蛔虫病，只要有"静，而复时烦"的表现者，即可诊为蛔厥。

老师：是的。这不仅在仲景原文中有明确的记载，而且也有临床案例支持。先师江尔逊曾治数例麻疹后阵发性烦躁不安，满床爬滚，咬破指头，而移时却静若平常的住院病儿，西医诊为"麻后脑病"，诸药无效，因其表现符合"静，而复时烦"，诊为蛔厥，投乌梅丸，均迅速痊愈。

余每于掩卷之际或诊余之时沉思，仲景于《伤寒论》第338条，仅凭"躁无暂安时"和"静，而复时烦"这一见症之微小差别，即明确鉴别了属危证之脏厥和仅用乌梅丸就可治疗之蛔厥，非日夜躬身病榻，悉心观察，焉能有此发现？非反复验证，精心提炼，何敢发此石破天惊之言？而先师江尔逊非效仲景之神，复法仲景之用，又岂敢向热病后之稚阳儿躯投寒热并用之方！

言至于此，余不禁仰天长叹，先贤之醉心医学，纵不言鞠躬尽瘁，而岂逊于废寝忘食，其敬业至献身之精神，岂今时上班"轻松应对"、下班"享受生活"者可望项背。可见，大医之别于常医者，或许表象是医术，然实质乃精神。

悉心愈重证，扪心品临床
——频发性晕厥

诊断现场

罗某，女，16 岁。2005 年 10 月 31 日初诊。

无故突然昏倒断续发作 3 年余。初时数月至半年昏倒 1 次，近 1 年来发作次数不断增多，及至近 1 个月来每日昏迷达 1 ～ 4 次，发作前胸闷胸痛，心慌心跳，旋即昏迷。每次持续时间从初病时的 2 ～ 4 分钟增至现在 10 ～ 20 分钟。昏迷时面色苍白，手足冰凉。苏醒后身软欲呕，心悸心累，后渐趋平复。先后于数家医院中西医治疗不效。后入某市级综合医院，经做心内电生理等多种检查，无异常发现，诊为血管迷走性晕厥，治疗无效，院方动员出院。

刻诊：每日昏迷 1 ～ 4 次，每次持续 10 ～ 20 分钟方可苏醒。除昏前胸闷心跳，醒后呕恶心悸外，平日纳呆，倦怠懒言，进食则腹胀，失眠头昏，心悸，善太息，全身时冷时热，入睡则频唤妈妈而惊醒。月经尚正常，唯量较少。由母领来诊室时，当日已昏过 1 次，面苍白无华，沉默不语。六脉沉细，舌质正常。

辨证论治

学生甲：本病当系厥逆。厥逆是一种病因复杂，症状表现纷繁的临床重证。因而，张景岳在对其进行归类时竟有气厥、血厥、痰厥、酒厥、色厥和《伤寒论》记载的脏厥、蛔厥等七大类型之别，辨治可谓细矣。但纵然如此，其七类分别所出的对应方药，用治此患者，亦均嫌难以对证。难道证非厥逆，或景岳之论尚属挂一漏万？

老师：本患者之主症为手足逆冷和昏迷，昏迷时无痰涎外涌和手足抽搐等表现，可自行苏醒，醒后不留后遗症，据此才将其诊为气血闭阻和逆乱所致之厥逆证。至于景岳分类已繁达七型而尚难贴证候，原因有二：一为著书只能采典型而述原则，岂可概全；二为七型中单犯者少而交兼者多。本例即为寒厥、气厥和痰厥的混合证型。

学生乙：刚才提到患者气血闭阻和逆乱这一发病之总病机，然患者症状表现甚为复杂，需要深入到具体层面，而景岳所出针对各型的方药又不能准确对证，当遣何方以治呢？

老师：精当的遣方，根于准确之辨证。深入辨析此病，可以看到其具有心气虚而致的心悸、心慌、心累和失眠；脾气虚而致的纳呆、进食则胀、倦怠懒言；肝气郁而致的神情抑郁、善太息；痰饮内伏而致的突然昏迷（痰蒙心窍）、睡中频唤妈妈而惊醒（痰停心下）等心脾亏虚、肝郁痰伏之见症。其发病次数逐渐加频，发病过程不断延长，乃因久病耗伤、邪气日进、正气难支。当务之急，宜疏肝调气，祛痰宁心以制止昏迷频发。

予逍遥散合礞石滚痰丸加味。

柴胡 10g，当归 12g，白芍 12g，白术 10g，甘草 10g，茯苓 12g，炮附子 15g，香附 10g，枳实 10g，沉香 10g，礞石 15g，黄芩 10g，远志 10g，石菖蒲 10g，大枣 20g，3 剂。水煎，每日 1 剂。

11 月 3 日二诊。药后仅心慌 1 次，约 2 分钟即过，未再昏迷，头昏亦止。夜安睡，不再叫妈妈。效不更方，再给上方 4 剂。

11 月 8 日三诊。6 日晚小发 1 次，而诸症均较轻微，醒后也无任何难受和不适感，只是面部时冷（白）时热（红）。

前方加桂枝 10g，红参 10g，将炮附子加至 30g（先熬 1 小时）。6 剂。

11 月 14 日四诊。未再昏迷，睡眠好，纳食完全正常。无不适感，恢复上学。续方 3 剂，以巩固疗效。

2006 年 12 月 12 日因感冒高热来诊，云 1 年多来上症从未再发。

病名	主症	辨证	治法	选方
厥证	突然昏迷 四肢厥冷	肝郁痰伏 气血阻闭	疏肝祛痰 调气温阳	逍遥散 礞石滚痰丸

思辨解惑

学生乙：这例患者仅治半个月即得以痊愈，说明厥证的诊断是正确的。而《内经》尚有暴厥、薄厥、尸厥等病名，它们也都以昏迷和厥冷为主要临床表现，当如何对其进行辨析呢？

老师：那是一类与本证完全不同的疾患。它们多缘于肝肾不足，气血衰少，系忧思恼怒，或酒醉饱食，或房事劳累，或外感侵袭等诱因作用下，导致肝阳化风，气血并逆，直冲犯脑的后世称之为中风的急危证。在虚火风痰气血六端的相互作用下，表现为突然昏仆，不省人事，或牙关紧闭，肢体强痉，身热躁动，或痰涎涌盛，大汗不止，二便自遗。不经抢救，常有夺命之虞。醒后每有半身不遂，语言謇涩，口眼㖞斜等后遗症。故病名虽冠有"厥"字，而实质完全不同。

学生甲：《伤寒论》谓："凡厥者，阴阳气不相顺接，便为厥。厥者，手足逆冷是也。"成无己在注解时说："手之三阴三阳，相接于手十指，足之三阴三阳，相接于足十趾，阳气内陷，阳不与阴相顺接，故手足为之厥冷也。"这里仲景所称之"厥"，显然是手足厥冷，并无昏迷之义。而本案表现为昏迷和厥冷，其与仲景所论之厥的差别是否仅限于此呢？

老师："厥"在仲景书里是一个考量阴阳消长、邪正胜复的概念。这种考量有其特定的临床意义，然后世学者却多弃用。如朱丹溪、吴坤安、程国彭等医家，及至当代的学者，在论厥时均只重手足厥冷这一症状，未再提及其考量阴阳的意义。故仲景所论之"厥"，在现代临床中仅以一个症状而存在。

本案所诊之厥证，是后世医家在《内经》基础上将手足厥冷，突然昏倒，不省人事，而昏后可逐渐清醒，醒后一般不留后遗症的一类证候单独分列，从而提出的一个病名诊断。如张景岳在《景岳全书》里即立专章对厥逆的脉因证治进行了系统论述。可见《伤寒论》之厥与《内经》之厥不同，而后世所谓之厥逆，则又是与前二者不同之病证。

进修生甲：我查阅过一些书籍，似乎未见到用逍遥散或礞石滚痰丸治厥逆的，而老师用二方竟收速效，这是先贤的经验，还是老师的创见或绝招？

老师：都不是。其实答案就在病机诊断中。法随证转，方由法出，这是辨证论治的基本原则，照搬成方套用，那不是入窠臼而废绳墨吗？针对心脾亏虚，即当补益心脾，针对气郁痰伏，即当开郁祛痰。而补心脾不是峻补，更不能蛮补，只可调补。逍遥散疏肝和血，肝属木，心属火，木乃火之母，母调则子健，此其一；逍遥散解郁健脾，郁开则气达，气达则阴阳顺接，此其二；脾健则能养心（子能令母实），此其三。可见这是一个看似与厥逆无关的方剂，实则是深切本案病机的选择。至于礞石滚痰丸，乃王隐君专为实热顽痰所设的攻痰良方，临床稍事加减（本例即未用大黄），治疗各种因痰所致之怪症疗效极佳。两方并用，再佐安神强志、祛痰开心之远志和开窍宁神之石菖蒲，对该症即有了全面的针对性。如果说这算是什么创见的话，倒不如说这是对先贤"神明变化出乎规矩之外，仍不离乎规矩之中"临床原则的遵循和临床境界的追效。

进修生甲：那么，为什么要用附子呢？

老师：附子大热而入心肾脾经，仲景在回阳救逆时每多选用。本例症多虚寒，病涉心肾脾，脉象迟细，故用附子不仅上助心阳而通脉，下补肾阳以益火，尤有妙义者，用它中温阳气而助脾，盖因"脾胃是肾之胜脏，脾胃有邪，必乘于肾，肾乃制下主厥者也，肾受邪则厥"（王肯堂语）。故用附子乃从源头而制厥也。

实习生乙：我注意到老师在三诊时加入了桂枝、红参，这是为什么？

老师：上方加桂枝即合入了桂枝汤。大家知道，桂枝汤外证得之解肌和营卫，内证得之化气调阴阳。三诊时病人除原有的身时冷时热外，又出现面时冷（白）时热（红），此系阴阳不和之象，加桂枝一味，实则加用了调和阴阳的桂枝汤。其实，首诊用枳实即有合用四逆散义。这种在原方基础上只加一药即合入了一个方的用法，是先师经方家江尔逊站在汤证辨证高度精心遣方用药的一大特点。至于红参，乃痰浊渐化后为增强扶正之力而加，它和加用桂枝汤一起，使全方增加了益气和营的功效。实为暗启了治疗的第二阶段，所谓寓培于治也。

学生丙：本患自初诊以来，虽历四诊药有增损，然终以一方贯底而获痊愈。看来世之所谓"千方易得，一效难求"，乃庸医无奈之喟叹。而良医临证，均左宜右有，信手拈来即可取效。

老师：此言差也。面对千变万化之疾病，医生常感困惑、犹豫，乃至束手无策。余行医50余年，无效或少效者不下两成，误诊和误治者亦不知凡几。甚至有些误人经历虽欲深埋心底，而不仅终难淡忘，有时仍暗觉揪心。

学生甲：看来老师临床数十年太有"成如容易却艰辛"的感慨了。这也许与一般"事业人"一样，都有成功与失败的经历。除此以外，我似乎还感到您的感慨背后，带有某种痛苦与自我拷问的成分。这对我们当代年轻中医来说，是难以理解的。对此，您一定有某些铭心之失败和刻骨的教训需要告诫于我们吧？

老师：你的追问又一次勾起了令我终生难安的回忆。20世纪50年代后期，我初涉临床，某夏的一天，有位年近70岁的老农来诊。谓3天来头身疼痛，恶寒无汗，胸闷咳嗽，不思饮食。当时我以风寒侵袭，太阳表实，肺气被郁诊之，据证很有把握地给予了麻黄汤加羌活、独活、苍术等治疗。不料次日清晨，患者家属急速跑来，谓昨日下午起患者身出大汗，半夜后出现大汗淋漓，肤冷喘息，请求出诊抢治。患者系高山散居农户，离场镇约10余里之遥，我立即收拾与之前往。赶到时令我瞠目赫然：患者早已死亡！当我内心在强烈震撼中责骂自己"庸医杀人不用刀"时，患者家属却诚恳地感谢我从城里赶来救他。而正由于此，我的愧疚自责之情倍增，它像尖刀一样刺痛着我的心灵。从那时起，我每日手不释卷地苦读。一日读到《温病条辨·上焦篇》第43条"头痛恶寒，身重疼痛，舌白口渴……胸闷不饥……汗之则神昏耳聋，甚则目瞑不欲言"时，我分明看到自己当时不知夏日相火主令而用治伤寒之方，违逆天时；不顾患者年岁已高而用刚烈之剂，妄撼根基；不明禁汗古训而施峻剂发汗，耗竭阴液；不测病势发展放其归里，纵失抢救时机。由是而药不为治病之物，反为害命之鸩也。50年来，每思及此，总在追悔莫及的同时，感到一种内心隐痛。而聊能自慰者，自此以后，余在读百家而实根底，拜名师而承经验的同时，将老实与悯人作为临床原则，恪守谨遵。

所谓老实，即躬身临床；所谓悯人，即情系患者。在治愈危顽重证时，喜悦心情不亚于患者及其家属；然遇屡治无效者，无奈和焦虑乃至痛苦之情，更不亚于患者本人。个中滋味，确如鱼之饮水，冷暖自知。而敢以本文本书面世者，乃愚者千虑，终有一得，撷奉医人，或能于临床稍事补益，断不可由此推而广之，谓万病皆"左宜右有"也。

阅尽古今，凡有一定威望和建树的医生，无一不是长期在困惑、失败、探索、成功的复杂环境中蹒跚走来的。困惑时的无奈和无助，失败时的痛苦和追悔，探索时的渴求与艰辛，成功时的喜悦和兴奋，是他们一生的感情"交响曲"，即使最有建树的临床良医，也只不过是其"乐章"中喜悦和兴奋的音符多一些而已。

医生的能力，绝不是"法力无边"的。就像撒拉纳克湖畔的铭言所说："有时，去治愈；常常去帮助；总的，去安慰。"纵然技术高超、医德高尚的医生，其最大的能力恐怕也仅如此。

守住中医急诊阵地
——持续高热8天

诊断现场

秦某，女，7岁。1992年8月19日初诊。高热持续8天不退。

8月11日中午开始恶寒发热，其父认为"感冒"，以复方阿司匹林（A．P．C）半片加板蓝根冲剂1袋令服，药后汗出热退，而旋即又起，且有不断升高之势。乃去某综合医院被诊为上呼吸道感染而入院。入院后查体温40℃，以青霉素静脉滴注，体温一直不下。血检未查见疟原虫，亦排除伤寒。据白细胞总数和中性粒细胞增高、咽红疼痛、扁桃体化脓及皮肤散发瘀点，改诊为败血症。加用氯霉素、四环素等静脉滴注，并用清开灵、银黄针等注射，而热亦不退。延至第3日邀请本院中医会诊，先投银翘马勃汤合五味消毒饮加羚羊角3g（代，锉粉冲服）3剂不效，改投犀角地黄汤（以水牛角30g代犀角）加黄连解毒汤3剂仍不效，体温一直在40～40.2℃。如是者已7天。家长见患儿日渐衰弱，自行出院，转诊于余。

刻诊：患儿十分衰弱疲惫，烦躁，气粗，面赤，口渴引饮，体温40.2℃，声哑咽痛，张口臭气熏人，咽红赤，喉核肿大，左侧脓点丛生，大便2日未解。脉细数，舌苔黄厚而干燥。

辨证论治

学生甲：本病为邪在气分，波及营分，按理说清气凉营即可收效，但先后用银翘马勃汤合五味消毒饮，犀角地黄汤合黄连解毒汤，均不见效，且其间共服羚羊角（代）共达9g，均未能丝毫遏制病势，而邪热之久羁已令患儿十分衰竭，邪势之顽烈大有内陷之可能。若不顿挫邪势，非但有正气耗竭而成脱证之虞，亦可有热甚动风而成惊痉之忧。当务之急应当是先退高热以挫邪势，而怎样才能退热呢？

老师：此证感邪入里之速，邪势之盛，以及中西治疗无效的情况，均说明病非寻常，当细究其病机。

综观本证，当为热邪化火，火炽成毒，毒势嚣张，充斥表里，炽盛燔灼，烈于气分，犯及营分之气营两燔证。其关键在一个"毒"字。毒邪不祛则诸症难平。前医所用清热解毒凉血泻火诸法非不对证，乃因攻逐邪毒之力不专，荡泄火毒之途不畅。宜急攻毒荡浊，顿挫毒势，方可拔除病根。急宜于汗下法中求之。而本例邪毒外窜经络，内攻脏腑，以致表里三焦同病，单用一法恐难奏效，且体系幼童，饮食俱废多日，药力过猛又恐生变故。乃以防风通圣散表里同治。此方王旭高夸之为"表里气血三焦通治之剂，汗不伤表，下不伤里，名曰通圣，极言其用之神耳"。

予防风通圣散加减。

防风 6g，大黄 10g，麻黄 5g，赤芍 10g，连翘 10g，葛根 20g，石膏 30g，荆芥 6g，黄芩 6g，栀子 10g，青蒿 12g，羌活 5g，甘草 10g，芒硝 10g（冲）1 剂。嘱停用其他中西药。水煎 3 次，每 4 小时服 1 次，分 3 次于明晨复诊前服完（患者来诊时已是下午 4 点）。

8 月 20 日晨复诊。其父云，服下第 2 次后，约于子夜 12 点排便，连续 2 次，随即热退。现体温 37℃，患儿精神转好，思饮食，皮疹消退，口臭咽红等症消失。改用玄麦甘桔汤合生脉饮，2 剂而康复。

病名	主症	辨证	治法	选方
热毒	持续高热	火炽毒盛 气营而燔	攻泄邪毒	防风通圣散

思辨解惑

学生甲：防风通圣散是刘完素《宣明论》中所出的一个方子，它属解表通里、疏风散热剂，并不长于攻毒败火。而本例毒盛火烈，且曾用犀角地黄汤、黄连解毒汤等寒凉重剂无效，用它居然1剂未尽即克邪势，可见该方只要使用准确，效验惊人。但老师并未遣用原方，看来该方从使用标准到药味增减都还有些奥妙，是吗？

老师：本方的立方主旨即针对风热壅盛、表里俱实证。它集发表、攻下、清热、泻火、解毒等多功能于一体，起上下分消、表里同治之作用。临床只要是表里俱实之证皆可应用。不仅如此，根据患者的具体情况稍作加减，则可发挥不同之作用。以攻毒而论，大凡"毒"已成为证候主要矛盾时，病情多较急重，非速攻之则难扼病势。以本例而论，于原方减去芎、归、桔、术，加用葛根、羌活、青蒿，即将原疏风解毒变为了发汗排毒；重用硝、黄后，即将原通里散热变成了攻下热毒。从而使之成为了一个专攻邪毒之剂。这里，我所应用的不仅是刘完素所提供的这个方，更确切地说，是遵循了他表里双解的治疗思想，效法了他所创造的发汗与攻下同用的逐邪之"法"。有了这个认识基础，则随证加减即有了准则。

学生乙：汗、下、吐法为张从正倡用的攻邪治病法。他认为，疾病的发生或从外来，或从内生，都是邪气，故治病总重攻邪，而攻邪不外汗、吐、下三法。针对医人均畏用，他曾恳切地说，自己"识练日久，至精至熟，有得无失，所以敢为来者言也"（《儒门事亲·汗下吐三法该尽治病诠》）。张氏这些至真至诚之论，对于现代医人有着很大的警醒意义。因为医坛太少敢于大胆使用攻逐方药的人了。而相当多的疾病，特别是急性病，离开了攻逐法，有的简直是难以取效的。

老师：张从正认为，汗、下、吐三法临床治疗疾病"以十分率之，此三法居其八九，而众所当才一二也"。从而认为，良工治病，先治其实，后治其虚；粗工治病，或治其虚，或治其实；谬工治病，实实虚虚；庸工治病，纯补其虚，不敢治其实。并斥"庸工"谓"举世皆曰平稳，误人而不见其迹"。此论虽未必允当，而他所提供的临床治疗思想，对于急症救治却意义重大。正如你所说的，舍三法则无以攻逐邪势。而不少急症之成，正是因于邪盛，放弃"三法"也就丢掉了对急症最为重要的救治武器。从这个意义上讲，中医急诊阵地的萎缩与临床"三法"被畏用有着一定的关系。

学生甲：我在整理老师病案时，发现30多年前1例小儿烫伤医治案。那是1974年在边远山区，1名5岁小孩因打翻炉上沸水锅，烫伤胸腹，大面积皮肤红赤破皮，水疱融合成片。经用紫草油外搽，输青霉素等处理，但当夜患儿仍疼痛叫喊不休，肌内注射止痛针，口服止痛片全然无效，直至天明，其父慌忙前来求治。而按"火热攻心"予黄连解毒汤清泻火热，服药仅1剂，当日下午痛减，至夜竟能安睡。因此"三法"是治疗急症的重要武器，而其他诸法对急症似乎也还是具救治功能的。

老师：急症也是病，仍需用辨证之法而治之。只是在方法上须应对一个"急"字。如早年边区天气寒冷，人们营养很差，阳气本虚复遇阴寒加之，故每多脘腹虚寒剧痛之深夜来诊者。因儿童为稚阳之体，难耐阴寒，故患者尤多。来诊时常捧腹翻滚叫喊，甚者冷汗沁流。此时汤药缓难济急，而只要按其腹柔软且疼痛似觉减轻者，即以荜茇、公丁香、吴茱萸各2g，捣为细末，开水吞下，一般很快即可令疼痛得止。有的疼痛性急症，还可通过外治法立即取效，如痛经。曾治一少女，经行当天，少腹疼痛难忍，满床翻滚面色苍白，冷汗淋漓，手足厥冷。其家毗邻我当时之诊室，遂背来求治。我当即想到仲景治头风剧痛，用头风摩散之外用方。该方用生附子之大辛以散，大热以温，与味咸微辛而入血分之盐同炒摩烫患处，能令疼痛立解。本例痛经为寒气内侵，阳气受阻，寒凝气滞而生之剧痛，其理相同，正可借用。乃急用生附子50g，肉桂20g，荜茇20g，吴茱萸20g，捣为粗末，加盐250g同炒至滚烫，用一薄布松包，熨摩少腹。并准备热水袋，在熨烫药将冷时置于其上。不意才熨至数分钟，患者即停止翻滚叫喊，待至置热水袋于上时，早已入睡。其父惊喜之余连连称道，云以往发作时输液、打针、服药同治，从未有过如此快速的疗效。后患者于南方某大城市打工，每发治疗总感疗效远不如熨药，且费钱费事，为此竟辞职回乡，以方便就治。

可见，中医是同样能治急症的。而面对中医急诊阵地萎缩的现实，我们所需要作的，恐怕首先应当是全行业的深度反思。只有这样才谈得上方法的清理、经验的发掘和技术的发展。因为我们所面临的是一个既有优越技术挑战、群众信仰偏移的外部环境，又有自我迷失、妄自菲薄、技术传承断裂的内环境。因而，没有大彻大悟之猛醒，继往开来之气概，和"我自有无法取代之作用"的坚定信念及"尺有所短，寸有所长"的正确认识，欲守着中医急诊阵地，显然是困难的。

学生丙：确实是这样。因为对于中医急诊阵地萎缩这个问题，纵然心存忧虑者，人们注意到的也常常只是技术手段方面的一些东西，如剂型、给药途径、特异性靶向方药、药物以外抢救措施欠缺以及固有手段（如前述汗、下、吐三法及毒性药品等）的畏用、传统急救技术的湮没等问题，这些诚然是极为重要且亟需解决的。但另一个问题却被人们所忽视，那就是中医人的责任感和自信心的缺失。如果一见急症即推往西医，即逃避责任，连祖先创下的有效方药都不敢实践，谈何救治，更谈何创新以救治！如果多数人这样，即成了行业的集体逃避，从而酿成灾难性溃退。不幸的是，这可能在一些地区或一定层面已成事实。因而，守卫急诊阵地重要的是每个临床中医，先要有"铁肩挑道义"之勇气和"妙手可回春"的信心，才谈得上技术层面的追求。

老师：你有这种见解令我十分高兴。多少年来中医在急诊领域的渐行渐退，导致了急诊阵地的萎缩。所幸的是，尚固守住一些高地，如部分西医治疗无效的急症等，它说明了中医急诊的存在价值和发展意义。因而，对此问题深入思考，以求彻悟和图新是意义重大的。为此，我更愿意把你这种见解看成是新一代的领悟和全行业的追求。所谓："悟已往之不谏，知来者之可追。实迷途其未远，觉今是而昨非。"只要我们有了这种"悟"的反思和"追"的决心，中医急诊阵地则不仅可巍然自固，且可渐谋拓展。

经方时方都有证

——偏头痛如啄如咬

诊断现场

任某，男，50岁。初诊日期：1993年5月31日。左侧头阵痛半个月。

5月初感冒，自服中成药治疗，于12日开始左侧头痛，疼痛每于午后2时和子夜12时发作。发作时痛至如啄如咬，难以忍受，持续20～40分钟渐缓解。痛时用力屏气有时可豁然而止。自汗，恶风，口苦。CT查有脑萎缩。曾有类似发作，行头部穴位封闭得止，但此次封闭无效。并先后口服氯丙嗪、阿司匹林、安乃近等亦无效。中药遍服祛风、解痉止痛药不效。

日前一医生见诸药无效，云有一验方，必能生效，其方为：麻黄30g，桂枝30g，罂粟壳30g，甘草10g，龙胆10g。先煎麻黄去沫，再入诸药煎服。然服后疼痛仍无半点减轻。

刻诊：左侧头部子未时刻定时剧痛，口苦，自汗，恶风。左眼压痛，舌苔黄而带黑，厚腻，脉细。

辨证论治

学生甲：头痛虽为常见病，而治疗并非易事，这是因为导致头痛的原因十分复杂。李时珍将之归纳为外感、气虚、血虚、风热、湿热、寒湿、痰厥、肾厥、真痛、偏痛等十大类。至于其病机，李中梓认为"皆六气相侵，为真气相搏，经气逆上，干于清道，不得运行，壅遏而痛"。本例症状表现当属上例偏痛范围，而前医已用专治偏头痛之验方，该方药性猛烈,有开通经气、斩关夺隘之力,但却无效,难道非邪气为患吗?而虚性头痛似不致如此剧烈,且不会规律性的定时发作,真不知当如何辨治。

老师:对于偏头痛,李时珍认为"右属风虚左属痰热",而验之临床,似不尽然。倒是程国彭之说有一定的参考意义。他说:"三阳经上至于头,皆有头痛,唯太阳经脉最长,其痛居多,故头痛为表证。"那么如何鉴别三阳头痛呢?他说:"少阳之脉,起于目锐眦,上抵头角,下耳后,故凡少阳头痛,耳前后痛而上连头角也。"本例正符合耳前后上连头角之痛,且兼有口苦,因此当属少阳头痛,而汗出恶风又符合太阳中风证条文,故辨证为太阳少阳合病,营卫失和,湿浊上逆之头痛。

诊为偏头痛予小柴胡汤合桂枝汤。

柴胡 12g,黄芩 10g,半夏 12g,桂枝 10g,白芍 30g,党参 20g,炙甘草 10g,川芎 40g,生姜 10g,大枣 20g。1 剂。水煎,日 1 服。

6 月 1 日二诊。药后十分舒适,但午后又剧痛一阵,缓解后转为持续性微痛。疼痛不再局限于左侧,呈散漫性,左眼仍压痛。脉滑数,舌苔如前。

上方加吴茱萸 20g,决明子 24g。1 剂。

6 月 2 日三诊。药后痛止,大便通畅,左眼压痛大减。自觉 20 多天来从未有过之舒适。脉滑象已缓和,黑苔退但仍黄厚。续上方 3 剂。

后连续 3 次复诊,诸症由递减而消失。

7 月 15 日因他病来诊,云未再复发。

时隔 11 年后之 2004 年夏,已退休回原籍之患者,因他病专程来诊,云前证一直未曾再发。

病名	主症	辨证	治法	选方
偏头痛	左侧头痛 自汗恶风口苦	邪蔽清阳 营卫失和	和解少阳 调和营卫	小柴胡汤 桂枝汤

思辨解惑

学生甲:古人每治头痛必用风药,谓"高巅之上,唯风可到;味之薄者，阴中之阳，自地升天者也"。因此用味薄之"风药"治头痛似为一个原则，或者说是宝贵经验。而本案用方中，竟少用"风药"，这是为什么呢？

老师：你所说的"原则"和经验是有一定适用范围的。在中医学里，最基本（也是最高）的原则是辨证论治，因此，一般情况下，其他原则和经验都应该在辨证论治的指导下，或者说在与辨证论治结合时，才能有效地发挥作用。"证"是什么？"证"即指征，它是疾病的本质的反映。"在疾病发生发展过程中，它以一组相关的脉症表现出来，能够不同程度地揭示病位、病性、病因、病机为治疗提供依据，并指明方向。"（《中医病证规范化之研究》）仲景每出一方的条文，均代表了这样的一种"证"，因此，据以用之均有良效。本例头痛于少阳经脉循行部位，有少阳病主证之一的"口苦"，而仲景特别指出"伤寒中风，有柴胡证（口苦、咽干、目眩、往来寒热，胸胁苦满，默默不欲饮食，心烦喜呕——笔者注），但见一证便是，不必悉具"。因此，其证属小柴胡汤证，其自汗恶风则系桂枝汤证，故合用以治。而所谓"风药"，即发散药，本例无发散之征候，故不用风药表散方剂。药后效果佳良，也反证了坚持这一原则的正确。王安道说"愈疾之功，非疾不能以知之"，说的就是这个道理。

学生甲：方随证出，这是经方出方的范式。而与"证"作对应性治疗的方，是证的表征。因此，从理论上讲，时方也应该有证。然经方味少，组合精炼，法度严谨，用法严格，且有条文可参，故所主之证明确，甚至多数能以背诵的形式熟记和掌握。而时方一般药味众多，"靶"点多向，临床应用受医者的个人因素影响较大，其所主"证"并不像经方那样突出，使用亦少严格规定，它们在临床应用时能同经方等量齐观吗？

老师：这其实是对时方是否有"证"的质疑。这种质疑缘于数以万计的时方所主之"证"，一般未用条文式的精简语言"提纯"标示。而这绝不等于时方没有证，因为凡方均是针对某"证"而设的，不然辨证论治这一公认的临床原则，岂非仅于经方应用时才能体现？如脾气虚弱，面色萎白，四肢无力，饮食减少，舌淡苔薄，脉细而缓，系四君子汤证：上证更见胸脘痞闷，不思饮食，恶心呕吐，痰多时咳，则为六君子汤证；若兼脘腹胀闷或痛而嗳气，则为香砂六君子汤证。又如咳喘胸满，痰涎壅积，上盛下虚，即为苏子降气汤证。

当然，这仅是举例说明，而临床时无论经方时方之"证"，都并不那么单纯和明确，否则还"辨"什么呢？

如早年治一中年男子患年度周期性发热8年。初因夏日久冒暴雨疏通屋周阳沟，次日即头身疼痛，高热寒冷。因居山野僻地，未及治疗，致昏迷、抽搐2天，后经治疗得止，但高热却延至第5日方退。而自此每年七八月份即感全身莫名之不适，发热至39.5℃左右，且中途必轻度抽搐昏蒙两三天。经治止后，其发热及全身不适如故，必延至深秋后方自然而愈。8年来迁延不愈，辗转治疗无效。来诊时正值季夏，已发热20余日，尚未抽搐昏蒙。症见午后恶寒发热，夜晚汗出热退，纳呆神疲，气短声低，心烦口苦，脘腹痞闷，面晦少华，舌苔黄厚而腻，舌质暗，脉弦。本病初为寒邪被郁，未得表散发越，伏于半表半里，遇夏秋阴阳气交之时，机体不能正常调节适应，以致每年应时而作。细审其表现有定时冷热、口苦、心烦、纳呆声低（即默默不欲饮食）等，说明邪气仍羁少阳。少阳与厥阴相表里，厥阴主肝与包络，其抽搐昏蒙为邪内陷厥阴所致，经治后抽搐昏蒙得止，复还发热不退，则为邪出少阳。而久热必郁，因郁而致的胸满痞闷，纳呆神疲又为越鞠丸证。故以枢转少阳枢机，发越郁滞以治。予小柴胡汤合越鞠丸5剂热退，8年来首次未发生抽搐昏蒙。嘱次年发病前1个月开始服上方，隔日1剂，至入秋止。次年即未发病。连续服3个周期后停药，从未再发。由此说明，不论病情表现如何怪异复杂，也不论病程如何缠绵长久，只要拨开迷蒙，抓住据"证"遣方原则，就能收到良好的效果。由于据证以遣方就是对疾病本质准确的针对，在没有该方的"证"时轻率用之，不是对病情的延误，就是对药物的浪费。

学生乙：本例疼痛之最大特点为子未二时定时发作，它应该是其特征性症状，这在遣用上方时作过考虑吗？

老师：当然作过考虑。凡定时而作之病，多与阴阳消长，经气循行相关。本病发在子未二时，子时乃阴盛阳衰之时，故《素问》曰"合夜至鸡鸣，天之阴，阴中之阴也"。未时乃阳气式微，阴气渐盛之时，故《素问》曰"日中至黄昏，天之阳，阳中之阴也"。可见子未二时均处于阴阳气消长变化之"过渡"阶段，此时阳气衰微，经气循行易于受阻，导致"寒气入经而稽迟，泣而不行……故卒然而痛"（《素问·举痛论篇》）。显然，对于这种疼痛，应当是选用能燮理阴阳，调和营卫，以针对疾病根本之方进行治疗。而小柴胡汤正是燮理阴阳之专方，桂枝汤亦是"外证得之解肌和营卫，内证得之化气调阴阳"之调和阴阳剂，故两方合投。

荀子曾为学人提出过一条治学要求，谓"善学者尽其理，善行者究其难"，此余遵先贤荀子言而循仲景理以活用其方时之又一思绪也。

学生乙：这一"活用"与前述据"证"以遣方虽已殊途同归，而却提出了两种不同的遣方途径，那么，应当怎样理解这种"据方所针对的根本"同"据证遣方"两种用方原则的关系呢？

老师：前论据证遣方，乃是遵"证"之条文，亦即按条文所论述之证候用方，此处按"定时痛"选方，乃据方所针对的根本。条文系临床脉症的具体表现，而"根本"则是病证的本质。就是说，此处所着眼的定时痛，同前面所着眼的痛在少阳经脉循行部位，口苦、自汗、恶心等是从两个不同侧面思考用方。一是对"证"的针对，一是对方的根本作用的推求。虽然均是以"证"为依归的，而不同的是一为条文明确记载，一为对立方主旨的领会和遵循；一为正用，一为巧施。二者不仅相得益彰，且不可偏废。而"据方所针对的根本"用方，对一些条文无明确记载，或"无证可依"的疾病治疗，有时有着特殊意义，因而，它是扩大方剂应用的一大途径。如曾治一名定时咳嗽患者，半个月来每于夜12时咳嗽不已，住院近10天，中西医治疗不效，邀余会诊。仅据"定时作"这一特征，选用调阴阳之小柴胡汤加五味子，1剂知，2剂止。是故对于一些疾病的治疗，其效之取得，体现于方，而遣方之理却又别循一径也。

把握标本，于痼疾与新病中求治

——顽固性喉风伴泄泻高热

诊断现场

谭某，男，14岁。1996年11月16日初诊。喉核化脓及口疮断续发作12年，高热泄泻3天。

患者系剖腹生。自1岁半起开始喉核化脓，口腔溃疡，经静脉滴注青霉素治愈。而自此每月必发1次，发时高热寒颤，双侧喉核及其周围脓点丛生，每发必用大剂量青霉素静脉滴注3天方可逐渐消退。先后于数座大城市多家大医院治疗，仍未能遏制其每月必发。6岁时行扁桃体切除术，术后扁桃体周围每月仍现密集脓点。某医院诊为分泌型免疫球蛋白缺陷症。长期以胸腺肽、干扰素、丙种球蛋白等治疗，而除胸腺肽小有效果外，其余均无作用。4天前上症又作，且高热40.1℃不退，某中医急投清热泻下剂，不料仅服1剂，前症未减，更出现腹泻水样物不止，日五六次。该医转用涩肠止泻，但泻不止而热仍持续，乃转诊于余。

刻诊：咽部脓点丛生，口腔散发溃疡，发热（39.8℃），腹泻水样物。精神困乏，面苍黄无华。脉虚迟，舌苔黄厚。

辨证论治

学生甲：分泌型免疫球蛋白缺陷症，又称先天性免疫功能低下症（分泌型），系黏膜表面缺乏免疫球蛋白而使黏膜发生慢性感染的免疫缺陷病。此病中医无相近的对应性病证名称，因而没有现成治法。再加上目前的高热泄泻，更使治疗难于入手。

老师：症纵纷繁，而可循序以查标本；病纵难疗，仍可辨证以求施治。理清标本当为本案治疗的第一要务，因为它是寻找卒病与痼疾关系的门径，亦是打开治法大门的钥匙。综合本例情况，可辨为先天不足，后天失养，为其病之本；卫气不固，外邪屡犯，气阴两亏，湿热留恋，邪毒蕴结，为其病之标。前医用清热泻下乃著眼于热毒，而忽略了先天禀赋这一特殊因素，因而造成原病不减更增泄泻不已的坏病局面。其治法宜分三阶段进行：首用化湿透达以退热止泻，泻止后转用健脾利湿兼除邪毒，最后益肾固本以巩固疗效。

予三仁汤合理中汤加味。

白豆蔻10g，杏仁12g，薏苡仁30g，厚朴30g，法半夏10g，通草10g，滑石30g，炒白术10g，干姜10g，西洋参10g，甘草10g，煨诃子10g，藿梗12g，紫苏叶12g。2剂。水煎，每日1剂。

11月18日二诊。服完上方后热退泻止，自觉十分轻松，思饮食，且吞咽时咽部已不痛。然仍须防热毒复炽。

予三仁汤合六君子汤加味。

白豆蔻10g，杏仁12g，薏苡仁30g，厚朴30g，法半夏10g，通草10g，西洋参10g，茯苓12g，炒白术12g，炙甘草10g，陈皮10g，蜈蚣1条，蜂房10g，硼砂10g，升麻12g。3剂。水煎，每日服1剂。

11月21日三诊。咽部及口腔脓点消失，充血减退，饮食恢复，大便正常。脉缓，舌黄厚苔已基本退净。转入第三阶段治疗。

予右归饮加味。

炮附子12g，山茱萸10g，杜仲10g，熟地黄30g，肉桂5g，山药30g，宁夏枸杞子30g，天冬12g，炙甘草10g，黄芪30g，白人参10g，紫河车10g，大枣20g，龟胶10g（烊）。

上方断续服用，中途偶有咽部充血，微热，服银翘马勃汤类，一二剂即愈。延至1997年8月1日，因纳差、神疲困顿来诊，云12年来原每月必发之顽固性喉间溃烂一直未再发也。

病名	主症	辨证	治法	选方
喉间溃烂	咽喉反复化脓 高热腹泻	禀赋亏虚 气阴两亏 邪毒蕴结	标本分治	三仁汤，理中汤 六君子汤，右归饮

思辨解惑

学生甲：本患集急顽难证于一身，其高热泄泻之急，加于有12年痼疾之身，难治是必然的。虽然有幸取得如此满意之疗效，但有两个问题我仍不明白：一是前医仍先治新病，所用方药亦无大错，为何反将其变为坏病；二是您所用方药也未兼顾禀赋先天，为何却会病情豁然而安。

老师：同为针对热泻之新症，而对病机的认识却大相径庭。前医用清热泻下法不仅完全抛开了病由痼疾而生这一重要因素，且必是将病机定为热毒壅滞。而我所采用化湿透达法，不仅注意了其痼疾因素，因而不用峻猛攻逐，且将其病机定为湿热弥漫，阻遏气机。针对这一病机的治疗思想，则是湿热祛则气机畅，气机畅则升降复常，腠理得通，如是而达热退泻止之目的。至于说初诊所用之三仁汤合理中汤亦未兼顾禀赋，这显然是对"兼顾"的不同理解。你理解为线性对应，而我采用的是融入治法。

学生甲：这个问题对临床很有实际意义，而我尚不甚明白，请再加以说明，好吗？

老师：《素问·标本病传论篇》云："谨察间甚，以意调之，间者并行，甚者独行。"强调了治疗这类痼疾与新病交织疾患的治疗原则，那就是必须谨察病变的轻重浅深，权衡标本之缓急。病变轻浅者标本同治；深重者标本分治，先救急扶危。但这种分治并非是简单的线性对应，它是作为一种治疗思想和遣方用药原则而体现于具体治疗中的。以本例而论，既痼疾深顽又新病急重，初诊治其急症时力避峻烈，未尝不是对禀赋的兼顾，合用理中汤之参、术、草益气顾脾，又未尝不是对素体的考虑。这种通盘融入的思考，常常是在驾驭复杂病情的基础上寓于方药之中的。

学生乙：这例患者使我更想深究的是，为何治分三步而恒久用之者仅只 1 方。即化湿透达药仅用 2 剂就转为了健脾利湿，此法亦仅服 3 剂就迅速转为了用益肾固本之右归饮，而此方却断续使用达 9 个月。直言之，此病之治在于补肾，而前两治均为权宜之举。既这样，"治分三阶段"之说似有牵强之嫌。

老师："阶段"非刻定时日之谓，乃言每个治疗段落之重心。本病以三阶段治，不仅为了对病机的准确针对，也出于对另一个问题的考虑，那就是 10 余年来每月必发的漫长病程。这表明了毒邪蕴恋，毒之不去，何能固本。而前两阶段在首诊解决了热泻两急症后，即开始调理脾胃、利湿除毒。没有前两阶段对邪毒祛除和使急症得解，哪能补肾？然病之根本又缘于先天禀赋不足，而先天不足非药到即能病除，只能守方以治，积渐而收功也。故前两阶段中病即止，而第三阶段则需坚持用之。《素问·至真要大论篇》云："知标与本，用之不殆，明知逆顺，正行无问，此之谓也。不知是者，不足以言诊，足以乱经。故《至真要大论篇》曰：'粗工嘻嘻，以为可知，言热未已，寒病复始，同气异形，迷诊乱经,，此之谓也。"想想本病的治疗史，尤其是来诊前被误治成坏病的情况，本验案或许正因为遵循了上述标本论治原则，进而分三阶段治疗才得以成功的。

学生甲：本案例辨治成功的关键确实在于准确把握了标本原则。从辨析病情到选方用药，特别是一开始就确定的三步分治，生动地体现了以《素问·标本病传论篇》所特别强调的"知标本者，万举万当，不知标本，是谓妄行"为指导原则的辨治精神，而这一事关根本的原则精神，在现代学术研究中似有被淡化和漠视之迹象，即使临床使用层面，也有不少医者未再认真遵循。但很多疑难病舍此其实是会开口动手便错的。或许正由于上述学术环境和临床现状，使我们对标本理论认识比较模糊，临床当如何准确的具体运用，更是体会不深。

老师：标本理论是《内经》中的一个重要内容，其所涉范围甚广。大致而言，可分为四个方面，即六气标本、脏腑标本、病体标本和治疗标本。前两者对疾病诊治起宏观指导的作用，后两者对临床具体诊治具切实的"可操作"意义。如通过病体标本所赅之原因为本、症状为标、先病为本、后病为标、人身为本、疾病为标等，了解发病的原因和症状及疾病的先后，通过"急则治标，缓则治本"的治疗标本原则，确定治疗步骤。

以本例而论，一开始即谨遵了"病发而不足，标而本之，先治其标，后治其本"的原则。前两阶段虽为治标，但始终顾及"病发而不足"这一特殊性。而前医之误，正在于忽视了"病发而不足"这一点，浪用攻伐，致成坏病。同为治标，而不循标本原则者，治病不成，反添药害；循标本原则以治者，病随药减，步步豁然。

在强调树立标本意识的同时，也需要提高辨析标本的能力。如1988 年仲夏，一姜姓中年男子来诊，云近日田野劳作时常大汗淋淋而下河游泳，昨日开始咳嗽不已，发热心烦，身体酸重，汗出恶寒，遇冷则咳嗽更甚。我以夏日劳累耗气，暑邪伤肺损津论治，予李东垣之清暑益气汤加味。药仅 3 剂，他症消失，而唯独咳嗽不但不止，反呈加剧之势。乃据其痰质清稀，遇冷咳甚，考虑其必有宿痰水饮停聚心下之痼疾。询之，果有遇冷则咳吐清稀痰涎之症，从而猛然醒悟，前作暑病论治，仅识其标，未明其本，犹错在治标时未顾其本，标去后仍未从本。乃立即改用小青龙汤，3 剂而咳止。

可见，标本不是一个远离临床的空洞概念，而是临床必须加以遵循的基本原则。特别对一些病情复杂，病程缠绵，或宿病难疗，新疾复生之患者，更当将之作为首要原则加以遵循。

学生丙：先前谈到线性思维，使我想起了临证思维这个问题，这当然是一个十分宽泛的话题。但本案病程达 12 年之久，医生老沿用旧法，应付着治疗"免疫缺陷"。而来诊前的用药，1 剂竟使之成为坏病，这从思维的角度看，都存在哪些问题？

老师：都存在陷入静态思维的问题。思维方式是观念地存在着的相对稳定的解决问题的思路。静态思维是一种刻板、机械、凝滞的思维方法，它对事物缺乏流动的、变化的、相关的和全面的把握。因而对事物的认识结论常常是片面的。表现于临床则是目光仅停留于主症，或只停留于先前已确诊疾病的治则层面，而缺乏对疾病不同阶段、不同变化、不同兼夹症的动态把握。该病 12 年的治疗死盯住的是免疫缺陷"病"，忽视了每次发作的具体征象，落入了全程诊疗窠臼；来诊前某医的见症治症，又忽视了症由"免疫缺陷"所生，因而造成了"言热未已，寒病复始"的"迷诊乱经"局面。究其源，既因于忽视了标本原则，复因于思维陷入了"静态"。

当为退黄第一方
——重证黄疸

诊断现场

付某，男，18岁，农民。2005年4月29日初诊。重度黄疸，肝区疼痛1个月。

2个月前开始腹泻、腹鸣、腹痛、纳差，于当地治疗，症略减而遇冷复作。如此反复不断，迁延至1个月前出现黄疸，肝区疼痛，并逐渐加重，当地医院中西医治疗不效，遂转诊于余。

肝功能：总胆红素350.7μmol/L，直接胆红素214.0μmol/L，间接胆红素136.7μmol/L，球蛋白41.1g/L，白、球蛋白比0.9：1，谷丙转氨酶685.3U/L，谷草转氨酶546.4U/L。B超：肝大，脾大，腹腔中量积液。

刻诊：双目及全身极重黄染，面深黄无华，神疲懒语，肝区疼痛，腹时痛，腹胀，呕，纳呆，大便稀，溲深黄。脉弦缓，舌苔薄黄。

辨证论治

学生甲：本病黄疸指数、转氨酶等都高出正常值10余倍，其面目深黄之可怕，令在场之所有患者远远躲避。所幸者病仅1个月，面不甚晦暗，应当属阳黄范围，或可救治。

老师：此黄之甚，确为我从医数十年所罕见。而黄疸分类历来繁杂，《诸病源候论》将之分为28候，《圣济总录》又分为9疸36黄，并都将黄疸之危重证候称为"急黄"。"急黄"每可"命在顷刻"，足见黄疸有时可威胁生命。本例肝功能损害明显，并有腹水形成，虽非急黄，而其证重笃。然《素问·五脏生成篇》曰："色见黄如枳实者死……黄如蟹腹者生。"所幸的是其黄尚有生泽，而未见晦暗败色，脉象亦未现危恶征象，当属可图。

诊为黄疸。暂拟小柴胡汤合茵陈蒿汤、小陷胸汤 2 剂。

5 月 1 日二诊：症状同前，全身情况无任何改善。

改用血府逐瘀汤加味。

当归尾 12g，生地黄 15g，柴胡 10g，川芎 10g，川牛膝 10g，桃仁 10g，红花 10g，枳壳 10g，赤芍 12g，桔梗 10g，水蛭 10g，海金沙 30g，鸡内金 12g，茵陈 15g，大黄 10g，栀子 10g。6 剂。水煎，每日服 1 剂。

仍配以清开灵、能量合剂静脉滴注（此前当地医院一直在用）。

5 月 8 日三诊。黄疸大退，肝区及腹部疼痛全止，精神转好，食欲增。上方去大黄、栀子，加炒白术 12g，炙甘草 10g。停用清开灵及能量合剂。

5 月 23 日。服完上方 10 剂，黄疸基本退净，除神疲外已无不适。今日查总胆红素 55.1μmol/L，直接胆红素 25.2μmol/L，间接胆红素 29.9μmol/L，转氨酶恢复正常值。B 超：肝稍大，脾大，腹腔积液消失。

改用柴芍六君子汤加灵芝、虎杖、板蓝根。10 剂。每日 1 剂。以作善后调理。

6 月 14 日复查肝功，全部恢复正常。B 超：脾大，余无阳性发现。续 5 月 23 日方 7 剂，以巩固疗效。

病名	主症	辨证	治法	选方
黄疸	黄疸 腹痛	气滞血瘀 湿热蕴毒	活血化瘀 利湿除毒	血府逐瘀汤加味

思辨解惑

学生乙：《金匮要略》云："诸黄腹痛而呕者，宜柴胡汤。"说明柴胡汤可疗黄疸。而患者又有呕和腹痛症状，正合条文证治精神，因此用小柴胡汤配合公认治阳黄的特效方茵陈蒿汤治疗该证，应该是既合于经文，又符于理法的。而为何连用 2 日竟了无寸效呢？

老师：这正是我初诊时的思路。而仔细观察用药 2 日来的情况，发现有误。这是因为"柴胡汤可疗黄疸"的认识是曲解了条文精神。"诸黄"，指不同类型的黄疸；"腹痛而呕"，乃言并见有少阳诸证。意即黄疸发病过程中如见少阳证候，当使用柴胡汤，而非柴胡汤可疗黄疸。这一点尤在泾在《金匮要略心典》中言之甚确，他说："腹痛而呕，病在少阳，脾胃病者木邪易张也。故以小柴胡汤而散邪气、止痛呕，亦非小柴胡汤能治诸黄也。"

学生丙：本案从病程到症状看，均属阳黄。而茵陈蒿汤系仲景为证属阳黄之谷疸所设的一首名方，因其所针对的是初始于脾胃运化失常，湿热内蕴，甚之于脾胃升降失调，湿热交蒸之病机，而此病机即一般阳黄的病机，故为后世治阳黄所普遍采用。纵然该患用小柴胡汤已是偏离病所，而用本方则当属对证，为何仍无一分好转呢？

老师：这是因为阳黄的病机非止于"湿热交蒸"一端，因而茵陈蒿汤不能通治。另外，这种常规治法，患者在来诊前 1 个月的治疗过程中前医必已屡加应用，故望其单独取效本来就是不可能的。当时寄希望于小柴胡汤，用茵陈蒿汤仅冀其起协同配合作用。小柴胡既已偏离病所，其无效则是必然的了。

学生甲：三诊时改用血府逐瘀汤加味，6 剂即黄疸大退，呕痛全止，仅历 20 余日治疗，各项检验指标基本恢复正常，腹腔积液消失。足见疸之从瘀论治，真乃出奇制胜之法也。然王清任立血府逐瘀汤时，所开列的 19 项适用证中并不包括黄疸。即使专论黄疸治法之《金匮要略·黄疸病脉证并治》，亦无从瘀论治之条文。后世如《伤寒全生集》等虽偶有"蓄血发黄"之称，但仅指太阳病之蓄血证。因而欲求从瘀治黄之真谛，并进一步将之作为治黄之一大法门加以确立，还需深究黄疸病成之一些"另类"机制。是这样吗？

老师：是的。否则不成了法离乎经典、方离乎原著的无根之举吗？

人们常强调，学仲景著作要在"有字处效其用，无字处会其神"。此诚千古不磨之论。而另一个浅而显之的问题，却似乎被忽视，那就是对个别关键字深刻内涵的发掘，我想姑且将其称之为"解字时刨其根"。本例的成功辨治即得益于此。《金匮要略·黄疸病脉证并治》开宗明义

第一条，仲景对黄疸发病机制即作了这样的概括："寸口脉浮而缓，浮则为风，缓则为痹，痹非中风。四肢苦烦，脾色必黄，瘀热以行。"唐宗海抓住论中的一个"瘀"字，认识到黄疸的一个重要成因为"瘀"，故他在《金匮要略浅注补正》中说："瘀热以行，一个瘀字，便见黄发于血分，凡气分之热不得称瘀。"为说明黄因于瘀的道理，他特别举"小便黄赤短涩而不发黄者多矣"，以证明纵然热重而邪不犯血者则不发黄。在研究了仲景本条的一个"瘀"字后，他将黄疸的病机概括为"脾为太阴湿土，土统血，热陷血分，脾湿郁遏，乃发为黄"。余据此认识到，瘀为血病，黄因瘀发，因而黄之愈深则瘀必愈甚。瘀甚之证，唯宜逐之。此先贤唐宗海读经典解一字而"刨"出的"根"，亦余研先贤之理复琢其用而得之一法也。

学生丙："琢其用"大概就是在黄由瘀起理论认识的基础上，琢磨研究具体遣方用药之谓吧。然而，活血化瘀为临床治疗之一大法，其药甚多，其方甚众，为何独推血府逐瘀汤呢？

老师：该方是王清任在其所著《医林改错》中所出治瘀血诸方的代表方，也是其所列应用范围最广的一个方。虽然王清任将血府逐瘀汤的"血府"定位为膈膜以上，其所列该方主症亦多为膈膜以上疾患，而我对本方却有一些新的领悟。

首先是方名。所谓"血府"，《素问·脉要精微论篇》明确告知："脉者，血之府也。"脉既为血之府，而人体脏腑、四肢、皮毛、骨肉，无处不有脉之循行，则"血府"病涉非止于某部。因而，该方也必可治疗人体由于某种因素致瘀，复由瘀而导致的多种疾病。

其次，王氏以"逐瘀"冠名的近十首方剂中，唯此方配伍特别。即由调气之代表方四逆散和活血之代表方桃红四物汤两方为基础构建（其余诸方均于活血化瘀药中对症配以温通、宣散等药）。该方既从气血根本着手，则其立方主旨即非囿于局部，故可通治全身因瘀而致的多种疾病（包括重症黄疸）。

学生乙：那么，王清任何不将本方直接命名为"膈上"逐瘀汤呢？

老师：这其实正是我要说的第三点领悟。王氏是一个重形质的医家，他在力求弄清脏腑器官形质的基础上，将人体粗略从头面、膈上、膈下、少腹、身躯等分段论治，分别设通窍活血汤、血府逐瘀汤、膈下逐瘀汤、少腹逐瘀汤和身痛逐瘀汤以治。诸方皆以部位命名，唯将本该以"膈上"逐瘀汤命名的一个方剂，改作了血府逐瘀汤。这个特殊的命名，反映了王清任的潜意：该方同只作用于某特定部位的其他诸方是有区别的。

在对重症黄疸病机前述认识的基础上，我对血府逐瘀汤作了这种解读，进而对所有活血化瘀方剂进行研究后认为，唯该方对气机被遏、邪陷血分、瘀阻脉道为病机的重症黄疸最具针对性。

学生丙：这例患者的治验，体现了老师上述辨治思想。但重症黄疸之病因非止一端，本例的成功也难以排除偶然性。该方临床使用时，其疗效总体水平究竟怎样呢？

老师：有两点是可以肯定的：该方对重症黄疸的黄疸消退率是很高的；对不同疾病所致的重症黄疸均是有效的。关于这点，我在漫长的临床实践中有大量验案可以证明。

1984年一肖姓男子，患乙型肝炎重度黄疸住某医院2个月余，黄势不减，邀余会诊。查病历已遍用茵陈蒿汤、茵陈五苓散、大柴胡汤、犀角散等方，暗思诸方已对应多种病机，既无效，则必有病机辨析差误，而误在何处呢？正苦无良策之时，猛想起该病既关乎血，而血府逐瘀汤为治瘀血证应用范围最广之方，何不一试？乃原方投用，不料服完3剂，黄即大退。守方服用30余剂，黄疸退净，临床症状完全消失。

1994年2月24日，一罗姓男子被人架扶来诊室。云1年前于某三乙综合医院行肝肠吻合术。半个月前突然高热寒颤、黄疸，复入该院。诊为肝肠吻合术后逆行感染、慢性胰腺炎、胆管炎（慢性急发）。经治热退而黄不仅不退，更渐加深。来诊时皮肤及双目深黄，腹胀，尿少，口不知味，不断口吐涎痰，倦极懒言。脉濡，舌质暗，舌底乌黑，苔黄厚少津。因有肖案等多例治疗经验，故径投该方加味。1周后黄疸大退，纳谷香，行动敏捷而自行来诊。故血府逐瘀汤治重症黄疸的用法余在历经多年临床实践后得以确立。此后又以本方治疗多例已被确诊的胰头癌、胆管癌、肝癌等黄疸深重者，亦均获显著退黄效果。

学生乙：这样看来，似乎可以将血府逐瘀汤作为退黄第一方推出，以为重症黄疸治疗提供一件重型武器。

老师："推出"这个提法好。因为所谓"推出"，即在于要人注意和重视。从这个意义上讲，说它是退黄第一方或许是可以的。但正如任何其他方一样，都有自己的适应范围，断不可因其退瘀黄的特效性而以之取代其他退黄诸方。该方所适用的是黄疸深重者。只要黄疸特深，无论病程久暂，亦不论系肝炎、肝硬化、肝癌、胰头癌、胆管癌或肝肠吻合术后感染等，均可以它为主，酌情配合其他方药应用。故余不计毁誉评说，放胆倡言：重症黄疸，当从瘀治，而治瘀黄之特效方乃血府逐瘀汤。至于一般轻中度黄疸，则不可使用，用之有"药过病所"之弊。病轻药重，非仅不能奏效，且有害正之虞，所谓过犹不及也。

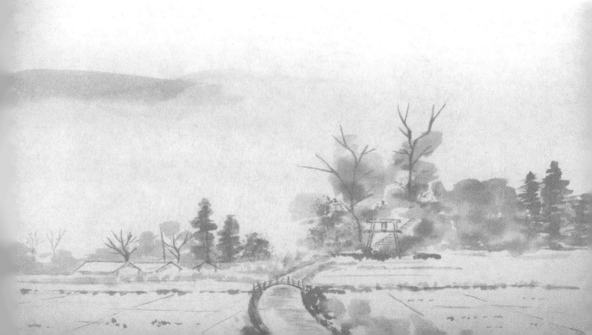

第三篇

奇证篇

怪证有时只需轻轻一拨

——痰饮

诊断现场

孙某，男，53岁。初诊日期：2005年11月2日。胃脘部畏寒10年。

10年前在奥地利寒冷地带工地作业，因天气寒冷复劳累过度，出现胃脘部冷感，总喜暖物护压其上。当地医生无药以治，冷感逐渐加重，近年来不得不以特制之厚棉带裹护。初时盛夏尚可勉强拆去，及至近2年来，更换以特制之绒带紧紧缠裹上腹，且四季均不能离。盛夏酷暑，全身难耐炎热，而胃脘部仍觉冰冷。先后于奥地利及中国多家大型医院行B超、胃镜等多种检查，均无阳性发现。医生多以神经官能症诊治，而药后全然无效。2年前工程完成回中国，又遍求中医治疗。先后服用附子理中丸、大建中汤、吴茱萸汤等，其症均似稍减而复如故。后一老中医，谓曾治一类似患者，疗效甚佳。处一方令连服20剂，云必可根除。而如数服完后仍不见效。视之，乃丁香柿蒂汤加炮附子、黄芪。

患者已完全失去治疗信心，而家人尤忧心忡忡者，尚不止于此。

患者近几年来基本无饥饿感，每日被人呼唤进食时，竟不知已进过餐否。腹中常鸣响，并渐见消瘦乏力，神疲。医又以参苓白术散、四磨饮等治，饮食略见好转而饥饿感仍未恢复。

近4个月来开始咳吐清痰，不咳亦咳痰，且清痰有增多趋势。今日特以此为主述前来我处就诊。

经详细询问，患者方道出前述沉疴痼疾。

刻诊：胃脘冰凉感，以厚绒带裹护。无饥饿感，咳吐清痰。消瘦、倦怠、懒言。脉平，舌正。

诊毕，余告之曰，咳吐清痰与胃脘冰冷是紧密联系之证候，服此方必可同时见效。患者因久治无效，闻之并无半点欣喜之情，淡然持方而去。

辨证论治

学生甲：老师诊毕即明确判定先后相隔数年发生的几大症状为同一病证，疏方后又成竹在胸地谓必可同时见效，说明已有完全把握。而这是 1 例历经 10 年中西医治疗不效的患者，这种把握来自哪里？

老师：来自对仲景学说的高度信赖，也来自对其治疗经历的认真分析，还来自对个人经验的自信。

诊断为痰饮。予苓桂术甘汤加味。

茯苓 15g，桂枝 10g，炒白术 10g，炙甘草 10g，荜茇 10g，公丁香 10g，干姜 10g，大枣 15g，南沙参 30g，明党参 30g，法半夏 10g，陈皮 10g，白芥子 10g，生姜 15g。2 剂。水煎，每日服 1 剂。

11 月 4 日二诊。患者喜形于色，云上方 2 剂服完后胃脘冷大减，解去护胃绒带已能忍受，自觉十分舒适；腹鸣亦减，已稍有饥饿感；精神转好。治疗信心倍增。续上方 3 剂。

11 月 8 日三诊。胃脘部仅遗轻微凉感。不仅完全拆去护胃绒带，且骑自行车亦不再觉胃脘部冷也。尚偶咳吐少量黏涎痰。脉平，舌苔黄，质细而紧贴舌面。

初诊方加前胡 10g，化橘红 10g，猪牙皂 5g。3 剂。

11 月 16 日其妻因病来诊，云服完上方后胃脘冷感完全消失，咳吐黏涎痰止，并已知饥而能正常进餐。

病名	主症	辨证	治法	选方
痰饮	胃脘畏寒 10 年	痰饮内伏	温化痰饮	苓桂术甘汤

思辨解惑

学生甲：本例治验收效之神速，却如"一拨"般快，而这能重复吗？

老师：只要病证相同，完全可以重复。2007年5月15日诊一曾姓男患者，71岁，以胃脘冷、痛5年来诊。云遇冷则剧，得温则适，一年四季以厚棉垫包裹脘部，便溏、腹鸣、消瘦。脉迟，舌苔白。诊为痰饮内伏、肝胃虚寒之胃脘痛。处以苓桂术甘汤合暖肝煎加胡芦巴，2剂症减，7剂诸症消失。5月25日陪妻来诊，大喜至敞开脘部说，多年护垫已完全甩掉了。

关于"重复"，是久被一些人对中医提出质疑的问题之一。中医是辨证论治，所谓"重复"，当然是在"证"指导下的用方的重复，而这种重复是历经千年至今仍在实践着的。如"啬啬恶寒，淅淅恶风，翕翕之发热鼻鸣干呕"之用桂枝汤；"口苦，咽干，目眩，往来寒热，胸胁苦满，默默不欲饮食，心烦喜呕"之用小柴胡汤。遵守这样的原则，是未有不能重复的。所谓不能重复，则多因于审证不确，或本身就是脱离了"证"的用方。

学生甲：先前讲到，对本例病案治疗的完全把握来自三点，请详细讲讲好吗？

老师：先讲对仲景学说的高度信赖。仲景著作为方书之圭臬，其条文论述为临床之准绳。他在《金匮要略·痰饮咳嗽病脉证并治》里明确指出："其人素盛今瘦，水走肠间，沥沥有声，谓之痰饮。"对于痰饮的治疗原则，亦明确定为"病痰饮者，当以温药和之。"而用何方以"和"呢？又出了"心下有痰饮……苓桂术甘汤主之"的条文。这是对痰饮病辨证论治的完整论述。本案由强力劳工而渐消瘦，腹鸣与"素盛今瘦，水走肠间，沥沥有声"甚为吻合，因此，遵之焉有不效之理。

学生乙：可患者的痼疾为脘冷，来诊主症为咳吐清痰，此二症仲景均并未提及。

老师：怎么未提及？在上述条文之间，不有"夫心下有留饮，其人背寒冷如手大"的条文吗？背冷脘冷，义理相同，所不同者，仅为痰饮留停之部位。至于咳吐清痰，篇中多处有"久咳数岁""吐涎沫""多唾"和"自吐出水后"等描述，均与咳吐清痰情况相近。余临证数十年间，凡遇上述见症，在排除了其他可能后，悉按痰饮论治，多能应手取效。

学生丙：还有一个问题，即是对治疗经历的分析。其治虽历 10 年之久，遍用扶阳、祛寒、理中、破滞、益气、和中诸法，而唯独从未使用温化痰饮之治。在分析了上述治疗经历后，明确认定诸法均无效的情况下，本法更有可能生效，是这样吗？

老师：诸法治疗无效，反映了遣方时对它们代表的那么多病机的诊断其实均是误诊，而它却客观上用药物诊断法帮助一一排除了病变的多种可能。因而，撇开了这种种误诊，复又有仲景明示和自身临床经验支持，也就有了完全的把握。

学生甲：方才提到"凡遇上述见症，在排除了其他可能后，悉按痰饮论治"，说明有些局部冰凉感也可能不属痰饮，而当另行论治。

老师：正是如此。痰饮成因，非止一端，有由脾阳不运，有由肺失通调，亦有由肾虚不能主水者等，加之水停部位的不同，故表现多端、治法各异。而与之相反，亦有他病局部冰冷而貌似痰饮者。如 1982 年治一中年妇女，因家事郁怒忧思，嗳气频频，心烦易怒，纳呆腹胀。因家境贫寒，未及治疗，继而开始头部发凉。初时如凉风轻拂头面，继之需毛巾裹护，渐至全身怕冷，虽盛夏亦不敢开窗。棉袍厚帽裹戴，蜗居于室。六脉弦细，舌淡红少津。诊为思虑伤脾、肝郁气滞之郁证，以逍遥散加绿萼梅、玫瑰花等数剂而愈。

学生乙：本文标题即"怪证有时只需轻轻一拨"，这在治疗"怪证"时有特殊意义吗？

老师：所谓"怪证"，乃言其症状罕见或表现怪异，属疑难病之一部分。怪证临床少遇，而"一拨"即愈者却多。此特点当为医人所悉晓，故特用之以作篇名。

如 10 年前治一杨姓男子，前阴不时随排气发出声响已近 4 年。初时不甚，仅隐隐感觉，因无大碍且羞于启齿而未就医。不意近半年来发作次数日频，声响越来越大，不得已而来诊治。细询得知 4 年前曾大病一次，虽经治愈，而自此体质大衰。自汗气短，睡眠不实，每多感冒，二便尚调而矢气较多。目前前阴排气发出声响，静时约半小时即出现 1 次，断续作响，状如矢气，不臭，而邻坐之人可闻其声。面少华，脉虚大，舌质淡红，薄白苔。

细思此病，与《金匮要略·妇人杂病脉证并治》"胃气下泄，阴吹而正喧"之症相似。所不同者，彼出阴道，此出阴茎。先贤余听鸿等早有男子阴吹之治验，故证属阴吹。该病之病机，《金匮要略》明确为"谷气之实"，一般多将之阐释为胃肠燥结，腑气不畅，以致浊气下泄，治法悉宗仲景用膏发煎。而此患并无腑实证象，相反呈一派气虚之象。考阴吹多发生于生育后之妇女，也说明气血亏虚乃为其重要之发病基础。故断为中气亏虚，摄纳无权，浊气下泄之阴吹证。处以补中益气汤加枳壳、绿萼梅、凌霄花。服药3剂，阴吹次数及声响均十减其八，再服2剂痊愈。可见，所谓"怪证"，实指症状表现之奇异罕见，并不意味着难治或不治。而言只需"一拨"者，乃言其治疗之易。

学生丙：那么，当怎样"拨"和"拨"哪里呢？

老师：撇开症状，亦即不被奇异罕见之现象遮蔽眼目，全力寻找病机，一经确认病机后，直击病机。

提出其治疗有时只需轻轻一拨，有两层意思：其一，既称"怪证"，则平时必然少见，有的医生或许平生不遇，因而常常可能望而生畏。但只要冷静思考，深入辨析，看似难之又难的问题或许只通过简单治疗即可取效。这里意在提醒医者，必须克服盲目和畏难。其二，则是多数"怪证"的症状均较单一，只要找准病机，取效之易，常在一二剂药。疗效之获取，如拨动机器某键盘即可获得信息般的简单快捷。说明怪证治疗并非神秘莫测和复杂难驭。因而，所提轻轻一拨，是临床治疗之感悟，也是对同行治疗怪证之信心支持和方法提示。

以不变应万变

——猫抓病性淋巴结炎

诊断现场

邓某，女，47岁。2006年3月7日初诊。双上肢散发肿块，疼痛4个月。

2005年11月10日开始左上肢疼痛，渐感右上肢亦痛，痛无定处，时剧时缓，未及治疗。3日后突然发现左上臂内侧出现一大包块，漫肿疼痛，形如鹅蛋，急往当地医院治疗。医生以注射器抽出水血混合液数十毫升，压迫包扎并用抗生素静脉滴注后回家。不料次日漫肿更为严重，局部肿胀微红，疼痛益甚，急往某市级综合医院诊治，被收入院治疗。11月16日病理切片检查，报告为"（左上臂内下侧）符合猫抓病性淋巴结炎病理改变"。为进一步确诊，11月18日再经另一市级综合医院病理多媒体图文诊断，报告仍为"（左上臂内下侧）猫抓病性淋巴结炎"。局部切开排液减压包扎处理的同时，给予大剂量抗生素静脉滴注，并口服止痛等药治疗。但患者仍双上肢疼痛，尤以左上肢剧痛难忍，只得用大量镇痛药缓解疼痛。治疗过程中前症未愈，而双腕部又各出现一包块，大如鸽蛋，不红，质稍硬，压痛，左上肢麻痛，状如针刺虫咬。遂请本院中医会诊。数次会诊中，先后辨为疮疡、痹证，用银花解毒汤合五味消毒饮，效不显。又改用仙方活命饮。在中药配合西药治疗的2个多月中，尚觉有效。因无新的治疗方法，疗效也再无进展，在切开之伤口已愈合，上肢疼痛缓解而双腕肿块未消的情况下，以好转出院。回家后于当地医院仍以西药抗生素，中药解毒散积、通经活络类药继续治疗，但腕部肿块不仅不见消散，且近日疼痛又呈加重之势，患者

124

自感病将复发，终日惶惶，家属遂将其送来我处求治。

刻诊：双上肢疼痛，尤以左上肢疼痛严重，每晚睡前服 3 片止痛片亦不能入睡，双腕部各一鸽蛋大包块，漫肿微红，压痛。面焦虑，少华，痛苦状，脉迟细，舌质淡，舌苔薄黄。

辨证论治

学生甲：这例患者是用"金指标"确诊了的"猫抓病性淋巴结炎"。淋巴结是身体的一种重要防御组织，当细菌侵入组织后，它起到一个"岗哨"的作用，防止病原菌进入淋巴和血液而造成感染扩散，然其自身却因之而产生了炎症反应，形成了淋巴结炎。该患者未见发生严重的全身毒性反应，应该是淋巴结对细菌强有力的"过滤"后，有效地发挥了防御屏障作用的缘故。不可思议的是，相对局限之肿势，为何历经 2 个多月住院的中西医治疗，仍无消散迹象？其疼痛不仅长期不止，且近日又趋加剧？也就是说，其肿胀之顽固和疼痛之剧烈，用"淋巴结炎"都很难解释。

学生乙：住院期中，前医将之归于疮疡和痹证，似乎也是正确的，所用方药亦属对证。但坚持服药 2 个多月，虽有小效，而甚不理想，说明辨证上一定存在问题。

老师：你们从西医和中医两个方面提出了质疑，看来对本案的西医治疗和中医辨证确都需要重新研究。

细究本证，肿块骤起，其初起于左上肢内侧者，并无明显红肿发热，切开排出并非脓汁，仅系水血混合液。而后之起于腕部者，更是迟迟未见化脓。综观其症，其肿为发无定处之漫肿；其疼痛不限于肿块部，而系双上肢不定处。整个表现，符合流注"漫肿疼痛，皮色如常……此处未愈，他处又起"之临床特征，故当诊为流注。考方书多将流注分为暑湿流注、湿痰流注、余毒流注和瘀血流注等。其中余毒流注多因先有某种局部感染，毒气走散，流于经络而成，本案之病情与之相近。而湿痰流注又为各种流注所共有的病理基础，因此，辨为局部感染，湿痰为患，毒气走散，流于经络之余毒流注证。

予败毒流气饮加减。

125

茯苓 15g，白术 12g，白芥子 10g，半夏 12g，枳壳 10g，当归 10g，三棱 10g，莪术 10g，羌活 10g，独活 12g，川芎 12g，北细辛 10g，白芷 15g，柴胡 10g，木香 10g，赤芍 15g。3 剂。水煎，每日 1 剂。

3 月 10 日二诊。双上肢疼痛明显减轻。续上方 15 剂。

3 月 27 日三诊。上方每日服 1 剂，疼痛更见日减，药后每有矢气频频现象。左上肢偶尔尚有窜走疼痛感，右上肢疼痛已止。

续初诊方，去三棱、莪术，加路路通 15g，穿山甲珠 6g（冲）。

4 月 16 日四诊。上诊以来，断续服药 10 剂，双腕肿块消散，疼痛止。昨晚左肘部又感有些疼痛，唯恐复发，故又来诊。续予前方 5 剂，以巩固疗效。

2008 年 12 月 25 日，追踪随访，已近 3 年，未再复发。

病名	主症	辨证	治法	选方
流注（猫抓病性淋巴结炎）	上肢疼痛不定处肿块	痰湿流注毒气走散	祛痰行气疏通经络	败毒流气饮

思辨解惑

学生甲：我们年轻中医，很少见过这类外科疾病。因此，一见肿块疼痛只知道以疮疡痈疽论治，其住院期间的中医治疗也反映了这种情况。说实在的，该患者来诊时，我的思想也只是在黄连解毒汤、五神汤之类方剂中推求，直至看了老师的处方也还有些困惑不解。

老师：这很正常。理论知识本来就必须与临床经验结合，才能准确地辨证论治。何况你们从事大内科，对外科疾病有关著作原本就读得不多，临床更谈不上实际经验。因而，只知笼而统之地按"炎症"治疗。也就不奇怪了。只是来求中医诊治之患者，病情千奇百怪，远远不止于内科疾病，故了解一些其他科的知识非常必要，否则绝对会感到穷于应对。

学生甲：老师所说此点，我感触甚深。中医一坐上门诊，来诊者内、外、妇、儿、眼、耳、骨、肛各科患者均有。虽然稍大的医院也都分科，而这决不能弥补知识只限于内科的缺憾。因为当今社会疾病谱的改变，老年病的增多，多科疾病集于一身者常见，中医不分科的观念仍存，更何况存在大量如本例这样难定纯属内科抑或外科的患者。因此，没有内科以外各科的知识，是很难成为一名合格内科中医的。

老师：这使我想起了一个令我每一思及即感汗颜的患者。4 年前，一位中年男子来诊，云 3 年前因左下肢外伤，缝合数十针后痊愈，而近 1 年多来缝合口瘢痕色彩鲜红，痕体逐渐增粗，坚硬鼓挺，表面不平，瘙痒烧灼刺痛。视之，原缝针处向两侧伸出红条状瘢痕，若蟹足状，中心有蟹腹。我乍一看，嘛然而退，且茫然不知所措，乃推找西医外科。而患者早已若干次就诊于西医外科无效，仰赖中医之情溢于言表。不得已时，我请来本院老中医，他毫无推迟地把脉查舌，在望过瘢痕后，成竹在胸地说，这叫瘢痕疙瘩，亦称瘢痕瘤，古代文献有称"肉龟疮"者，赵炳南则将其称为"锯痕症"，其发病之由为各类原因造成瘢痕后，或因禀赋异常，特异体质，或因余毒未尽，复受外邪侵入皮肤等导致气滞血瘀，热毒搏结所致。处以凉血地黄汤加味。服药 10 剂后复诊，瘢痕减退 2/3。又服 20 剂，瘢痕消至正常。

有了这次令我深感差距的教训，我才涉猎了一些旁科书籍。而面对这例患者，我仍难明老师辨证论治的深层道理。古人云：十年能读出一个举人，而十年难学出一个太医。今天我再一次感知了这句话不仅是患者对医生的严求和社会对医者的景仰，更是无数先辈临床时在知识不济情况下的无奈概叹。

学生乙：看来，流注不同于痈疽，更非普通疮肿。那么，它是怎样一种病证呢？

老师：此问题《医宗金鉴·外科心法要诀》作了极为简捷明了的论述。它用歌诀的形式将之表述为："流注原有证数般，湿痰瘀风汗后寒，发无定处连肿漫，溃近骨节治难痊。此证本为脾胃弱，留结肌肉骨筋间。"因此，我们可以据此认识：流注之病因为脾胃素虚，复感风寒瘀湿之邪；其病机为邪留结肌肉骨筋之间，致令气血不行；其表现为肿块发无定处，肿块又多痛肿而少红热，随处可生，或肿不明显，乃至完全不肿而疼痛却甚烈；其类型约有暑湿、湿痰、余毒、瘀血等 4 类；其预后一般较好，而发于骨节及骨空处则难痊；其治疗总则在一个"散"

字，疏达之、导散之、流通之、逐散之、温散之……

学生丙：可是，《医宗金鉴》治流注所举方剂中并无此败毒流气饮方，其方出于何处？用它的依据又是什么呢？

老师：本例患者诊时易被"猫抓病性淋巴结炎"的稀奇病名迷蒙视线，而遣方时则易被《中医外科学》教材或《医宗金鉴》等书对流注所列举的用方范围所束缚，因而，纵然正确地辨证为流注后，也感到无方可选。克服的办法只有一个：以不变应万变，拿起辨证论治这个法宝。它既已帮助我们拨开稀奇病名而认识了流注证候本质，循之再进必能准确辨证选方。本例虽为余毒流注，而并未出现该证常见的热甚毒甚之临床见症，相反以非该证特有的疼痛为主要表现。因此，上述书籍给该证开列之方对本案显然缺乏针对性。而王肯堂在《证治准绳·疡医卷》败毒流气饮条下所注诸症与本例却甚为相合。其云："治流注初发，堆核硬痛不可忍者，宜用此药疏邪流气。"短短"疏邪流气"四个字，却说明了其肿块及痛不可忍，乃因邪气结留经骨筋肉，气血不行。此病机与本例病机一致，因而，选择该方既缘于症状相近，更因于病机相合。

学生甲：刚才谈到有肿不明显，乃至完全不肿而疼痛甚剧的患者，这似乎是我见过的书上均未谈到过的问题，临床真有这样的病案吗？若真如此，还属于流注吗？

老师：流注剧痛而不肿者多也，这是因为流注的成因有多种。举凡饮食劳倦损伤脾胃，房室过度而劳损阴阳，营气不从而腠理不固，暴怒伤肝或郁结伤脾，痰湿流注或金伤血瘀，产后恶露而致血浊内停……凡此种种，皆可导致流注。而其基本病机又为上述某因素导致的气血凝滞。"凝"则经脉不得舒展，"滞"则经气不得流动，所谓不通则痛也。至于流注之有痛，有不痛，有虽痛不甚，有痛而剧烈者，又因其成因不同，或流注部位不同，或肿硬情况不同所致。如因寒邪所袭，经脉挛急，其痛必甚，或流注留结于筋骨之间者，其痛亦甚。而这类患者外观可能是仅微肿或完全不肿的。

2004年9月，我治一王姓患者，男，54岁，右锁骨部疼痛断续发作数年。发时体位完全受限，其疼痛每剧烈至呻吟甚至叫喊，止痛药完全无济于事，只好局部注射麻醉药。脉迟，舌苔薄黄。我初诊时以五积散类不效，复改用乌头汤加味，其中炮附子用至 40g，炙川乌 10g，炙草乌 8g，均先煎 1 小时再下诸药，并加用乳香、没药等止痛药，同时局部贴止痛膏药。不料服后疼痛完全未见减轻。乃静心推求：固定部位疼痛多为寒凝或瘀滞，然瘀滞疼痛一般少见无此剧烈，因而其痛当属寒凝。然用大热峻烈之祛寒止痛剂完全无效，则又非寻常之寒痹。该证必为寒邪与痰湿纠结，流注经络。所谓"流者流行，注者住也"之流注证。乃以木香流气饮合阳和汤 3 剂煎服，另以颠倒木金散（即木香、郁金各 25g，共为细末），每服 4g，每日 3 次，白酒冲服。孰料服药当晚即安然入睡，次日疼痛大减。尤其值得一提者，持续之迟脉竟随之完全消失。药尽剂而愈。2 年后原症又有发作趋势，复配原方 1 剂，药后豁然。

余如此详细地介绍这一形似游离其外，实确属乎其中之"异类"流注案，旨在说明疾病之奇，也许是永无穷尽的，而只要坚持辨证论治，必能拨开层层迷雾，逼近其本质。古人尝谓："望龙光知古剑，觇宝气辨明珠。"此穷究事物缘由之法，亦医者临床辨治之法也。

沉疴痼疾，居然一矢中的

——无汗身麻30年

诊断现场

陆某，男，70岁。初诊日期：2006年5月8日。身麻、无汗30年。

1976年夏，于不知不觉中出现双下肢发麻，初时不甚，仅偶有蚁行虫爬感，渐加频加重且上延至全身，每日数作。轻时麻感阵阵，重时麻木肢重，状如脚穿沉重靴履，举步艰难。行走时下肢难于支撑，致头身前窜感。与此同时，发现项以下无汗。某省医学院附属医院诊为神经官能症，住院治疗2个月，无明显效果，复至邻省医科大学附院再次入院，亦无明显治疗效果。遍做相关检查，均未发现有价值之阳性结果，遂出院回本省求治于中医。

在先后延请的近10名中医中，有以气虚失运、中阳不振而用补气和中升阳汤者；有以血虚失濡而用四物汤加味者；有以气滞经络而用羌活行痹汤者；有以死血顽痰阻滞脉道而用大活络丹者；有以气血亏虚，营卫俱弱，脉道空虚，无以营运而用十全大补汤者；更有以周围神经炎投用桃红四物汤加金银花、白花蛇舌草类治疗者。并服用过不少单方、验方、中成药。30年之求医问药，终无效果。2年前开始出现双下肢浮肿，因当时从省外来川探亲，于我处治疗水肿，服药数剂，肿即消退，但因故须急速返乡，故未及求治麻木无汗即中断治疗。此次双下肢浮肿甚剧，当地服药无效，于是想到2年前之疗效而专程来我处治疗。

刻诊：全身麻木，项以下无汗，身沉重而紧束，双下肢浮肿，行走时举步不利，头身前倾窜感。脉迟细，舌苔白厚，体丰。

辨证论治

学生甲：这不仅是病程达30年之沉疴痼疾，而且是麻木、无汗、水肿三大主症相伴相纠之复杂证候。两次住院和久服各类中药无效，说明了其治疗难度。辨治思路，似不应步前述诸医之后尘，而应从三症之病因中寻求相因为患的病理关系，再从中找出其根本病机，以遣方治疗。这或许很困难，而舍此有何办法呢？

老师：这是一个很有见地的切入点。《内经》云："营气虚则不仁，卫气虚则不用。"《难经·三十二难》云："心者血，肺者气，血为营，气为卫，相随上下，谓之营卫。"是以麻木之病，未有不与营卫气血相关者。而无汗一症，亦紧关乎营卫，故景岳云："汗发于阴而出于阳，此其根本则由阴中之营气，而其启闭则由阳中之卫气。"可见，两症之因，皆系营卫。那么水肿一症呢，自然也与营卫密切相关。《金匮要略·水气病脉证并治》有一段经文，对此机制作了说明。其云："寒气不足，则手足冷；手足逆冷，则营卫不利，营卫不利，则腹满胁鸣相逐；气转膀胱，营卫俱劳；阳气不通即身冷，阴气不通即骨疼；阳前通则恶寒，阴前通则痹不仁。"它清楚地说明了阳气不通，阴气不流，营卫不利所引起"气分"病的多种临床见症。然气分病与水病又同出一源，只是一表现为肿，一表现为腹满胁鸣。而除条文已明确提到营卫不利可致"不仁"（即麻木重证）外'，其肢冷、骨痛、恶寒与本例之长期无汗亦均为气血不足、营卫不利所导致的不同临床表现。可见本案主症虽有三，而其根则一。

学生乙：刚才分析的麻木、无汗与营卫紧密相关，容易理解。所论水之与气，同出一源，亦有唐宗海"气生于水，即能化水；水化于气，亦能病气"之说为据。但气水之病（如本例水肿）与营卫如何相关，我却百思不得其解。而不明白这点，则很难认可"症虽有三，其根则一"的辨证结论。

老师：这是一个非三言两句所能回答的问题，既然尖锐地提了出来，只得欲休还说了。先师江尔逊研究《伤寒论》时，曾提出过一个崭新的研究切入点，即"阴阳营卫血气津液一体论"，认为此八者间不仅关系紧密，甚至本质相同，故常可互称，并认为用这种"一体观"能够揭示疾病演变规律和治疗机制，因而对调和营卫之祖方桂枝汤进行了深入研究，将仲景以桂枝汤为基础加减演变的 50 个方，分为本方证、加减方证和类方证三大类，用"一体观"将之如线贯珠般地串接起来，并明确了气水不和即为类方证所主。江老认为，当营卫不和时，部分患者可受禀赋、宿疾、治疗等因素影响，演变成水气不和证。此类证候源于营卫不和，虽有病机演进和变异，而本质仍不离乎营卫（血气）。其中，有不同部位的阳伤饮停和营卫不和向气水不和转变的阶段过渡证，它们的治疗，均当以调和营卫血气为总原则。本例的水肿见症，正是这种阳伤饮停和营卫不和向气水不和转变所致。因而，治法自然可与其同时存在的麻木和无汗二症相同，于营卫中求之。

学生丙：通过这一剖析，对前面所列《金匮要略·水气病脉证并治》"营卫不利，则腹满肠鸣相逐"之"气病"何以与水肿为同出一源，有了进一步的认识。用何方才能既关照到营卫，又能紧扣这"演进"和"变异"了的病机呢？

老师：我准备以黄芪桂枝五物汤为基本方，同时加入附子、白术二药以力求"紧扣"。因为营卫不和演变为气水不和所导致的阳虚饮停可表现于不同部位，本例之下肢肿为肾阳受伤，当用真武汤，而营卫不和已转为水气不和后，则当遣用苓桂术甘汤，此二方均已含于我准备遣用的方中，故此二药的加入，非仅是黄芪桂枝五物汤加用了两味药，而是合入了两个不同主证的方，其用亦非单纯着眼于水肿，而是针对营卫不利这一根本病机。

诊断：①麻木；②无汗症；③水肿。予防己黄芪汤合鸡鸣散。

黄芪 30g，防己 10g，白术 12g，薏苡仁 30g，通草 10g，紫苏 12g，吴茱萸 10g，木瓜 10g，槟榔 10g，桔梗 12g，生姜 15g，车前子 15g，大枣 20g。4 剂。水煎，每日 1 剂。

2006 年 5 月 15 日二诊。上方服完 2 剂，水肿即明显消退；服完 4 剂，水肿基本消散，行走较灵便。

续上方再服 4 剂。

2006 年 5 月 19 日三诊。全身仍麻，皮肤感觉不灵，身仍无汗。

132

改用黄芪桂枝五物汤加味。

黄芪 30g，桂枝 10g，白芍 12g，炙甘草 10g，茯苓 20g，半夏 10g，生姜 10g，大枣 20g，白术 12g，乌梢蛇 30g，薏苡仁 30g，炮附子 30g。7 剂。

2006 年 5 月 26 日四诊。麻木大减，尤以左上肢减退明显，步履轻松，已能散步行走 3 小时。下肢微浮。苔黄厚，舌胖大。

上方加白豆蔻 10g，杏仁 12g，法半夏 12g，通草 10g。

2006 年 6 月 27 日五诊。上方服 20 剂。现身麻基本止，胸背已有汗，身体轻松，紧束感消失。

续上方 20 剂，嘱隔日 1 剂，以作巩固。

2006 年 8 月 21 日六诊。上身已全部正常出汗，身麻仅右侧稍有感觉，双踝下午略有微肿。要求带药返乡。

疏第三诊处方 10 剂。嘱慎风寒，勤活动，戒生冷，以杜复发。

病名	主症	辨证	治法	选方
麻木 无汗 水肿	全身麻木 项以下无汗 下肢浮肿	营卫俱虚 气血不足 气水不和	调补营卫 益气利水	黄芪桂枝五物汤 防己黄芪汤 鸡鸣散

思辨解惑

学生丙：本案治疗，因为抓住了气血不足、营卫不利这个总病机，故收一方以愈三证之效。《灵枢·本脏篇》云："卫气者，所以温分肉，充皮肤，肥腠理，司开阖者也。"卫气虚弱，肌肉失却温煦，皮肤失却充养，腠理失却开阖，故无汗、麻木之症得生。《灵枢·邪客篇》曰："营气者，泌其津液，注之于脉，化以为血，以荣四末。"故营气虚弱，人体失于濡养，亦导致无汗、麻木。《灵枢·营卫生会篇》更进一步强调了"营在脉中，卫在脉外，营周不休，五十而复大会，阴阳相贯，如环无端"的营卫协调循环关系。一旦这种循行失调，首先见到的也是汗液改变（或多或无）及麻木不仁等一类症状。至于水肿，是营卫不和演变成水气不和所致。因此，本例抓住营卫以治也就切中了病机之根本。

但前两诊选方，似未本此。这是为什么？

老师：凡治疗病情复杂之慢性病，首当遵从标本原则。标本原则在《内经》里以六气标本、脏腑标本、病体标本和治疗标本等加以体现。而治疗标本，不仅有根据病情轻重缓急提出的"急则治其标，缓则治其本"原则，也有先病为本、后病为标的规定。为了让人明了，《素问·至真要大论》列举了临床大量病症加以示范，如"病发而不足，标而本之，先治其标，后治其本""先病而生中满者，治其标"。这些精神对于本案治疗都有着具体的指导作用。因为本此精神即可认识到三症中水肿为标，故应先治水肿。选用防己黄芪汤，乃因其能使"卫阳复振，驱湿下行"（尤在泾语）。而鸡鸣散长于温宣降浊，具有开上、导下、疏中作用。合而用之，能使因营卫不利致清浊混淆、郁而生聚之水于温宣疏导中祛之。可见，"治标"不仅是对当前最主要最痛苦症状的消除，也是在为"治本"创造条件。

学生丙：我注意到患者治疗过程中，曾有医者按"气血亏虚，营卫俱弱，脉道空虚，无以营运"遣十全大补汤以治，但却并未生效。而辨为气血不足，营卫不利，遣黄芪桂枝五物汤后却收到如此快捷而全面的效果，是二者辨证看似相似，实有区别，还是所选方药作用有本质的差异？

老师：二者均有。首先，营卫俱弱和营卫不利是有区别的，前者为纯虚，后者为虚而兼滞。其次，十全大补汤系《医学发明》为虚劳咳嗽、遗精失血、妇女崩漏、经候不调等证所设的一个处方，其功效与本证显然大相径庭。而黄芪桂枝五物汤乃仲景为血痹身体不仁所出的一张专方。血痹为身体有余于外、不足于内的人感受风邪，血行不畅，营卫滞涩所致，主要表现为麻木。该方虽药仅5味，而集温、行、补、调于一身，其温行正可疗营卫不利而致之滞，而其补调则可愈营卫不利之虚，对血痹具有十分准确的针对性。故尤在泾在《金匮要略心典》中说："黄芪桂枝五物汤和营之滞，助卫以行。"其认为"血中之邪，始以阳气伤而得入，终必得阳气通而后出……阳出而邪去"。故本例患者的病机不是脉道空虚，而是脉道阻滞。因此，那位医生在认识到营卫俱弱，亦即开始触摸到本质时，却缘这一差误被隔阻在了正确治疗的法门之外。

学生丁：这例患者的治疗，若加上带回 10 剂药继续服用的时间，疗程达 4 个多月。而仅前两诊使用了治"标"之方，治疗时间仅 10 天，后 3 个多月的时间 57 剂一方到底，竟然收到了"一石三鸟"之全面疗效。这显然是因为坚守了慢性病须"守方以治"的原则。而守方治法有效使用的前提，一须理清标本，二须对患者身上纷繁复杂的诸多（如属性矛盾或风马牛不及的）临床见症，从病机上做到总体把握，这样才能避免"执迷不悟"地守死方而治活病，进而也才能目的明确地守效方而剔病根。显然，这一治疗原则，对治疗临床顽疾具有十分重要的意义。而临床怎样才能用好"守方以治"这一治疗原则，却非易事。有没有一些可资效用的经验和方法呢？

老师：临床的复杂性，决定了这没有什么"规范"的现成方法。而《素问·至真要大论篇》所云"坚者软之，脆者坚之，衰者补之，强者泻之，各安其气，必清必静，则病气衰去，归其所宗，此治之大体也"，似暗含了本法所要求的两点：平稳持续施用；针对根本病机。由此，我于临床在以下三种情况时，辄循"守方以治"的治法。

其一，用某方对治患者的复杂症状，尽管以表面上看难于顾及全面，而用后症状却日渐减轻者，可守方以治，即所谓"效不更方"。至于其机制，可在诊治过程中逐渐领悟。

其二，对一些重症虚损或瘕积肿块等，需渐生气血，填精充髓，或缓磨渐消者，可守方以治，即所谓"积渐以收功"。

其三，病情太复杂，治此症则有对彼症产生负面影响之虞，离开"抓住根本病机"则无法入手，而根本病机又系经年累月之痼疾者，可守方以治，即所谓"剔根本而萎枝蔓"。

当然，这不是什么指征或规定，仅是我临床的零星心得，提供给你们聊作参考吧。

多维思考，渐逼幽潜

——前阴充气胀大

诊断现场

陈某，男，25岁。初诊日期：1988年9月13日。阴茎胀大断续发作1年多。

1987年5月4日正行房时受惊，数小时后开始出现阴茎前半段胀大，用手搓揉后渐消退，而次日又开始胀大，仍经搓揉消散。自此每日必发，并渐加频，日达二三次。不仅如此，胀大从前段延扩及全阴茎，发时整个阴茎貌似勃起而并不坚硬，捏之呈充气样，须久久揉捏方可慢慢消退。先后于某医院神经内科、泌尿科和生殖研究中心求治，或诊为过敏，或诊为神经官能症，服药均无效果。随着时间迁移，胀大开始伴发阴茎疼痛，睾丸微胀，并逐步出现心烦、焦虑、纳差、早泄等症。今年以来，病情发展至阴茎日胀大三四次，发后萎软，小腹及睾丸均胀坠不适，嗳气频频，身沉倦怠，并呈阳痿趋势。发病以来，多次延请中医治疗，先后服药数十剂（药名不详），均不见效。

刻诊：阴茎不自主胀大，经揉捏可散，胀时轻微疼痛，日发三四次。小腹胀，睾丸坠胀，倦怠身沉，嗳气纳差，精神萎靡，情绪低沉。脉弦缓，舌苔黄厚而腻。

辨证论治

老师：对于这类少见疾病，我们还是先行讨论一下，这不仅对活跃学术气氛、启迪思维有好处，或许对其具体治疗也会提供有效的方法。

学生甲：这真是一例怪证。按照"怪证多因痰作祟"的思路，考虑从祛痰的角度论治。其阴茎胀大而不坚，痛而不甚，可以排除火邪为患；日发数度，乃痰阻经络，经气流行不畅所致，而其通过揉捏可除，也为外力助经气以行的表现。因此，似可采用涤痰汤类治疗，待痰浊化运后，用六君子类调治收功。

学生乙：阴茎不自主胀大，虽不坚硬，似仍归于勃起。而无故勃起，当责之于相火旺。脉弦苔黄亦为其佐证。阴茎为足厥阴肝经所络。心为君火，肝寄相火，故泻肝则能熄妄动之相火。可用龙胆泻肝汤加减治疗。

学生丙：气病及血，气郁血滞，此疾病发展之普遍规律。故我一直在考虑，本病是否为瘀阻经络，经气滞塞痹阻所致，因而主张用少腹逐瘀汤一试。

老师：这是一例暂无文献可资遣方借鉴的病症，就暂按泻肝以熄相火的办法试投 3 剂，看看情况，再做调整。

予龙胆泻肝汤加味。

龙胆 10g，栀子 10g，黄芩 10g，柴胡 10g，生地黄 20g，车前草 20g，泽泻 30g，木通 10g，白芍 15g，当归 12g，黄柏 12g，绿萼梅 12g。3 剂。水煎，每日服 1 剂。

9 月 15 日刚一上班，患者即来就诊，我诧问，尚有 1 剂药未服完，当明日再诊。答曰：症状毫无减轻。且焦虑不安，频频询问能不能治疗。

看来上方没有对证。乃一边安慰患者，劝其服完 3 剂，明日再看，一边准备夜晚查书寻求治法。

9 月 16 日患者应时而至，我已成竹在胸。

老师：大家前日的发言，观点明确，方论具体，能从不同侧面切入，很有独到见解。而似乎有一个通病，即程式化了一些，亦即对患者具体情况的全面分析不够。其实，按大家的水平，只需调整一下方法，作多种不同侧面的分析和综合思考，是会辨明其准确病机，从而进行正确选方的。当时我同意用前方治疗，也是犯了大家一样的通病。

本病为正常交媾突受惊恐而起。《素问·举痛论篇》云："惊则心无所倚，神无所归，虑无所定，故气乱矣。"又说："恐则气却，却则上焦闭，闭则气还，还则下焦胀，故气不行矣。"皆涉及到气病。患者症为阴茎气胀，而阴茎为肝经所络，肝在调气中起着重要的作用，故在思路上是不是应从"气"的角度作些考虑。

其病之因，为突受惊恐，情志受伤。症状约为两大类：一是气郁，表现为阴茎气胀，腹胀睾坠，嗳气频频；一为湿阻，表现为倦怠身沉，舌苔厚腻。而其发作次数增多，纳食日减，乃因久治不效，思虑伤脾，亦即《灵枢·本神篇》所谓"忧愁者气闭塞而不行"所致。这样，我们就可以将之诊为突受惊恐，气机逆乱，气郁湿阻之前阴充气证。

予四逆散合三仁汤加味。

柴胡 10g，白芍 30g，枳实 10g，炙甘草 10g，白豆蔻 10g，杏仁 15g，薏苡仁 30g，厚朴 30g，法半夏 10g，通草 10g，滑石 30g，广藿梗 12g，荔枝核 10g，橘核 10g。4 剂。水煎，每日服 1 剂。

1988 年 9 月 20 日三诊。服完上方后阴茎胀大基本未再发生，小腹胀、睾丸坠胀痛大减，未再嗳气。舌苔变薄，口腻感减轻。

续予前方加绿萼梅 10g，凌霄花 10g。4 剂。

1988 年 10 月 7 日因过食生冷致腹泻来诊。云前症二诊后俱已消失。

病名	主症	辨证	治法	选方
前阴充气 胀大	阴茎胀痛 腹胀身沉	惊恐伤气 气郁湿阻	行气化湿	四逆散 三仁汤

思辨解惑

学生甲：刚才老师在肯定我们观点明确的同时，提出了程式化通病的问题。我理解，就是虽能大胆地从不同侧面分析和认识疾病，但未能紧密联系具体情况，在分析中排除，在认识中进行多侧面思考，习惯于线性思维，满足于常规理论中兜转，易于被一些假象印定眼目，因而，有时连相对单纯（如本例）的病机都缺乏准确的把握能力。看了这例患者的治疗结果，我对此感觉尤为强烈。

老师：辨证论治是人所共知的临床原则，而在未全面掌握和研究整个情况时，仅凭某点进行线性对应，当然很难获得正确结论的。本例因惊恐而起，这一重要因素首先被我们忽视了，而受惊当日即发病，也非痰、瘀、相火妄动所能解释，因此那种脱离了病因和发病情况的论断，不会是总揽全局、综合思考、全面把握的准确分析结果。因而其说理和认知方式只能是程式化的罗列。

学生乙：在临床遇到一些从未见过的怪病时，除尽可能地发挥自己的水平进行辨证论治外，还有哪些有效方法呢？

老师：这时要善于查书，从先贤的实践经验中寻找辨治方法。当然，或许很难找到完全相同的记载，而绝对不乏有启迪意义之论说。以本例而论，起码我迄今未见到过完全相同的病案。而《证治准绳·前阴诸疾》中，开篇即提到"足厥阴之脉入毛中，过阴器，抵少腹"，突出了足厥阴肝经在前阴诸病辨治中的重要性。在"阴肿痛"节中明确提到"阴茎痛，足厥阴经气滞"。紧接着在"阴缩阴纵"节中列举对前阴挺长不收等症的治疗。虽然证候不同，而其重视对肝气的疏调，是不是对本证辨治具有很大的启发意义呢？

不但如此，当今诸多杂志，亦不乏借鉴内容。如一女孩骑车被撞坠桥，失去知觉，醒后头昏痛，胸闷，咽喉部阵发性颤动，每分钟达170次，经治20余日，他症消失，唯咽震颤如前，舌根强硬。医者未沿外伤血瘀套法，而辨为跌坠惊恐，气机逆乱，化火生痰，上扰咽喉。治以调气解郁化痰之剂，1剂颤减，3剂消失。（《浙江中医杂志》1992年第6期）。其撇开症状追求病因而获效的辨证侧重点，是不是也对本案治疗大有启发意义呢？

任何人的实践面都是有限的，这种"临阵磨枪"因为具有强烈的饥渴性，很容易克服平日的审视疲劳和思维抗变性，从而有效地学习他人经验，扩大自己的间接实践面。不仅如此，由于是带着压力查阅，特容易触发联想和灵感，促进对问题的多维思考，从而使认识深入幽潜，逼近本质。这样，看似难于入手的病症，就会有了明确的治疗思路，甚至有时可收意想不到的一发即中之治疗效果。本例历经1年多的痛苦折磨，辗转医治无效，初诊时我们也误循门径，而经"临阵磨枪"后，一诊显效，仅两诊而痊愈，说明了"日遇疑难，夜求方书"的重要。

学生丙：刚才老师所讲，似乎在说面对一些十分罕见的怪证，欲从文献与之完全相同的记载中求得治法虽不可能，但从文献中获得启迪，通过联想进而作出具体方药遣用，则是完全可能的。而这需要活跃的思维和类比的能力。本例能通过《证治准绳》治前阴诸疾总重肝气及杂志上刊登的疗怪症独重病因之病案获得启迪，从而找到正确的治法，就是这种能力的体现。由于这是临床为疑难所困时最可能取得茅塞顿开的门径，因而是我们所必修的功课。请老师再作一些讲解和经验介绍。

老师：这里所说的思维，其实是灵感。它的出现与人们对问题的长期探索有着内在的联系。它是一种不一定但却常常跃入意识的使问题迎刃而解的思维方式。30 多年前，我治疗一患儿，11 岁，持续腹痛，阵阵加重 2 天，加重时手足蜷曲来诊。患儿面色苍白，焦躁紧张，腹胀呕吐，腹泻之粪浆呈暗红色，散发出强烈之腐腥臭味。

该证集痛泻吐胀于一身，治疗颇感棘手，而四症俱急，不可有太多犹豫。先以祛邪化浊、降逆和中以治，俾浊祛而止泻痛，逆降而除呕胀。予半夏厚朴汤合左金丸加味。服 1 剂，了无寸效。乃按热毒之邪挟湿浊干胃袭肠以治，予黄连解毒汤合芍药甘草汤加砂仁、苍术、地榆、槐花以治。服完 1 剂亦全无效果。是儿接诊当晚，我即开始浏览医籍之论胃肠疾患者，当阅至肠痈时，不禁心中一震，患儿症虽复杂，而最突出的是大便暗红腥腐，奇臭难闻，故这应该是本患的辨证着眼点。肠痈病位在肠，病理基础为湿热郁结，气阻热壅化瘀腐肠，与本患情况不是相近吗？所不同者，彼为湿热挟瘀腐肠管，此为湿热挟瘀伤肠络，故可借鉴肠痈泻热破瘀、通腑散结之治法。处以大黄牡丹皮汤加味。

大黄 6g，牡丹皮 10g，桃红 10g，马齿苋 30g，红藤 30g，炙没药 6g，地榆 15g，广三七 5g，金银花 10g，地丁草 30g，甘草 10g，败酱草 30g。

服完 1 剂，当晚痛泻均减，呕止，胀消。再服 2 剂，诸症消失。

此患之成功治疗，对我如何在临床解疑破难，起了很大的醒悟作用。后来我十分留意杂志上的类似报道。如治功能性不射精，并无专用方药，医者通过体健能性交仅不能射精，乃精道不通，借鉴开关利而管道通的道理，寻找到了功擅开通九窍的麻黄，用之敷于脐中，直通任脉而使关开窍通，从而获效。此由症之特异而借类比所新发现之有效药（方）。又如据威灵仙能软化鱼骨得到启示，产生能软此坚必能化彼坚之联想，将之用以治疗肾结石、胆结石，果然获效。此由症之此效而借类比用以疗彼之新疾。凡此种种，均是研读时而获之新知。

这样，一个新的要求即对自己提了出来。那就是在白日临床，夜间回忆思考，所谓"日间挥洒夜间思"的同时，还必须白日若遇疑难，夜必遍查方书，调激思维，于类比联想中求法求治，摆脱拘囿于某证之成法成方的僵化思维。多年来，深感此系治疗疑难病症的一种重要方法。

涎唾增多，其治不在凿分属涎属唾
——唾涎沫

诊断现场

病例一

何某，女，52岁。1992年8月5日初诊。唾涎沫、舌痛2个月余。

1992年5月下旬外出归来后初感口苦口腻，自认为热重，泡金银花、胖大海服数日不效。此后发现唾沫增多，较稠浊，并见舌痛，口苦腻亦更见加重。于当地医院服消炎药和中药清胃散等不效，终日口中不断吐出涎唾。6月中旬专程前往某医院，诊为湿热，先后使用龙胆泻肝汤、泻黄散、导赤散等均不效。后辗转于几所医院，中西医所用药物均大同小异，而毫无效果。患者忧郁而烦躁，更感终日难宁。因其女与笔者同在一个城市工作，遂将其母接来请余诊治。

刻诊：稠浊涎唾，频频吐出，口苦，口干，舌边尖痛，偶有牙龈出血，心烦焦虑。脉缓，薄黄苔。

病例二

王某，男，2岁。1990年7月26日初诊。淌清涎1年半。

自半岁起口中常溢涎液，渐呈淌滴不断，无奈时只好用棉垫塞于项下，每日置换2次。自汗，时哭闹不止，用热水帕烫敷脐腹则哭可立止。纳食吮乳均差，神情委顿。曾延请数医，先后用六君子汤、清脾散等治疗近月不效。后一医生用益黄散合四君子汤，云10剂内必愈，而服用1个月，仅精神稍好，余症同前。

刻诊：滴淌清涎，时哭叫，自汗，纳差，神疲。

辨证论治

学生甲:"唾涎沫""淌清涎"这是学术书面术语,我想患者来诊时的主述症状大概都是"清口水多"。而这种"多",不仅《素问·宣明五气篇》中明确有"脾为涎""肾为唾"的不同,《金匮要略》中有着更为复杂的临床证治内容,说明它绝非是一个简单的症状。那么,像这两例久治不愈的患者,该如何辨证施治呢?

老师:欲正其本,须澄其源。我们还须先从提出这两个概念之经典著作中去探究。《素问·宣明五气篇》是旨在宣述和阐明人体生理病理活动及其变化规律的一篇经文,其云:"五脏化液:心为汗,肺为涕,肝为泪,脾为涎,肾为唾,是谓五液。"其本义是口为脾窍,涎出于口,故涎为脾之液;足少阴肾经之脉循喉咙挟舌本,通舌下廉泉穴,唾出于舌下,故唾为肾之液。显然这里是讲五液各与一脏密切相关,并未提涎与唾有质地或性状之别。后世著作,包括仲景在论述时都沿用了这个含义。那么,临床当如何对其加以把握和辨析呢?我认为首应通过相关脉证,判别其为何经疾患使然。亦即涎唾不必凿分,而其清稀稠浊却是辨识病属何经、为寒为热之重要依据。

病例一

诊为脾胃湿热。予甘露饮加味。

生地黄 15g,熟地黄 15g,茵陈 20g,天冬 10g,黄芩 10g,柴胡 10g,枇杷叶 12g,龙胆 10g,麦冬 12g,石斛 10g,甘草 10g,佩兰 12g,藿梗 12g,枳壳 10g。2 剂。水煎,每日服 1 剂。

1992 年 8 月 6 日二诊。昨日之药,尚有 1 剂未及服完,患者大喜过望提前来诊。进门即连连陈述:昨日之药煎好后仅服 2 次即感唾涎沫大减,服完 3 次后今日不仅唾涎全止,口苦及舌痛亦大减,要求再取药 2 剂带回家服,以巩固疗效,并请求给予处方,以防日后复发时用。

病例二

诊为滞颐。予吴茱萸汤合五苓散加味。

吴茱萸 6g,党参 10g,炙甘草 6g,大枣 10g,生姜 6g,桂枝 3g,茯苓 10g,泽泻 10g,猪苓 6g,白术 6g,黄芪 15g,浮小麦 15g,益智

6g。2剂。水煎，每日服1剂。

1990年7月28日二诊。上方服完后流涎大减，已可不垫棉垫，仅隔时擦拭即可，自汗亦大减。今日进食增多，精神较好。未再哭闹。

续上方2剂。

1990年7月30日三诊。诸症消失。患儿精神活跃，自行索食。

以六君子汤加山药、芡实等5剂，以作巩固。

病名	主症	辨证	治法	选方
唾涎	唾涎浊沫 清涎淌滴	脾胃湿热 脾胃虚寒	清利脾胃 温中化气	甘露饮 吴茱萸汤 五苓散

思辨解惑

学生甲：同为涎唾多，而二例的治疗却是寒温迥异。通过前论我们已知道涎唾虽不必凿分（文献和临床其实早已混淆或互称），然其清稀稠浊却对辨识疾病有着重要意义。此二例，一属脾胃湿热，一属脾胃虚寒，因而治法不同，这能够理解。而我不甚明白的是，病例一遍服祛湿热方，病例二久服益黄散类，按说均辨证无误，治法正确，为何却久治不效呢？

老师：这里涉及辨证和选方两个方面的问题。病例一辨为湿热，辨证不错，但何经湿热，医者未云。我们从其选方中可以看出，用龙胆泻肝汤时必考虑为肝胆湿热；用导赤散时必考虑为心经火热；仅一泻黄散针对脾胃，却缘着眼于脾胃伏火而仍偏离了脾胃湿热。病例二从前医用方情况看，亦曾考虑脾胃虚寒，然却忽视了病机已演进。这样，病例一失之于辨证最后落脚点的偏差，病例二则失之于认识的表浅。

学生乙：请具体讲讲。

老师：病例一湿热症象明确，而为何屡治不效？估计前医是据其口苦而着眼于肝胆，及因舌痛而归咎于心经。然未深辨口苦但无胁胀易怒，舌痛但无舌红溲赤。并忽视了涎属脾，浊为热，以及龈出血等均为脾胃之热确证等一系列重要辨证因素。因而，在误将脾胃湿热作肝胆湿热论治的同时，又将舌居口中，不仅受脾胃经湿热长期熏蒸，且因终日频频吐唾之超常活动而致之舌痛，误作心经实热诊治。忽视了湿热蕴结脾胃，持续上蒸的真正病机。病例二清涎淌滴不止，哭闹腹痛，病已由脾胃虚寒发展到了脾虚不能制水，气虚不能化水之脾病及肾、气病及水阶段，此时单纯以温补脾胃治疗显然已无济于事。而遣用吴茱萸汤，不仅《伤寒论》明确其主症之一即是"干呕，吐涎沫"，而且该方以"吴茱萸能下三阴之逆气，为君；生姜能散寒，为臣；人参、大枣之甘缓能调和诸气者也，故用之为佐使，以安其中"（《内台方议》）。因而，既对本案症状具针对性，又切合其病机。在与化气利水之五苓散合用后，共图脾肾兼治，化气行水之功。

学生丙：我们知道，唾涎沫不是一个一般的症状，上述两例的治疗也仅言其大概。因为单《金匮要略》里即在"脏腑经络先后病""肺痿肺痈咳嗽上气""痰饮咳嗽""五脏风寒积聚""水气病""呕吐哕下利""妇人杂病"和"趺蹶手指臂肿转筋阴狐疝蛔虫"等8篇16个条文和4个附方中提到，足见其涉及面甚广，是多种疾病都可发生的一个症状。是这样吗？

老师：不仅是这样，它还有一个特点，即虽在多种病证中作为一个症状存在，但很多时候却因其使患者感到痛苦，而成为患者前来就诊的直接原因，因而常常变成了临床诊治时的"主症"。如1998年春治一男青年。因白日工作劳累，夜间打麻将至深夜，而后再去加餐痛饮。如是数月后，日感身疲乏力，纳减脘痞，自购多酶片等内服数日不效。渐现唾液增多，方去就诊。医以保和丸加味3剂，治之不效。此时涎唾已发展成夜湿枕头，白日频咽（吐），说话时唾沫飞溅。患者系窗口服务人员，不能频吐，只得强咽，难受至极。来诊时只求速速止摄唾涎。此证显然因于起居劳逸失度，饮食失节，而致耗伤脾气。溢流涎唾虽仅为脾虚失摄后的一个症状，而现已成"主症"。乃以六君子汤加山药30g，益智仁12g，芡实30g。2剂涎唾止，余症减；再服3剂，诸症得瘥。

举这一案例，仅说明多涎唾有此特点，千万别因案例平常而把它看简单了。

我曾对《金匮要略》上述篇章唾涎沫的内容粗加分析，发现其症确甚复杂。从吐涎沫的量看，有"吐涎沫""多涎沫""多唾""咳唾涎沫不止"之分；从涎沫的质上看，有"唾沫""唾涎""唾稠涕""唾浊沫""浊唾涎沫"之分；从涎沫之气味看，有"浊唾腥臭"；从涎沫之伴随症看，有"咳嗽涎沫""呕吐涎沫""吐涎沫而癫眩"等之分。其中凡言"浊"者，多指涎唾黏稠；凡只言"吐涎沫"，未言"浊"者，多指涎唾清稀。前者属热，后者属寒。全书言"唾涎沫"者计20处，言其"浊"者仅6处，可见其证系以偏寒者为多。

无论属寒属热，均以涎唾增多为其特征。而涎唾类水，其增多总是由于水精失布所造成，因而可与痰饮证互参。故陈修园《医学从众录》中在辨有火之痰和无火之痰时曾提到："无火者，纯是清水；有火者，中有重浊白沫为别耳。"此确可谓识仲景精髓而复将之深入浅出之表述。

学生丁：那它多见于哪些病证呢？

老师：单从仲景对"吐涎沫"的条文分析，其病机即不下10种，大致可分为四类。一为肺冷津凝，包括上焦虚冷、上焦寒饮、肺中寒邪等；二为寒饮上逆，包括肝寒胃虚、中阳不足、下焦水逆；三为燥热为患，包括热壅上焦、热伤血络；四为痰浊蛔动，包括痰浊壅肺、蛔动气逆等。而其涉及的疾病，有肺痿、肺痈、痰饮、蛔虫、黄汗等。此外，古代医家还将涎证分为六类，即风涎、热涎、冷涎、病涎、虚涎和毒涎，均以临床具体表现而定其类属。因而涎唾增多还可见于其他众多疾病。

可见，其治之简，在抓住清稀稠浊，而不必凿分属涎属唾；其治之繁，在病机复杂且与多种疾病相涉。

此方可愈失语

——喑痱

诊断现场

病例一

贾某，男，53 岁。1989 年 12 月 2 日初诊。突然失语 1 周。

7 天前上午在家轻微劳作时突然口不能言，口流涎液，左手欠灵活，张口舌歪。家人急送往当地医院治疗。诊为面神经瘫痪，经静脉输入丹参注射液，口服醋酸泼尼松（强的松）、维生素 B 等，并服牵正散、大秦艽汤等不见好转。患者从初病时尚能缓慢低声作答至完全失语，遂急转诊于余。

刻诊：完全失语，口流涎液，左手失灵。脉虚迟，舌苔白。

病例二

刘某，男，79 岁。1992 年 8 月 25 日初诊。失语、偏瘫 5 天。

8 月 20 日中午扫地时突然站立不稳，并立即感语言不清，左侧肢体瘫痪，口喝流涎，急送往当地医院以脑血栓形成之诊断入院。入院后静脉滴注低分子右旋糖酐、丹参注射液等，口服中药补阳还五汤送服大活络丹，并配合针灸治疗 2 天无效。因余早年曾长期工作于该地，治好多例同类患者，患者家属遂将其转来我处，拒绝入院，要求只服我开的中药治疗。

刻诊：口不能言，左侧肢体瘫痪，口喝流涎。脉洪，舌苔黄厚稍腻。

辨证论治

老师：2 例患者均以口不能言，口流涎液，半侧肢体瘫痪或不利为主要临床表现，故同属中风之风中经络证，这应当是不难辨识的。然 2 例均经中西医结合且属较为切症的及时治疗，却不见效果，则应当加以研究。

学生甲：中风之证，病情轻重情况迥异，病位浅深，治疗有别。而肝肾亏虚、气血衰少则为所有病例共同之发病基础。此 2 例为邪中经络之患，缘于正气亏损，经脉空虚，卫外不固，风邪乘虚入中经络，气血痹阻，运行不畅，筋脉失于营养。治当养血和营，祛风通络。而就 2 例的前期治疗用药情况看，似乎也是本于这一原则，且其用方亦符合一般方书的"规范"，不效之因似不属于审证有误或辨证不确。

老师：你所分析的病因病机和对治疗原则的认识都是对的。而从"对"到精确还是存在距离的。早年我满足于"对"（方向正确）的层面治疗该证，疗效总不满意，后来不断摸索，终于发现小续命汤对本证，尤其是其失语具有特别良好的作用。

病例一

用小续命汤加味：

麻黄 12g，桂枝 10g，潞党参 20g，川芎 12g，白芍 12g，杏仁 10g，防风 10g，黄芩 10g，防己 10g，蜈蚣 2 条，炮附子 10g，炙僵蚕 10g。2 剂。水煎，每日服 1 剂。

12 月 4 日二诊。能缓慢说话，口涎减。

续上方 3 剂。

12 月 6 日三诊。药后语言对答流利，流涎止，左侧上肢活动度大增。

续上方 5 剂，带回家服。

次年 2 月来城探亲，专来我室，云带回之药未及服完即已痊愈。

病例二

小续命汤加补阳还五汤。

麻黄 10g，防风 10g，黄芩 10g，太子参 30g，桂枝 10g，桃仁 10g，

红花 10g，黄芪 120g，川芎 12g，当归尾 12g，赤芍 10g，地龙 10g，炮附子 10g，杏仁 12g，防己 10g，炙甘草 12g。2 剂。水煎，每日 1 剂。

8 月 27 日二诊。仔细倾听能听清其所讲话语，神志偶有恍惚，肢体较前灵活。苔黄厚，脉平。

续上方 5 剂。

9 月 3 日三诊。语言对答完全正常，肢体抬动灵活。脉平，舌尖红，周边光剥无苔，舌心黄苔。

病邪已祛，病症向愈。而阴血亏虚素体本质已露，温热之剂伤阴弊端已呈，改用桃红四物汤加味。

黄芪 100g，熟地黄 30g，沙参 30g，玄参 30g，赤芍 10g，川芎 12g，当归 12g，水蛭 10g，地龙 10g，桃仁 10g，红花 10g，龟甲 20g，石菖蒲 10g。

上方每日服 1 剂，共服 16 剂，至 9 月 19 日已能持杖行走，语言流利，无其他不适。带上方 3 剂回家疗养。

病名	主症	辨证	治法	选方
喑痱	失声	正气亏虚，风寒阻络	温阳祛风，散寒通络	小续命汤

思辨解惑

学生甲：此 2 例患者取得如此快速而满意的疗效，功在对于方的潜能的发掘。小续命汤本即治风之剂，用治中风乃属常规。而发现其对中风失语有特殊功效，并每遇失语时均将此方作为首选，这其间就必然蕴含有其发现、印证、认识和总结的漫长过程。先贤"于平淡中见神奇"的平常选方所获奇效的验案，未有不经过这个过程的。那么，您是如何在洋洋治风方剂中发现此方这一神奇功效的呢？

老师：因为"口不能言"为中风之风中经络证一个极为常见的症状，过去治疗我也是于大秦艽汤、牵正散、补阳还五汤、镇肝熄风汤等治风中经络方中酌情遣用的，而对口不能言一症见效极慢，当时总认为恢复需要时日，乃习以为常。直至一日有位 62 岁的胡姓患者来诊，口不能张，无法言语已 2 个半月，来诊时略张口则下颌骨剧痛，双太阳穴痛，天气寒冷则更甚，平日一贯怕冷。经多所医院内科、神经科、口腔科治疗无效。亦曾延请多位中医治疗，索方细检，计有附子汤、小活络丹、九味羌活汤、程氏蠲痹汤等，均了无寸效。来诊时已是7月中旬，却身着夹衣加毛背心，家属谓稍减衣则口更不能动。脉结，因口不能张而舌不能察。辨为素体阳虚，寒凝经络。处以小续命汤加细辛、全蝎。孰料仅服2剂即张口正常，疼痛消失，语言流利，且已脱夹衣、毛背心，身着单衣来诊。

学生乙：但这例患者似不属中风，其口不能言也非舌强语謇，而是口不能张所致。

老师：你说得不错。但我却通过这例患者的快速痊愈想到，中风失语乃正气不足，经脉空虚，风寒乘虚入中经络，使环唇挟舌之经络痹阻，此方温阳而祛风，散寒而通络，既能使胡姓患者阳虚之体如此快速得复，寒凝之络如此快速得通，必能使风中经络之失语者同样豁然恢复，遂对风中经络以失语为突出表现者投用本方，果均应手取效。

再细检原用诸方，发现用治中风失语其实是欠贴切的。大秦艽汤为祛风清热剂，于寒凝经脉无补；牵正散为祛风化痰剂，《医方考》云其治"中风，口眼喎斜，无他症者"；补阳还五汤为王清任治"元气归并左右，病半身不遂"为主症者；至若镇肝熄风汤，则更是重在滋养阴液，柔肝息风，与温阳祛寒通络之治，去之远矣。在这样析其同中之异，辨其毫厘之差，认识失败，领悟成功的反思之余，我想起了美国在电话发明者贝尔塑像下面铭刻着的他的格言："有时需要离开常走的道路，潜入森林，你就肯定会发现前所未见的东西。"这点发现，其实就是稍稍离开了一下"常走的路"，虽然尚未潜入森林，却已然目触了一抹新景。而景的神奇、方的特效的被发现，有时真的就在于拨（剥）开那一点点。这大概就属甲同学所说的我对小续命汤治中风失语的发现、印证和认识过程吧。

学生甲：太有意思了。那么，您总结过吗？

老师：也作过一点粗浅总结。在用小续命汤治风中经络失语证屡用屡效后，我研究了这类失语的病机。声之所出，关乎唇舌、咽喉，而它们又受多经络之影响。《内经》云："冲脉任脉……会于咽喉""手阳明还出挟口交人中""足少阴挟舌本""足厥阴……聚于阴器而脉络于舌本也"。因而中风时，上述经络必有被犯者，这决定了中风后失语的高发性。中风均缘于正气亏虚，风寒相乘。故《金匮要略·中风历节病脉证并治》云："寸口脉浮而紧，紧则为寒，浮则为虚，虚寒相搏。"这说明其致病之邪的相对单一性。病在经络肌表，未及脏腑，这又决定了其见效的快速性。这样，中风失语一证，似乎就可作出如下概括：其病之面，关涉多经；其病之由，正虚邪乘；其病之机，虚寒相搏；其病之位，经络肌表。而小续命汤所用药物可入多经，正针对了其病关涉多经的特点。以桂、附温阳散寒，参、芍、芎、草复正，防风、防己、杏仁祛风以宣通活络，麻黄、生姜散寒透表，则既针对了其正虚邪乘之病因，又紧扣了其虚寒相搏的病机。病在浅表，得阳温正复，寒散风祛，气畅络通，则如管道得通立畅，挛急得缓立除，效如立竿见影，失语之症岂不应手而黟然？

由是观之，方之有多少潜能待发现，病之有多少特效方待发掘，真乃无穷无尽也，为医者当视若金山而奋力掘之。

"怪病多因痰作祟"的临证解读

——双脚奇臭1年半

诊断现场

患者，男，52 岁。1994 年 6 月 11 日诊。双脚奇臭 1 年余。

病起于 1993 年春节暴饮暴食后，初时感全身乏力，尤以双下肢为甚，神疲倦怠，纳食不佳，渐觉双脚异味，且气味越来越大，臭如大便，每脱鞋时无人敢近，家人虽远离丈外亦欲呕吐。并有腹胀，双下肢浮肿。辗转于多所医院中西治疗无效。观其所带病历、处方等一大摞，西医曾用灰黄霉素内服外用及复方雷锁辛涂剂外用。细检其所服中药，或为健脾运湿，或为清利湿热，或为芳香化湿，或为温阳燥湿，所用方药不知凡几。外治曾先后使用单纯扑粉（硼酸氧化锌粉）、密陀僧散、四黄散等扑撒双脚。

刻诊：神情悲观，懒言困顿，体丰懒动，面晦无华。患者坚决拒绝脱鞋查看，只是说脚上无斑疹、溃疡、皮肤溃损等任何局部皮肤病变。脉濡细，舌胖大，双边明显齿印，舌苔薄白。

辨证论治

学生甲：本例的特点有三：一是症状奇特，临床极为罕见；二是病程绵缠，已 1 年半；三是治疗历程复杂，所用之方药遍涉健运、清利、芳化和温燥等治法，却了无寸效，而双足局部并无皮损病变。其辨治当从何入手呢？

老师：就从你刚才提到的三点入手。病情奇特，病程绵缠，说明系内伤性疑难病症；历用多法治疗毫无效果，说明辨证有误，不可再步前医后尘；局部无皮损症状，不仅说明外用药为枉费，并且说明病不在局部而在整体。

学生乙：那么其内伤又伤在何处？前医之误辨又误在哪里呢？

老师：第一，单就"伤"而言，乃脾伤日久而阳伤之候已现；第二是误辨，指将湿已成痰，因痰而致之病误辨为湿，误在虽近门庭而游于室外。

本证的辨析眼目在于：①病史。饮食伤脾。②全身症状。腹胀浮肿，倦怠神疲，纳食不佳等一派脾虚证象。③脉舌。舌体胖大，脉象濡细。其湿邪为患的病机昭然若揭。而湿邪郁久，必然生痰，痰致怪病，而生脚臭。顺着这样的逻辑推理，怪病也就不怪，无从下手之病也就有了明确的遣方用药依据了。

辨证：脾虚阳弱，痰浊蕴阻之脚臭证。治宜健脾助运，蠲湿除痰，温阳化浊。

予六君子汤合防己黄芪汤、礞石滚痰丸加味。

人参10g，茯苓20g，炒白术12g，炙甘草10g，半夏10g，陈皮10g，防己10g，黄芪30g，薏苡仁30g，礞石30g，酒大黄10g，沉香10g，炮附子30g，桔梗10g。5剂。

6月20日二诊。服完上方后脚臭大减，脱掉鞋袜时家人已能忍受，纳谷香，精神健好。舌之齿痕消失，脉细而无力。患者神情欢欣，与上诊时判若两人。药已中的，续上方5剂。

6月30日三诊。脚臭全除，纳食正常精神健旺。已无任何不适，续方5剂巩固。

病名	主症	辨证	治法	选方
脚臭证	双脚奇臭 腹胀肢浮，倦怠纳呆	痰浊蕴阻 脾虚阳弱	祛痰蠲湿 健脾温阳	礞石滚痰丸 防己黄芪汤 六君子汤

思辨解惑

学生丙：老师历来重视临证思维，认为临床误诊除技术水平、责任心等因素外，思维原因当属首位。在诊治疑难病症时，思维能力更起着特殊的作用。这例患者，接诊即辨为痰患，治疗直指痰邪，疗效之佳，令人满意。而从辨证思路看，却是循轨的。也就是说，单就辨证法则来看，一般医生都会采用，为什么1年多来迭治无效呢？

老师：不错，这例患者的诊治用的是逻辑推理法，你所说的循轨思维大概指此吧。你看，病起于春节亲朋会聚，恣饮暴食致脾伤而起病。脾伤则失运，失运而湿停，湿停而浊蕴，浊蕴而生痰，痰蓄而阻滞；湿为阴邪，郁而伤阳，阳虚失于温煦，气机因之而失于宣畅，复又加重湿邪蕴停。可以看出，这一认识过程及其逻辑推理链条是连续的。因此，应该不是一个太难辨析的病证。而为什么历经1年半，屡易医生均无效呢？我想大约有两个原因：一是被局部症状禁锢了思维，只想到是足部疾患，选用多种外用药就是这种认识的明证，它反映了思维的局限；二是认识停滞于"湿"的层面，所有内服药都不离治湿这一目标就是明证。前面说到过此病因湿而起，也因湿而步步加重，治湿应当是不错的。但问题是湿已成痰还专于治湿，岂非混寒冰为流水，欲搔痒而隔靴吗？它反映了思维的表浅。局限和表浅都反映了思维的残缺。这是对病性不能总体观照，对病症不能步步深入推论以直逼内核，因而无效的主要原因。此外，临证思维是医生在临床经验基础上，据已收集的资料所进行的一种带直觉性的创造劳动，同样的资料经不同的医生推理分析后，可得出不同的诊断。因此，医生临床经验的差异，也就会在很大程度上决定着辨证的准确性。

进修生甲：老师用治痰之法如此快捷地治愈了这样的沉疴痼疾，可见该法作用之神奇。请再详谈一下痰证的相关问题，好吗？

老师：中医最早的典籍中有饮无痰，如《内经》全书就不曾提到一个"痰"字，连《素问·宣明五气篇》论五脏化液时，也只提到"心为汗，肝为泪，肺为涕，脾为涎，肾为唾"，这概括人身最常见排泄物的论述，也唯独无"痰"。《神农本草经》载365味药中，也无一味治痰之药。明确提到"痰"字是《金匮要略·痰饮咳嗽病脉证并治》，但通观全篇条文，基本是对饮的论述。

进修生乙：饮和痰不仅有"清稀为饮，稠浊为痰""饮属阴，痰属阳"之别，而且还有"饮因于湿，痰因于热"之异，二者相异却紧密相连。为什么典籍竟详饮而漏痰呢？

老师：这说明中医学术是不断发展和进步的。痰之为证自《金匮要略》明确提出后，元代王隐君在《泰定养生主·论痰》中写道："痰之为物，随气升降，无处不到，为咳为嗽。"他在罗列了近50种与痰相关的疾病后，总结出"无端见鬼，似祟非祟，悉属痰候"，从而为"怪证多为痰作祟"提供了理论基础。明代以后，对痰证辨治已达阐幽发微的深度。痰为多种疾病的病理基础得到了一致的认同。

进修生甲：经老师这么一说，对痰的学术沿革和其病理学、治疗学意义有了轮廓上的认识。但对于刚才提到的"怪病多因痰作祟"，还感到有些不解。为什么怪病总责之于痰呢？您能结合临床再举例加以说明吗？

老师：这个问题王隐君已讲得很清楚。痰既为有形之物，又随气升降，无处不到，气又与血偕行，而人内有脏腑经脉，外有筋骨孔窍，痰之随气，犹杂物之随清泉，杂物停于何处，即坏何处观瞻，而痰停于何处，即见该处症状。这不仅决定了它发病的多样性，也决定了它所导致疾病的奇异性。因此一些症状奇特罕见，常法辨析难明究竟，常规治疗了无寸效的病证，不少是由痰所致的。我举个例子。某女患者，40岁，记忆力下降至马上忘记的程度，已2年多，终日头沉昏胀，懒言嗜睡，全身沉重。体丰，脉迟细，苔白薄，舌质红，血脂、血压均高。辨证为痰湿中阻，清阳不升，脑失健养，浊阴不降，心神蔽蒙。处以半夏白术天麻汤加味：半夏10g，白术12g，天麻15g，茯苓15g，化橘红12g，炙甘草10g，苍术12g，白芥子10g，藿梗10g，白芷12g，薏苡仁30g，草豆蔻10g，安息香10g（冲）。服4剂，诸症减轻。再服11剂，记忆力明显增强。考其3日内之事，能详细回忆，其余诸症大部分消失。

进修生乙：老师所举病例确实说明痰之为患，不仅表现多端，而且常常症状怪异，这使我们年轻医生感到很难辨治，能有一个基本把握尺度吗？

老师：当然有。其实从上列病案中已可看出，如望诊多形体肥胖，神疲倦怠，面色少华，舌体胖大；问诊多声低懒言，多病程较长，且多有脾气受伤史；切诊脉多濡细虚迟等。

进修生甲：那么，痰是否只关乎内科疾病呢？

老师：当然不是。痰不仅关乎内科中风、失语、眩晕、健忘、头昏、头痛、耳聋、胸闷、脘痛、呕吐、腹胀、瘫痪、麻木、失眠、自汗、癫痫、郁病、恶寒、身冷、脚气、肢体疼痛等数十种病症，外科的阴疽、流注、流痰、瘰疬、乳癖等也可是它的终极产物。此外，妇科的白带、不孕、月经不调，儿科的惊痉疳积都可能由痰作祟。急诊患者的意识昏蒙、神志不清，更是大家熟知的痰迷心窍。至于久治无效的各种疑难病证更是多数与痰相关。

实习生乙：那么除一些难辨的怪证外，痰证的常规治疗是否还要辨证分型呢？

老师：当然要。临床一般联系五脏进行辨析。如风痰属肝，热痰属心，湿痰属脾，燥痰属肺，咸痰属肾。各类证候的共同点是均有痰证，不同点是各有该脏的病理特征。

进修生乙：还有一个问题，即痰和瘀的关系。它们都是因病而生的病理产物，同时却又都是重要的致病因素。目前，瘀的研究很深入，关于痰，老师今天已讲了很多，请再谈谈痰瘀相交为患的情况好吗？

老师：痰瘀相交为患的情况临床屡见不鲜，如前所举诸例痰证，有的就兼有瘀证。痰之所成，或由脾虚失运，所谓脾为生痰之源；或由肺阴受伤，虚火灼津；或由食积所酿；或由气郁津凝。血之所瘀除因外伤所致外，或因心阳不足，推动无力；或因肝气郁结，气滞致瘀；或因脾失统摄，血溢致瘀。可见，无论痰还是瘀，都是由于脏腑功能失调，就是说它们有着共同的发病学基础。另外，痰浊蓄积日久亦必然阻滞经络引起或加重血瘀，血瘀日久亦必然影响津液的运行，导致或加重痰浊蓄留。因此，不少慢性病发展到一定阶段几乎都存在痰瘀并存的情况。所谓久病必瘀、久病入络即包含着对上述病理情况的概括。

进修生乙：那么，应当如何治疗这类疾患呢？请老师结合病案谈谈。

老师：痰和瘀本质上都是机体失却健运，废浊之物蕴蓄，它们相互纠集阻滞脉络，即成了痰瘀交阻证。其特点是既有痰的主症，又有瘀的见症。此类患者一般病程长，症状复杂，且多有器质性病变。而治疗时不可囿于器质性病的诊断，也不必痰瘀分治，可痰瘀并治，兼顾其他。如一患者，近 1 年来终日感头昏沉蒙蔽，常整夜失眠，最好时每夜也仅睡眠 2～3 个小时，全身潮热、自汗，腹中雷鸣，困倦身沉。患有高血压、糖尿病、冠心病、高黏血症等多种宿疾。面色晦暗，腹部丰满，舌体胖大并可见瘀斑，脉涩。诊为顽固性失眠。辨为脾虚失运，阳气式微，痰瘀交阻，干扰心神。以半夏白术天麻汤合血府逐瘀汤加味：水生半夏 30g，薏苡仁 30g，天麻 15g，白术 12g，郁金 10g，当归尾 12g，生地黄 12g，桃仁 10g，红花 10g，枳壳 30g，川牛膝 10g，赤芍 10g，桔梗 10g，水蛭 10g，炒莱菔子 30g，胆南星 10g。上方服 4 剂后每晚能睡 6 小时左右，昏沉诸症亦显著减轻。坚持服至 11 剂，睡眠完全正常，上述见症全部消失。

从经方"类证"得到的启示
——心中悬吊感、心中血液喷射感

诊断现场

病例一

李某，49岁。初诊日期：1999年4月18日。心中悬吊感断续发作5年。

自1994年初开始心中突发性悬吊感，但半个月或1个月方发作1次，未及治疗。近2年逐渐加频，且程度亦随之加重，并伴有一种针挑拨感。每发时自觉气往上冲，心跳响声明显，欲以手按压，十分难受。近半个月来上述症状持续不止，心电图示频发性室性早搏。1周前曾昏迷1次，痰鸣，约1分钟后自行清醒。平日恶寒喜呕。于本单位医院治疗无效。

刻诊：心中频发悬吊感，气上冲感，心跳欲压，恶寒喜呕。脉濡，舌质稍暗。

病例二

顾某，女，64岁。初诊日期：1998年6月20日。心中血液喷射感4年。

心悸，面及双下肢浮肿断续发作24年。曾以风心病、二尖瓣狭窄并闭锁不全、右心衰等诊断多次住院。近4年来病情不断加重，发时突出感到心中血液喷射感，难受至痛不欲生之程度。伴见头昏肢冷，手抖动，全身肌肉收缩。曾多次突然昏倒，经抢救复苏。平日肌肉瞤动不宁，行走有不稳感。于当地医院住院，中西医治疗仅水肿稍消，心悸略减，而心中血液喷射感及其余症状不见任何起色，遂自动出院，求治于余。

刻诊：阵发性心中血液喷射感，头昏肢冷，肌𣊹不宁，行走不稳，手颤抖。脉迟细，苔薄白。

辨证论治

学生甲：此 2 例的共同特点是，均以心中难受感为主症。心中难受感系患者自觉心中出现的多种异乎寻常、不可名状之难受感觉。而这些奇怪的感觉，多为方书所不载，临证时无成法可依，故辨治较为棘手。多年来我曾用过以杂病常用的脏腑辨证法辨治，而无论从辨的结果和治的方药看，连自己都不满意，疗效自然十分欠佳。后又用八纲辨证、经络辨证，结果依然如故。查书无所记载，临证一再失败，后来面对这类患者我真有些茫然无措了。

老师：中医学博大精深，仅新近由中国中医科学院编纂出版的《中国中医古籍总目》，收录的 1949 年以前出版的中医图书即达 13455 种，人毕其一生也难涉一隅，要查阅到某些稀奇怪证的记载内容并非易事，这时重要的是能知常达变。如本类疾病的治疗，早期我也曾用过多种方法，疗效欠佳，在屡经失败的窘境中猛然想到，经方多以方名证，而在六经方证中有的即不属六经本身的病证，将之列于该经，乃因其表现与该经症状有某种相似。后世为资鉴别，将这类证候称之为"类证"。"类证"既属貌似伤寒然实非伤寒之证，而仲景在列之相鉴时同样据证出方，说明伤寒杂病之治有时有其共同点。既然如此，杂病有符合经方条文者，应该是可以直接借六经汤证辨证施治的。

病例一

辨为心阳不足，痰瘀痹阻。

据其发时喜以手按压，符合仲景"其人叉手自冒心，心下悸，欲得按者"之桂枝甘草汤证；又据其有气上冲感，符合"气从少腹上冲心者"的桂枝加桂汤证。遂将以上两方合用。

桂枝 15g，炙甘草 12g，白芍 12g，生姜 10g，大枣 20g，茯苓 12g，龙骨 30g，牡蛎 30g。4 剂。水煎，每日服 1 剂。

4 月 22 日二诊。药后心中悬吊感大减，精神转好，气上冲感消失，不再心跳欲压。

上方加阿胶（烊）10g，红参 10g，麦冬 12g（即合入炙甘草汤意）。坚持服用半个月，心中悬吊感完全消失，其他症状亦随之而愈。

病例二

辨为心肾阳虚，脉络瘀阻，水气凌心。

细细体味其症状表现与《伤寒论》第 84 条 "……心下悸，头眩，身瞤动，振振欲擗地者，真武汤主之" 的条文精神相符。乃处以真武汤加味。

炮附子 12g，茯苓 12g，白术 10g，白芍 10g，桂枝 10g，红参 12g，炙甘草 10g，生姜 15g。2 剂。水煎，每日 1 剂。

6 月 22 日二诊。上方服后心中血液喷射感消失。守方服用 20 余剂，其他各伴随症状大部明显减轻，部分症状完全消失。嘱清心慎养，停药 2 年多，未见复发。

病名	主症	辨证	治法	选方
怔忡	心悬吊感，气上冲感	心阳不足痰瘀痹阻	温通心阳	桂枝加桂汤桂枝甘草汤
	心血喷射感	心肾阳虚水气凌心	温阳化水	真武汤

思辨解惑

学生甲："《伤寒论》为百病立法"，观此 2 例治疗益信其为不磨之论。此 2 例疗效的取得，系通过 "类证" 之用伤寒法，领悟到杂病与伤寒非如泾渭之道，从而推而广之到杂病可直接借用伤寒法。那么，这种借用，是仅凭条文之 "证" 即可，还是仍需审视其病机？

老师：二者并不矛盾。因为 "证" 是疾病本质的反映。在疾病发生发展的过程中，它以一组相关的脉症表现出来，能够不同程度地揭示病位、病性、病因、病机，为治疗提供依据和指明方向。仲景所出之方，无不本于这种 "证"。因此，据 "证" 遣方即已包含了对疾病全方位的认识和考虑。现在我们来联系这 2 例患者的情况加以讨论。

桂枝甘草汤和桂枝加桂汤均为太阳病之变证。其变之由，缘于发汗误治致虚。此2例虽不由发汗，却因失治久虚。由来不同，而皆缘于虚。虚于何处？虚于心经。柯韵伯说："心气馁故悸。叉手自冒，则外有所卫，得按则内有所凭，则望之而知其虚矣。"病例一心跳欲按，气上冲感，症状与其相同。而其心中悬吊感乃为心阳亏极、空虚无主、悸动不安之表现，皆为心虚，故均当以桂枝补心气，益心阳以治，所谓"甘温相得，气血和而悸自平"（柯韵伯语）。病例二虚在少阴之阳气。阳虚不能化气行水，水上凌心而发诸症。其头昏肉瞤，行走不稳而肢颤抖，与"头眩，身瞤动，振振欲擗地"表现及机制均完全相同。而其心中血液喷射感乃为心悸重证之表现，因于"坎阳外亡而肾水凌心"（柯韵伯语），为心阳虚极而血无所主之候。这应当是对该证包括病机在内的完整认识了。至于你所说的"审视病机"，大概是先论病因病机，次论辨证分型，再议选方用药等。而从上述角度切入所达到的认识深度，显然已不再需要按那套常规程式辨析了。当然，这里所说的是符合汤证对应条文者。

学生乙：2例均以心中难受感为主症，虽然表现不同，而皆以心悸为基础，即都是在心悸的同时出现的悬吊感和血液喷射感。老师刚才也讲到，其实它们是心悸至重时的一种表现，而心悸即怔忡。怔忡古今论述甚多，治法丰富，若再从这个方面深入进行一些探究，对本证认识会更全面，也可能会帮助理解用汤证辨证法使之迅速痊愈的道理。

老师：2例患者分别以心中悬吊感和心中血液喷射感为主症来诊，而他们都同属怔忡。怔忡是指患者心中动悸不安，甚至不能自主的一种自觉病证。故张景岳说："怔忡之病，心胸筑筑振动，惶惶惕惕无特得宁者是也。"怔忡之名似首见于南宋严用和所撰《济生方·怔忡论治》，该书认为本证之病因为"心血不足……真血虚耗，心帝失辅，渐成怔忡……又有冒风寒暑湿，闭塞诸经，令人怔忡，五饮停蓄，埋塞中脘，亦令人怔忡"。这一论述为怔忡之辨治提供了原则。后世多将怔忡之病因归究于心阳衰弱，心血不足，水饮内停，瘀血阻络等，并认为与精神因素有关。临床多按心神不宁，心血不足，阴虚火旺，心阳不足，饮邪上犯和瘀血阻络等论治。仔细研究，怔忡之表现纵有不同，而病位总不离心；怔忡之病因病理虽然复杂，而总皆关乎心血亏损。诚如《证治汇补·惊悸怔忡》所言："人之所主者心，心之所养者血。心血一虚，神气失守，神去则舍空，舍空则郁而停痰，痰居心位，此惊悸之所以肇端也。"病例一之用桂枝甘草汤和桂枝加桂汤，人心以益气和血；病例二之用真武汤，乃因心属火而被水乘，致阳虚而水气内动，用之以温阳化水。这样就深层次看，从怔忡辨和从伤寒辨其治之着力点是一致的。而对于临床表现与条文相符的患者，按证投方已高度精确了范围，是极具个体针对性的。

学生丙：那么，怔忡之治疗还有特别需要注意之处吗？

老师：有。《素问·平人气象论篇》云："胃之大络名为虚里，贯膈络肺，出于左乳下，其动应衣，宗气泄也。"这应当是对怔忡的描述。叔和及仲景将之称为"动气"，认为其治不可汗下，故汗下为怔忡治法之禁忌。由于其源在虚，且有部分病例与精神因素相关，因此应调适心态，勿狂饮暴食，注意节制房事，不可过分劳累。治疗时则应时时不忘一个"补"字。这就是张景岳所谓的"凡患此者，宜速节欲、节劳、切戒酒色。凡治此者，宜速养气养精，滋培根本"。因此，这类证候的治疗，在用药的同时，应调动患者的积极性，保持医患紧密配合，不可独仗药力而忽视慎养。

用好"化气行水"这把打开尿道的钥匙

——生气则小便淋漓2年

诊断现场

病例一

黄某，女，45岁。初诊日期：1991年3月12日。生气则小便淋漓2年。

6年前开始小便频数，断续发作。近2年来每于生气或忧郁时尿频即加重，甚时每5～10分钟即小便1次，难以自控而淋漓不尽，常于返回才坐定复又欲起身登厕。近1个月来更兼嗳气频频，曾服补中益气汤、八正散、当归贝母苦参丸、逍遥散等不效，致出门时需垫以棉垫类物，十分忧郁和自卑。

刻诊：尿频，淋漓不尽，控制力差，常自遗，频频嗳气。脉迟细，苔白。

病例二

邓某，男，69岁。初诊日期：2005年11月7日。小便不畅14年。

尿不尽，尿线细，无冲力，查为前列腺增生，1992年作射频治疗后缓解数年，1998年复又加重。每于难以忍受时，行微波治疗。到2005年，7年间先后作4次微波、1次射频治疗，均不见明显缓解，遂于某市级综合医院泌尿外科行前列腺增生部分切除和膀胱扩张术。不料术后症状不但不见减轻反倒加重，小便频频欲解而滴沥难出，昼夜如此，痛苦不已。

刻诊：尿频，尿量甚少，滴沥难出，每排时需蹲下方可少量排出，排后耻骨后隐痛，需揉按后方适。脉滑数，舌稍暗，舌苔黄腻。

辨证论治

学生甲：李东垣治一人小便不通，目突肤胀，腹胀如鼓，皮肤欲裂，服淡渗之药无效。东垣思至半夜，方悟及膀胱者津液之腑，气化方能出。服淡渗而病更甚，是气不化也。无阳则阴无以生，无阴则阳无以化，淡渗气薄，皆阳药，孤阳无阴，怎能化气？东垣这则医案，被张景岳、李中梓等著名医家相继录载，说明欲疗癃闭，必重气化这一治疗原则为医家特别重视。

老师：溲便赖于气化，气化赖于三焦，故《素问·灵兰秘典论篇》曰："三焦者，决渎之官，水道出焉。膀胱者，州都之官，津液藏焉，气化则能出矣。"张仲景深谙其理，并据此于《伤寒论》和《金匮要略》里专列了"小便不利，微热消渴者，五苓散主之""虚劳腰痛少腹拘急，小便不利者，八味肾气丸主之"两个条文，从而创立了化气行水之重要治则，并使之成为了千百年来打开尿道的一把钥匙。其所创二方，亦被遵为化气行水之祖方而被广泛采用。实践证明，用之得当，每可收钥匙启锁般之快速作用。

病例一

诊为气机不利，气不化水之尿频证。予五苓散合旋覆代赭石汤。

茯苓 12g，泽泻 20g，猪苓 10g，白术 12g，桂枝 10g，旋覆花 10g（包），半夏 12g，赭石 10g，党参 30g，甘草 10g，枳壳 20g，生姜 10g。2 剂。水煎，每日 1 剂。

3 月 14 日二诊。药后小便已延至 2 小时 1 次，每次量大增，且欲排时已可控制，不致溢出。

续上方 3 剂。

3 月 17 日三诊。尿已能 4～5 小时 1 次，量多，冲力强，嗳气止。续方 3 剂，以作巩固。

病例二

诊为气瘀阻塞尿道，膀胱气化不利之精癃证。予八味肾气丸加味。

炮附子 20g，肉桂 10g，生地黄 30g，茯苓 12g，山茱萸 12g，泽泻 30g，山药 30g，牡丹皮 10g，三棱 10g，穿山甲珠 10g（冲），牡蛎

30g，皂角刺 30g。2 剂。水煎，每日 1 剂。

11 月 9 日二诊。药后排尿稍感轻松，夜尿减至 2 次，续上方 8 剂。

11 月 22 日三诊。余沥不尽基本消失，已正常站立排尿。尿已有冲力，尿后小腹仅偶感不适。脉平，舌苔黄厚而腻。

上方加白豆蔻 10g，桔梗 10g。10 剂。

服完上方 10 剂后，停药 1 个月无反复，乃喜于形色，专门前来告知。

病名	主症	辨证	治法	选方
尿频	尿淋漓难控	气机不利、气不化水	化气行水	五苓散、旋覆代赭汤
精癃	尿滴沥难出	气瘀阻塞、气化不利	化气散结	八味肾气丸

思辨解惑

学生丙：从理论上讲，化气行水这一治疗法则，应当是入门中医都知道的。而从临床实际看，病例一历 6 年治疗，遍用补气、通利、养血、开郁、疏气多法，而所历诸医竟无一人想到此法。病例二则自身之求医理念局限于手术，而医者在不知术后为何屡治屡发时推荐找中医。如果说这 2 例患者没有获得化气行水法治疗尚可理解的话，那么，医学大家李东垣面对尿闭至腹胀欲裂的患者，居然思至半夜才猛然想到当予化气行水法以治，则说明真正到临床具体运用时，常常不是纸上说的那么一目了然。理论如何转化为具体实践，这本来就是一个大课题。记得老师曾讲过早年您与一老学究同时供职于一所医院，老先生能遍背《伤寒论》《医学三字经》和《医宗金鉴》之杂病卷等书，而临床看病水平却不敢恭维，以致其诊室长期门可罗雀。这种转化之难，我认为首先是难在知而不彻，即对其理的一知半解；也难在论与识的距离，即理论于心中了了，而病情于眼中茫然（如病例一）；同时还难在思维短路，即纵然完全知道而却偶然想不到（如东垣）。

老师：古人说"非穷尽方书不能言医"，可见为医者当毕其一生而苦读、广读、饱读、精读；又说"熟读王叔和，不如临证多"，则又要求躬身临床，长期积累，反复验证。此两者是理论与实践结合的先决条件，而其结合后的致用情况，则又可反证其读书和临床两大先决条件的具备水平。

刚才丙同学所提到的"知而不彻"，所反映的就是读书这一要素的欠缺。联系病例一的治疗情况看，就是仅知气化之名，不知其实，更不知凡小便之出均是气化的结果。因而，凡小便不利之治，均不能置气化于不顾。

学生甲：那么，怎样认识理解和运用气化呢？

老师：第一，水和气是一对维持生理水液运行不可分割的结合体，故张景岳直言"水中有气，气即水也，气中有水，水即气也"。并进一步解释其关系说："由气以化水，故有气斯有水，水之出也；由水以达气，故有水始有溺"。第二，气化赖气之化，而气之不化多因真阳下竭，元海无根，水火不交，阴阳不济，或表邪入腑，或气郁三焦，导致了气水之分离或失和。第三，气化的功能不仅司水液之出，同时也司水液之入，即所谓"有化而入而后有化而出，无化而出其无化而入"。第四，气化失司后一般可造成两大类疾病，即水蓄不行和水腑枯竭。第五，治疗之法在益阳以配阴，化气以行水，而忌强利害气和苦寒伤阳。

学生乙：老师将化气行水称作"打开尿道的钥匙"，是在于强调它对各种不同情况之小便不利，均具有治疗之关键作用和普遍意义。它使我深深感到这不仅要求明确化气行水的重要性，更要求切实掌握其临床运用。而仲景对此理无详论，方仅2首，怎样才能通过其论其方以具体掌握其法之用呢？

老师：这就需要从原著中加以推求了。仲景针对"小便不利"出五苓散和肾气丸，前者尚并见有脉浮，微热而渴；后者则并见虚劳腰痛，少腹拘急。前者的病因为表邪未尽，随经入腑；后者的病因为虚劳。前者的病位在经腑，多为新病，仅偶有痼疾；后者病位在里，病程较长，均为久病。前者的病机为膀胱气化不利导致邪与水结；后者的病机为肾气亏虚，而致膀胱气化不利。可见，五苓散之治，在于化气行水，兼以治表；而肾气丸之治则在于补阴之弱以生气，助阳之弱以化水。通过这一分析可以看到，仲景在运用化气行水时，无论病从外入，还是病自内生，也无论其证属虚属实，同时，不论是因于膀胱不利于前，导致小便不利，还是因病于先，而致膀胱不利导致的小便不利，均行采用。它为后世运用化气行水法提供了极为广阔的认识基础。

学生甲：这就是说，化气行水法是在仲景出五苓散、肾气丸两方基础上所形成如发展的一个新的治疗治则？

老师：是的。我们似乎可以将其形成和发展过程作如下概括：

其制之方，为仲景本《内经》之旨所创，而"化气行水"之名，则为研究仲景学说者所立。及至后世将化气行水寓含于内服、外敷、薰洗、熨贴、导引等枝繁叶茂的治法之中，则又为历代对先贤学术思想的丰富与发展。

可见，化气行水之用，遍适于小便不利之诸种类型；化气行水之方，远不止于上述2首；化气行水治则，可寓于多种治法之中；化气行水之作用，为无可取代；而化气行水之学术渊源，肇于《内经》，创于仲景，倡于历代，盛于当今。

学生丙：通过上述讲解，我们可以明了，化气行水法历千年之丰富发展，可直接使用，也可寓于其他治法中，还可以之为主配合其他治法，起相得益彰的作用。其中第3种情况，乃化气行水法在后世发展中极为重要的部分。可惜临床时我们缺乏应用经验。看得出，病例一即为老师本此所治的案例，但使用的却非疏肝散、逍遥散类，这是为什么？

老师：由于《内经》论述小便不利条文，未有明确责之于肝气郁滞者，也由于仲景治小便不利之方未有针对疏调肝气而施者。因此，疏利气机以治小便不利之治法，为后世之发展，其与化气行水法之联用，更是多种与之联用治法之代表。旋覆代赭汤并不直接疏利肝气，乃仲景为胃虚痰阻所设，而其具镇肝降逆的良好作用，且能和胃化痰。本例患者生气或忧郁则小便淋漓，乃为肝气郁结，而嗳气频频乃属胃虚痰阻，气逆不降之候。该方中之旋覆花极长于通肝络而行气，以其为君药的旋覆代赭汤能使肝气平抑而复其司疏达气之能，可直决肝胃，降气化痰，因此，用之与化气行水法配合，比配用柴胡疏肝散、逍遥散类对其病机更具针对性。

是故，化气行水法得诸法之羽翼，则运用范围大为扩展，而诸法得灵活化裁后，襄助化气行水，则更显神功。

屡切屡生的前列腺增生
——癃闭

诊断现场

廖某，男，74岁。初诊日期：2007年8月8日。小便不畅13年，滴沥而出8年。

61岁时开始小便淋漓，余沥不尽，渐致排尿不畅、不尽，只于门诊零散服药。8年前（1999年）开始小便点滴而出，不得已于2000年6月去某医院诊治。诊为前列腺增生。因排尿严重困难，当即行电切手术，切下增生物50g，随即小便爽利，患者感到多年未有之舒坦，自此认为手术胜灵丹妙药。不久痼疾复发，小便又点滴难出，患者毫不犹豫地于2002年又直奔该院再作电切术，切除增生物35g。今年3月前症又发，某市级综合医院泌尿外科接诊后即行手术，再切除增生物10余克。患者原望每2～3年切一次，勉度残年，故从未考虑通过其他途径治疗。不料切除间隔时间愈来愈短，竟发展到才切4个月尿又闭阻之严重状态，无奈之时于7月10日只好再回某市医院手术，又切除增生物30g，术中发现输尿管狭窄，带尿管3周后出院。4次切除物均经活检，确认为增生物。

患者虽屡经手术，而术后缓解期仍尿后茎中火热隐痛，腰骶胀痛，每于小便时均需蹲下方可排出，且日益惧怕再度增生，心情郁闷，情绪低沉。百无聊赖时，才想到找中医消除茎中热痛，但并未奢望控制增生。

刻诊：尿后茎中火热隐痛，腰骶胀痛。面色微暗，神情消沉。脉滑数，舌质微暗，舌苔黄而紧贴舌面。

辨证论治

学生甲：这例患者的病情在古典医著中有着丰富的记载，仅就治法而言，除内服治疗外，即使在尿道完全不通时，古代医家也发明了用鹅翎导尿法急救，甚至发明了气囊扩张尿道术，使"气透则塞开，塞开则小便自出"。张景岳在将此法示人后，特别强调其为"大妙法也"。此外尚有取嚏探吐之开上通下法、薰洗法、外敷法等多种急救措施，可谓丰富多彩。而其屡生屡割的治疗经历，在手术外科并不发达的中医学里，却很难找到对应性内容。然导致屡割屡生的原因显然已不在病变局部，而其所以凡治即割的治法，又恰恰是只管局部。这种"靶向"定点清除当然利落，但不仅无法防止复发，一定程度上恐怕还有促其复发的隐性副作用，治疗之法，看来还得回到整体性上来。

老师：本例患者，证系癃闭。癃和闭本为两证。癃为久病尿点滴而出，然其势缓；闭为新病，尿闭塞不通其势急。故李中梓说："闭与癃，两证也。新病为溺闭，盖点滴难通也；久病为溺癃，盖屡出而短少也。"本案早期失于治疗，病情发展为癃的重证阶段时，又求解心切，必图症状即除。而手术得解后，即以为万事大吉，全不在意，未作药物整体调治，致使复发。接连的手术必然导致血瘀，日益的担忧又不可避免地产生气滞，气滞复加重血瘀，血瘀而致经络阻塞，气血凝滞而复促其壅肉赘生，其面舌俱黯即是瘀血之明证。

诊为气滞血瘀，膀胱不利之癃闭证。处以血府逐瘀汤加味。

当归尾12g，生地黄30g，桃仁10g，红花10g，枳壳12g，川芎10g，穿山甲珠10g（冲），川牛膝10g，柴胡10g，赤芍10g，桔梗10g，甘草10g，皂角刺30g，白芥子10g，败酱草30g。2剂。水煎，每日服1剂。

8月10日二诊。尿后火热感及腰骶痛均大减。小便有时尚需蹲下方可排出。

续上方3剂。

8月13日三诊。尿后火热感及腰骶胀痛消失。子夜2时至黎明6时尚需蹲下方可排出，白日已能通畅排尿，面及舌质黯色已消退，舌苔尚黄厚。

上方加地龙，并将桔梗加用至 15g。

8 月 17 日四诊。昼夜排尿正常，已无不适，只求不再复发。

予上方加王不留行 10g，莪术 10g。令其长期服用。迄今已 1 年余，情况稳定。

病名	主症	辨证	治法	选方
癃闭	溲滴沥而出	气滞血瘀 膀胱不利	活血化瘀 通经散结	血瘀逐瘀汤

思辨解惑

老师：本案之治，若撇开其 4 次手术切割看，是一个病情并不复杂的癃闭证。《灵枢·本输篇》云："实则癃闭，虚则遗溺。"《素问·宣明五气篇》云："膀胱不利为癃，不约为遗溺。"明确指出癃闭之病性属实，基本病机为膀胱不利。何谓实？湿热蕴结谓实，气壅气滞谓实，瘀血凝滞谓实，砂石阻塞谓实，均可以相应方药消而去之。而膀胱不利则和三焦气化紧密相关。然造成三焦气化不利的原因却很多，需一一分辨，方能从根本上恢复膀胱通利的问题。但不管怎样，老年癃闭这一常见病还是有办法对付的。

学生甲：老师刚才撇开 4 次手术，讲了癃闭的一般情况，认为单纯用中药是有办法治疗的。那么，本证手术治疗有必要吗？

老师：癃闭之重者，可成尿中毒而逼生命。故张景岳说："小水不通是为癃闭，此最危最急证也，水道不通，则上侵脾胃而为胀，外侵肌肉而为肿，泛及中焦则为呕，再及上焦则为喘，数日不通则奔迫难堪，必致危殆。"因此，在内科治疗无效时，为防止发展成上述危证，手术治疗是最佳选择。但术后即应坚持服中药或西药进行调治，因为手术仅能切除其已增生却不可制止其继续增生，而多次手术反复造成创面瘢痕，每可促其再度阻塞。因此，作为救急措施的手术一次后，即应抓紧药物治疗，力求避免再度手术。

学生乙：这例患者 7 年中 4 次手术，其中后 2 次间隔仅 4 个月，若不服药，恐怕间隔时间还会越来越短。前列腺增生之速度简直有些像外科的痈瘤般快。老师先前将之称为"壅肉赘生"，而局部的"壅肉赘生"文献中鲜见有机制的阐释，更无现成的治疗方法。本例的治疗，是联想了痈瘤疽肿，并据此而选方用药的吗？若果如此，您在辨证中是如何思考的呢？

老师：我在治疗时，毅然抛开茎中热痛（兼淋证）等情况，直投血府逐瘀汤加味，确实是关乎这种认识和联想：组织增生速度如此之快，颇似外科痈疽瘤肿类病症，虽然其并非痈肿，而气血凝滞形成局部团块，与《素问·生气通天论篇》所说"营气不从，逆于肉理，乃生痈肿"的机制相近；虽然并非痈疽，而其经络阻塞，气血凝滞，与《外科心法要诀·痈疽总论》中所说"痈疽原是火毒生，经络阻塞气血凝"的情况相近。因而治疗中遵痈瘤疽肿初起之用活血通络、化瘀消散的治疗原则，选用了活血化瘀之特效方血府逐瘀汤。总之，在无法找到前列腺如此异乎寻常快速增生的原因时，我通过上述推想，将之参照于痈瘤初起的证候治疗，乃属一种类比性联想，非谓等同，仅系面对无成法可依时一种无奈的选择。可否，唯智者补之，明者裁之，圣者正之。

学生乙：在这种思想认识的基础上，才予血府逐瘀汤中再加入了穿山甲珠、皂角刺、白芥子、败酱草诸药吗？

老师：穿山甲珠的祛瘀散结之功，皂角刺的软坚透达之力，白芥子的利气散结之能，皆为临床外科治痈瘤疽肿初发阶段所首选。而败酱草一药，《大明本草》谓"治赤眼、障膜、胬肉、聤耳、血气心腹痛，破癥结"。其中"胬肉"即眼科的胬肉攀睛，为肉状物增生，说明其不仅有破散癥结之功，更有抑制机体肉状物异常增生的作用，此作用为本患踏破铁鞋所无法寻觅，因而特加选用。

学生丙：这里实际上还提出了一个问题，即正确立法选方后，如何选用添加药。由于临床的复杂性及个体化治疗的要求，治疗时不作任何加减整用某方的比率是较低的。刚才提到的所加几种药的缘由，特别是选加败酱草的原因，似具有某种启发意义。因为它们不仅针对了"理"，体现了"法"，加强了"方"，而且直击了"症"。然临床的时限性是很强的，不允许久久漫无边际地思考。有没有办法帮助较快地选择添加

·药呢？

　　老师：影响这个问题的因素很多。如地域关系、流派影响、师承原因和医生个人习惯等。但不管怎样，还是有一些共同点的。掌握这些共同点，也许能帮助临床较快地正确选用添加药。这主要包括：①选对其症状具有特效的药物，如邪盛高热之加石膏、金银花，寒痹痛甚之加川乌、草乌；②选对该患多种症状均有治疗作用的药物，如汗、喘、咳同见者加五味子，吐血、便秘、高热加大黄；③选择现代药理研究对该病或其某症有治疗作用的药物，如阿米巴痢疾之加鸦胆子，血压低时酌加枳实；④选择对检验指标某项阳性发现有针对作用之药，如高黏血症加丹参、水蛭，阴道炎因于滴虫者加蛇床子、因于真菌者加黄精等；⑤选择从病机层面加强所用之方的作用之药，如本例患者所用方中所加穿山甲珠、皂角刺、白芥子即是；⑥对于没有药物对应治疗的一些病症，则寻找对类似病症有治疗作用的药物，如本例方中所加败酱草即是。

　　总之，在精选用方的基础上，准确地选用添加药，是一个不容忽视的问题。它既是取得良好疗效的重要保证，又是理法方药一线贯穿的最后落实。

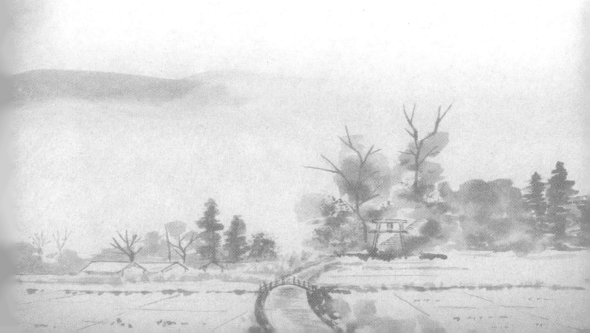

第四篇

顽证篇

十年磨一剑，确认高效方
——狐惑病4年

诊断现场

吴某，男，49岁。2006年4月28日就诊。咽喉及牙龈红肿疼痛断续发作4年多，此次加重1个月余。

因口腔痛，咽部周围白斑疼痛，输液服药无效，3月26日渐至吞咽唾液时痛至汗流，因多日不能进食致体力不支，送某省级医院，检查无明确答复，治疗无效，于4月18日自行转回某市级医院住院。细菌培养，明确为真菌感染，经输头孢唑啉等好转，但停药2天即全面复发。不得已，转求中医治疗。

刻诊：患者行走需人搀扶，因畏痛而不能说话，重病容，虚弱态。上腭至咽喉泛发红肿，其间散发脓点、溃疡，张口受限。脉左三部迟细，舌质暗，舌体厚大，舌面满布雪花状苔。

辨证论治

学生甲：这位患者辗转就诊于几所综合性大医院，致病菌明确，但就是没有疗效。而似这类火热毒势明显之证，中医一泻也许就能见效。

老师：我当时也这么想，后来才发现错了。孙思邈说："世有愚者，读书三年，便谓天下无病可治；及治病三年，乃知天下无方可用。"在治疗这位患者的过程中，我算是真正感悟到了"药王"所指责的"愚者"其实是包括我们在内的一些把疾病看得太简单的医生。正如这位同学说的，诊完后我也认为很简单，当即以复发性口疮的诊断，以我惯用的清胃泻热解毒法为治。

射干 20g，生地黄 15g，马勃 10g，天冬 10g，儿茶 10g，肉桂 6g，麦冬 10g，茵陈 20g，黄芩 10g，甘草 10g，枇杷叶 12g，石斛 10g，蟾皮 10g，黄连 10g。2 剂。

4 月 30 日二诊。上方服后红痛似有减轻，乃认为方药对路，只是药力不够。原方再用 6 剂。

5 月 8 日三诊。症状并未如所料之速度减轻，仍因疼痛进食困难，发音受限。家属十分焦虑，连连追问能否治疗。这时我才认识到并非想像那么简单，开始怀疑是否辨证有误。通过仔细询问，得知前阴与口腔同时发生溃疡，只是输液后减轻，又怕分散了医生对口腔痛的注意力，故一直未作为病情陈述。我看过阴茎龟头明显水肿后恍然大悟，这不是《金匮要略》所谓"蚀于喉为惑，蚀于阴为狐"之狐惑病吗？

乃改投升麻鳖甲汤加味。

升麻 15g，川椒 10g，鳖甲 20g，生地黄 15g，茵陈 20g，雄黄 2g（冲服），玄参 10g，儿茶 10g，蜈蚣 1 条，甘草 10g，当归 10g。3 剂。

5 月 15 日四诊。口腔红肿及溃疡明显减退，疼痛大减，能随意进食软流食品，龟头包皮之水肿已见消退。患者一反初诊时的痛苦表情，轻松地讲述患病 2 个多月来的痛苦经历。而我则愧疚地暗责自己初诊时的粗心和失误，进一步明白了湿邪浸淫、热毒蕴恋才是本病的真正病机。

效不更方，上方减雄黄量为 1g，加黄柏 15g，金银花 12g，土茯苓 30g。3 剂。

5 月 19 日五诊。服中药以来停止输液和其他用药。现口腔泛发之红肿大部分消退，脓肿溃疡全部消失，阴茎包皮尚轻度水肿。舌体转薄，色暗大部消退，脉细，左三部尤甚。续上方 5 剂。

5 月 26 日六诊。除包皮水肿尚未全消外，已无不适。

上方去儿茶，加赤小豆 30g。外用苦参 30g 煎水熏洗前阴。

后随访，包皮水肿全消，临床痊愈。

病名	主症	辨证	治法	选方
狐惑病	口腔、前阴溃疡 口不能张 水米不进	湿邪浸淫 热毒莇恋	攻毒散邪	升麻鳖甲汤 苦参汤

思辨解惑

学生甲：仲景在《金匮要略》里将狐惑病与百合病、阴阳毒同列于一章讨论，并出甘草泻心汤、赤豆当归散内服方2首，雄黄外熏、苦参外洗方2首。所出4个条文侧重症状描述，未明确其病因病机。后之注家或从条文析义，或从方药反推，认为该病系由肝经湿热，循经上循下犯，蒸腐气血而成瘀浊，致风化腐为虫所致。并认为仲景出甘草泻心汤仅是针对本病脾胃虚弱，湿热郁遏，虫毒留蓄病机的举例用方。因此，主张对肝经湿热者，用龙胆泻肝汤；肝肾阴虚者，用知柏地黄汤；脾肾阳虚者，用右归丸。从病机角度看，这些方法应该是对证的，它们补充和丰富了仲景的治法，而老师为何都未采用？

老师：这是因为临床疗效是最高原则。上述诸方虽言之凿凿，而临床疗效并不满意。

学生乙：老师所用之升麻鳖甲汤是仲景用治阴阳毒的专方，为什么在这里用来治狐惑病呢？

老师：这是缘于我对狐惑病从病机入手步步推求后的选择。鉴于以往所用方药无效的情况，后遇此证，我深入循证推敲：此病迁延反复，当为邪毒蕴恋；溃破糜烂，乃湿毒之征。而该病公认为湿热蕴结，郁久成毒所致，因此，要害在一个"毒"字上。毒邪不甚者，或清或解或化或排，多可去之，而毒之甚者，则只有攻毒一法。攻毒之方必求效专力宏，而以上方药显然不具这一特点。在反复推求中忽忆及仲景治阴阳毒之升麻鳖甲汤。该方针对的病名即"毒"，症状亦以"咽喉痛，唾脓血"之毒蚀为主要表现。方中升麻功擅解毒；雄黄，《本草纲目》谓其能"杀邪气百毒"；鳖甲，《神农本草经》谓其"可去阴蚀恶肉"。于理于方于药，均是一首攻毒之方，于是试投治疗，果然屡投屡效。

如 1998 年 12 月 15 日治一任姓男子，20 岁，唇、舌、阴茎溃破，反复发作 2 年，屡用中西药治疗无效。来诊时唇嫩红肿大，口不能张，舌痛难伸，龟头及阴茎溃破，脉迟细。诊为狐惑病。处以升麻鳖甲汤，仅服 5 剂，口能随意开合，舌能自由伸缩，唇之痂壳全退，阴囊及包皮溃破亦消。其效之神，令我惊讶。然还不能排除偶然性，故有意准备验证。2000 年 2 月 22 日，一王姓患者，64 岁，以口腔红赤疼痛、唇舌溃破、目红肿痛 2 年余来诊。患者已 2 次住院无效，现炎势向喉部发展，吞咽困难，咯吐白色小块状物，双目红痛畏光，喜闭目，鼻衄，且有鼻触痛和堵塞感，脉迟。诊为狐惑病。为作验证，初投甘露饮加味，药后小效，遂继续投用，而诸症减轻后再无进展，乃改投升麻鳖甲汤加赤小豆，仅 3 剂诸症显著减轻，8 剂症状全部消失。以后又诊治 10 余例，均先采用辨证治疗。如口腔肿甚者用甘露饮，舌痛甚者用导赤散，阴部肿痛者用龙胆泻肝汤，目红痛者用通窍活血汤，热甚者用普济消毒饮，湿甚者加二妙散，然或小有疗效，或全然不效，而改用升麻鳖甲汤后均迅速向愈，证明该方对狐惑病确有特异针对性。

余苦心孤诣 10 年，终于确认升麻鳖甲汤为治疗狐惑病的高效方！

学生丙：经方以方证高度对应为使用原则，其对应治疗的有效性太令人叹服了。也许正由于此，人们对于其精妙组方内涵进行辨证移用的研究，也就远远不够了。这是不是就是千年来人们就没有想到，把仲景同列于一个篇章内的方子挪用一下的原因呢？

老师：是的。由于仲景论述的高度简洁，以至人们常忽略了条文所出之方其实常常是对典型病案治验的举例应用。既以举例形式论述，自然就不是该方的全部适用范围。这就是说，经方在仲景书里的应用面，原本就有着很多潜在内容需要我们去认识，只是因为人们停滞于方证相对的有效性，读书时死于条文句下的刻板性和临证思维的惰性，使我们疏于了这种认识。纵有推广使用者，也仅是一鳞半爪的报道，这就限制了经方条文以外的潜在高效作用的发挥。

学生乙：本例治疗其实可以看作是老师对临床教训认真总结后获得的宝贵经验。它提示了一个重要问题——如何读仲景书。师祖江尔逊是仲景学说著名研究者，老师在师承其学术经验时一定对此有专门研究。

老师：研究说不上。但江老确实很重视仲景书的读法。他常强调读仲景书必须熟背条文，前后互勘，正反推求，联系《内经》，结合临床，参考注家，并认为这些方法的目的只有一个，那就是力求准确地理解条文的精神实质，而不能死于句下。并由此总结出了两句至理名言：读书与临证相结合，理解与背诵不偏废。本高效方的发现，就是遵循江老这一教诲而来的。狐惑病的主症是"蚀"，而"蚀"重者其分泌物淋漓不尽，病程缠绵反复等，说明该病乃毒邪为患，而仲景治疗采用了极少使用的内外同治法，连续出了苦参汤、雄黄熏剂2个外用方，2方皆擅治毒，也提示了条文精神重在解决"蚀于喉"和"蚀于阴"等毒象反映，进而确认狐惑病的根本问题是"毒"邪为患。联系到尤在泾在《金匮要略心典》中说"仲景意谓，狐惑病、阴阳毒同源而异流"，说明二病有着内在相同的病理基础。这些认识加上前述对升麻鳖甲汤的解读，因此才用治阴阳毒之方治狐惑。可见，这既是从读法上获得的发现，也是从读法上找到的逻辑解释。当然这里还隐含着一个经验的地位问题。英国著名哲学家培根在论学问时曾说："完全依学问上的规则而断事是书生的怪癖。"他强调："学问锻炼天性，而其本身又受经验的锻炼。""读法"作为一种学问，其运用是受自身经验的锻炼和限制的。

学生甲：我注意到一个问题，刚才所举病例，均为红肿痛热俱全，毒势甚旺的阳证患者，而他们的脉象自始至终均表现为迟或迟细。这种阳证见阴脉的现象，是预示着病邪将要内陷入阴，还是病程太长、正气日耗后的反映？

老师：都不能解释。因为任案、王案病程均2年以上，症状仍一如初发，没有内陷迹象，而吴案则发病仅1个月，一派火热证象，体质敦实，且值壮年，因此，都不存在正衰或邪陷迹象。说明这是脉证不符的一类疾病。古代医家针对这类疾病特立了"舍脉从证"或"舍证从脉"的治法。而有关这种治法的辨证依据、证候特点和具体应用，都未见系统论述。你能留心到这一点，是非常重要的，往后注意观察总结。若能找到规律性的东西，则不失为一个贡献。清代宋湘曾有诗云："学韩学杜学髯苏，自是排场与众殊，若使自家无曲子，等闲饶鼓与笙竽。"说明做学问要有自己的建树，不能人云亦云、墨守陈规，应该在前人的基础上有所发现，有所发展，有所发明。

半生折磨，竟然被一方解决
——泄泻20余年

诊断现场

张某，男，54岁。初诊日期：2006年6月26日。泄泻20多年。

20多岁时即开始泄泻，日四五次，泻出物或为稀糊状或为水样，伴腹鸣隐痛。西药曾长期交替服用过氯霉素、土霉素、呋喃唑酮（痢特灵）、黄连素、琥乙红霉素、氟哌酸及蒙脱石散等。因每去医院时医生总开上述药类，久之，患者不再就诊，缓时自服其中某种，重时2种、3种联用，有腹胀嗳气时则再加服酵母片、多酶片类，一直以此维持。其间也未少服中药，曾于一医处连服半年不辍，后又辗转多处求治。索方观之，计有痛泻要方、乌梅丸、四神丸、附子理中丸、真人养脏汤等。而无论何方或可小效一时，多数全然无效。久之，体质大降，倦怠乏力，感冒连连。去年8月因心动过速、昏迷，入院治疗好转。出院后更增易饥、皮肤不定处灼热感等症。

刻诊：泄泻日四五次，腹鸣隐痛，倦怠易饥，皮肤灼热。面苍黄少华，形体消瘦。脉虚数，舌苔薄黄。

辨证论治

学生甲：泄泻虽是一极为常见的多发病，而情况并不那么单纯，故古有濡泻、洞泄、飧泻、注泻、暑泄、大肠泄、下利等多种名称。现代多以外感、食滞、肝气乘脾、脾胃虚弱、肾阳虚衰等分型诊治。其治较为复杂，有时也还难于取得满意疗效。即便如此，泄泻达20余年，且屡经治疗无效者，似仍属少见。

学生乙：该患身上我有两大疑团：一是其各种见症均好理解，唯皮肤不定处灼热无法解释；二是历用方药已遍涉补益、和解、健运、消导和固涩等诸法，均不效，而舍此还有何法可施呢？

老师：这两个提问尖锐而准确，而须知瘕之所在即著眼之点。我的突破正是从抓住这两点开始的。诸法治疗无效，在质疑其运用的准确度的同时，必然开始寻求新的非常规治法，而新治法的采用必缘于对证的新的辨析和发现，这自然就注意到了一般泄泻患者少见的一个伴见症状"皮肤不定处灼热"。热从何来？我想到了李东垣在《脾胃论》中出升阳益胃汤时所标示之主证："脾胃之虚，怠惰嗜卧……大便不调……洒淅恶寒，惨惨不乐，面色恶而不和，乃阳气不伸故也。"对其病机，东垣则以"元气不足，谷气下流，营气不濡，阴火上僭"加以概括。这"阳气不伸"与"阴火上僭"不正是其皮肤无定处灼热之由吗？明白此理由后，毅然处方。

诊为泄泻。处以升阳益胃汤原方。

红参 10g，炒白术 12g，黄芪 30g，黄连 10g，法半夏 12g，炙甘草 10g，陈皮 10g，茯苓 12g，泽泻 30g，防风 10g，羌活 10g，独活 12g，柴胡 10g，白芍 12g，生姜 10g，大枣 20g。3 剂。水煎服，每日 1 剂。

7 月 3 日二诊。上方 3 剂服后，便稀程度减，腹鸣、恶寒、易饥感及皮肤灼热感均减轻。续遣原方 7 剂。

7 月 12 日三诊。大便已成形，日仅 2 次，腹鸣止，易饥及皮肤灼热感消失。再服原方 5 剂。

7 月 20 日四诊。除乏力、多食后胃中偶感不适外，无其他不适，大便条状，精神转好，纳食正常。改参苓白术散善后。

病名	主症	辨证	治法	选方
泄泻	泄泻腹鸣　腹中隐痛 倦怠易饥　皮肤灼热	元气不足，谷气下流 阴火僭越，脾失健运	健脾祛风 升阳益胃	升阳益胃汤

思辨解惑

学生甲：老师一开始即跳出了一般泄泻诊治范式，选用了东垣针对脾胃阳气下降、阴火上乘所立的升阳益胃汤，且随手取效。请先给我们讲一讲您的临床思路好吗？

老师：接诊此患者，第一想到的是，这是一位有着20多年病史的患者，中西药早已遍尝，常规治疗不应再在考虑之内；第二，这么长的病史，外感或食伤致泻的可能性已不存在；第三，排除以上两点后，再对其泄泻性质和伴见诸症深入思考，其证无肝肾受累之象，而有脾胃受病伤及肺气之征，尤有提示意义的是皮肤不定处有灼热这一被东垣视为阴火僭越之特征性的见症。据此认为，其病机和症状与东垣所立的升阳益胃汤证完全相符，因而选用了该方。

这一思路说明，诊治疑难病首先必须从思维上跳出常规诊疗圈子，突破常规思维后，思路可纵横驰骋，在自己的知识库中寻找和选择最佳诊疗方法。这可能是一个复杂过程，也可能是一个简单选择。本例采用的汤证辨证法就是一个简单选择。这种"简单"，不是说其技术简单，而是说临证思维活跃的医生，跳出循轨思维后，可能一下就会看到通常远离视线的现存而又极合适的治法。这种选择的获得，不仅取决于技术水平，更取决于思维能力。思维不畅者，纵然知道该方该法，临床未必能想到。故有"不怕不知道，就怕想不到"之说。

学生乙：升阳益胃汤临床并不常用，而疗效竟如此突出，请给讲讲该方所适用的泄泻的证候特点，好吗？

老师：该方适用的病机，正是东垣所概括的"元气不足，谷气下流，营气不濡，阴火上僭"。其症状表现是，元气不足，致怠惰嗜卧，四肢不收；谷气下流，致大便不调，小便频数；营气不濡，致洒淅恶寒，惨惨不乐，面色恶而不和；阴火上僭，致口苦口干，或身无定处发热等。导致该证的根本原因是饮食劳倦所伤。因此，凡具上述临床表现者，即可称为升阳益胃汤证。本例患者具有腹鸣腹泻，倦怠肢懒，面色苍黄，形体消瘦，身无定处发热等，可说是完全符合该方主证，故用之即效。

学生丙：这个病机确实不是通常泄泻证所具有的，因此，常规治法很难收效。这也许就是其久治无效的原因吧。东垣针对这种病机设计出了疗效卓著的升阳益胃汤，该方组合新颖，不同凡流，补泻同用，远离固涩，疏渗同施，不独实脾，确实匠心独具。对其组合机制，尤其是其蕴含之奥妙，我还不甚明了，请老师将该方立方主旨和配伍玄机加以明示。

老师：该方的方名即体现了其功效，药物组合则具体地体现了东垣先生脾胃学说的一个重要理论——火与元气不两立，一胜则一负。具体讲该方由三大类组成：一类为升阳药，如柴胡、羌活、独活、防风，既有升清降浊之功，又有起风以胜湿的作用；二类为益胃渗湿药，如白术、人参、黄芪、炙甘草、茯苓、半夏、陈皮、泽泻、白芍，所谓益胃，实为益脾，补脾复渗湿，是为健脾运湿；三为泻阴火药，黄连，用以熄阴火。在元气不足与阴火僭越这对矛盾中，元气不足是矛盾的主要方面。因此，在针对亏损和不足用大队健脾益胃药的同时，加用黄连熄阴火，这样就构成了一首对元气不足，谷气下流，营不濡养，阴火僭越病机独具针对性的方剂。

实习生甲：既诊为泄泻，必有大便次数增多和粪便清稀甚至水样等表现，那么升阳益胃汤所针对的泄泻，其泻出物的性质如何辨别呢？

老师：这在该方使用时，还不能作为首要问题。这是因为该方所适用的泄泻均是慢性，经年累月，虚实夹杂，病涉多脏，表现不一。从泻出物而言，已多不是急性泄泻时之大量水样物，故东垣在表述其性质时使用的是"大便不调"，这说明可为水样，也可是稀便，或者黏液便。我曾治张某，年仅34岁，泄泻达15年，每次排出极少黏液便，时轻时重，重时日排四五次，伴腹鸣胀，肢体筋脉疼痛，目红，乱梦连天，脉细数，舌苔薄白。该病虽为黏液便，但无脓血后重，而其伴见症目红、乱梦连天则提示"阴火僭越"，肢体筋脉痛又反映了营不濡养，于是，处升阳益胃汤原方3剂。二诊时目红消失，乱梦大减，尤其可喜的是，大便每日仅1次，且量明显增多，通畅而无黏液，续用前方以巩固疗效。本例说明，泄泻物的性质并不是该方使用的首要指征，而泄泻伴有"阴火"见症，才是其使用确证。

进修生丙：那么，怎样认识阴火呢？

老师："阴火"是东垣所独创的一个病理概念，它在脾胃之气受伤，肺失生化之源，三脏之气受损时发生。阴火产生后，复又对三脏之气再加重损害，形成"火与元气不两立"之病势。其临床表现为面如火燎，身无定处发热感，目红，心烦等见症。阴火概念是升阳益胃汤立方思想的基础。在这个思想指导下，东垣明确提出，治疗这类疾病"不当于五脏中用药法治之"，而"当从《脏气法时论》中升降浮沉补泻法用药"，故将补气药、苦寒药与大队风药同用。因此，我们可以认为，阴火论是东垣变治外感之药为治内伤之药创新用药法则的思想基础。

进修生乙：老师所论，使我认识了一代宗师李东垣突破脏腑辨证，融汇经典，出神入化的立方匠心。我除极大地受益于这些内容的本身外，还从中得到了许多启迪：半生折磨，竟为一方所愈；一方之出，缘于一位医家之创建；一创建被一后学所发掘而介绍；一介绍再创了对该病的一新治法。其间所折射出的是创新精神、传承精神、发掘精神和弘扬精神。若将医学称之为术，则这些精神乃为载术之道。术之缺失犹可充填，而道之缺失则非仅术无力得以充填。且既有之术，或则不彰，甚或竟为之湮没矣。

老师：读书能悟及于此，听讲能思及于此，讨论能深入于此，则真如景岳所谓："升高者，上一层有上一层之见，而下一层者不得而知之；行远者，进一步有一步之闻，而近一步者不得而知之。"

我为你们脚踏实地问证，升高行远地问理而特别高兴。

前医怎么就没想到这个常用方

——泄泻7个月，进行性消瘦

诊断现场

杨某，男，37岁。初诊日期：2005年9月7日。泄泻7个多月。

2005年春节后开始食欲减退，进食后反酸，呕。未及重视，拖延数日不见好转，方前往医院就诊，经服木香槟榔丸加味好转。但自此开始稀便，且服药始终不止，排出物或为稀烂便，或为水样物，或夹带黏液。初时日一二次，渐发展至五六次，便后肛热、胀坠不适，纳谷日减，形体日消。

大便镜检：有脂肪球，白细胞。胃镜：浅表性胃炎，幽门螺杆菌（＋）。肠镜：无异常发现。

因当地中西医治疗泄泻均不止，遂至某医科大学附院求治。诊为肠功能紊乱，肠鸣活跃，服药10日好转，但停药即发。又转诊于某中医药大学附院，经用理中汤、资生丸、大安丸合方加减治疗，亦服药时有效，而停药即发。后又求治于数位中医，均无明显效果。患者焦虑不堪而厌于就诊。

患病以来体重已减轻15千克余，腹泻日重，故尚有继续消瘦之势，家人为之十分忧郁。无奈时，其姐想到昔年曾患重证，辗转求医不效，后于我处治愈，遂陪同其弟转诊于余。

刻诊：大便稀烂，时呈水样，日4～6次，便后肛热胀坠不适。困倦乏力。消瘦，慢性病容，神疲懒言。脉迟细，舌质红，舌苔黄。

辨证论治

学生甲：细究本病之起，当因于食伤。春节期间，起居无常，饮食无节，暴食狂饮，脾胃受戕。初起未及治疗，继而治不如法，胃病伤脾，脾失健运，转为泄泻。

学生乙：《素问·痹论篇》云："饮食自倍，肠胃乃伤。"说明暴食是导致胃肠疾病的重要原因，治食伤之法，也因此而不离消导。一般认为只需分上中下脘论治即可。其在上者宜吐之，在中者宜消之，在下者宜夺之。而人们却普遍忽视了一个问题，即其虚实的误辨误治，是病之由食伤转化为慢性泄泻等证的重要原因。景岳在食伤论治时，首先指出"凡治饮食暂伤者，亦当辨虚实，若停滞中焦或胀或痛者，此实证也"，同时指出"饮食伤脾而吐泻已甚者，但察其无中满、无腹痛而唯呕恶不能止，此其食物必已尽去，而以中气受伤大虚而然"。可见，同为食伤导致的胀痛吐泻，对其治法却有着迥然不同的要求。

本病泄泻之起，紧承于食欲减退、反酸、呕逆治疗之后，与前医着眼食积，忽视脾虚这一重要的内在发病原因，而猛投消导药有关，因而，食积虽祛而脾胃更伤。

老师：古有"无湿不成泻"之说，而湿之所成，因于脾之失于健运。如果说本例患者食伤其胃于前，胃病及脾于后，脾虚而成泄泻于再后的演变规律成立的话，那么，其泻之既成，治不如法，再拖延成了慢性泄泻，则是其病程演进的必然结果。这时病情已非寒热虚实之某种单纯情况可统，病位已非脾胃肝肠某个单一脏腑受伤，其治疗，消之益伤其气，补之必恋其邪。《医宗必读》虽有淡渗、升提、清凉、疏利、甘缓、酸收、燥脾、温肾、固涩等九类治法，而竟无一法适宜。然其粪检无痢疾之候，泄泻之诊断无疑。而便后肛热则为有热之征，久泄又系脾胃虚寒，虚寒而夹热，当属寒热错杂证；其阵泻清水，为土虚木乘之候，木者，厥阴肝经也，而《伤寒论》厥阴病之主方乌梅丸正是寒热并用，且方后明确写到"又主久利"，故其当属极为对证之方。

诊为泄泻。予乌梅丸加味。

乌梅12g，北细辛10g，肉桂6g，白人参10g，炮附子30g，干姜

10g，黄连 10g，黄柏 12g，当归 10g，生麦芽 12g，生山药 30g，淫羊藿 12g。2 剂。水煎，每日 1 剂。

9 月 9 日二诊。服完 2 剂，大便接近成形，排便次数减至日 2 次，疗效之速，令我使料不及，击鼓再进。

续上方加炒白术 10g。3 剂。

9 月 12 日三诊。大便成形，但便后肛门尚有热胀感。本"调气则后重自除"之旨，加用调气药。

上方再加升麻 10g，枳壳 20g，广木香 10g。3 剂。

9 月 18 日四诊。大便正常，肛热胀感消失。改用初诊方 9 剂以求根除。

10 月 28 日专程前来告知，已停药 20 余日，纳食正常，大便每日 1 次，滋润成形，便后无不适感。精神转好，体重渐增。

2 个月后，复来电告知，无任何不适，体重已恢复至病前的 73kg。

病名	主症	辨证	治法	选方
泄泻	稀便或水样便，日五六次，进行性消瘦	土虚木旺寒热错杂	土木两调寒热并用	乌梅丸

思辨解惑

学生甲：本例患者之辨治，看似无奇，而已辗转投医逾半年之久，结果却如本文题目"前医怎么就没想到这个常用方呢？"看来辨析此证，还真有些需要研究的地方。

老师：此类疾病的治疗，我特别注重两个方面，即初期与后期。初起食伤饱闷痞塞时，当首辨脾胃气虚否。关于此点，东垣曾明确指出："脾胃之气壮，则多食而不伤，过时而不饥。"因此，只有脾气不虚而倍食暴伤之食滞停积者，方可直投消磨化滞。而很多患者其实是脾胃气虚于前，致稍多进食即病。此时之治，肆用消削之品，戕害脾胃之气，脾土虚而再伤，肝木来乘。脾土虚而再伤，无以生金，金不足则无力制木，木失金制则其气愈旺而虐土害脾，此不少泄泻所生之由也。

后期之治，医者常重固涩，而不知固涩最易留邪。李中梓在其治泻九法之固涩法下特别标明："注泄日久，幽门道滑，虽投温补，未克奏功，须行涩剂，则变化不愆，揆度合节，所谓'滑者涩之，是也。'"这里，他为固涩法提出了四大应用指征：类型为"注泄"；时间为"日久"；性质为"道滑"；曾经"投温补"无效。因而，举凡不具此指征者不可妄用，是不言而喻的。而临床治疗时，医者每只注重其泄泻日久之病程，忽视其邪气未尽之病情而加使用，结果轻则罔投无效，重则助邪害正。

该患辗转久治无效，但竟无一医者采用本方，导致这种情况的原因固然很多，如拘囿于肠功能紊乱之诊断，刻板于"泻必因湿"的认识，停留于见症治症的层面，混淆了泄泻与痢疾之区别等，而着眼温补，专事固涩，恐怕为其主要原因。

学生乙：这样看来，久泻之成还有某种"医源性"成分。而乌梅丸性近固涩，治在安蛔，用其治疗此证，不怕也成为医源性"肇事者"吗？

老师：首先要明确，乌梅丸不是固涩剂，传统均将其归为温脏安蛔剂。它是厥阴病主方。厥阴内寄相火，阴中有阳，病后每多寒热错杂；厥阴风木，又常影响中土，因而多土虚木克证。本例的诸多临床表现，不正清楚地表明了其寒热错杂，土虚木克的病机吗？乌梅丸寒热并用，土木两调，正可针对这种病机。该方主治为蛔厥，其酸苦甘辛合用，虽是针对蛔之习性的考虑，但泄泻日久，寒热错杂，邪恋正虚之病机与之不谋而合，因而仲景特在方后加了一句"又主久利"。

学生丙：记得老师曾治一例20余年之久泻，诸药罔效，而仅用升阳益胃汤即愈。该方也用柴胡、羌活、独活、防风等风药，黄连等苦寒药，人参、白术、黄芪等益气药，组合大法与乌梅丸相同之处甚多，又都能治久利，那么，乌梅丸和升阳益胃汤在临床各自的使用原则和辨证眼目是什么呢？

老师：这个问题提得好，因为它是一个具有普遍鉴别意义的典型。

第一，乌梅丸的病机为寒热错杂、土虚木克，而非升阳益胃汤的谷气下流、阴火上僭；第二，乌梅丸的组方原则为寒热并用、酸苦甘辛同施，而非升阳益胃汤之补益泻火与升阳燥湿药同用；第三，乌梅丸之临床功效为温脏安蛔，而非升阳益胃汤之升清降浊；第四，乌梅丸之治虽时有后重肛热，但无他处发热见症，而升阳益胃汤泄泻之同时每见面热、心烦、身热等症；第五，乌梅丸无燥湿渗湿之能，而升阳益胃汤有风以燥湿、淡以渗湿之功。

可见，很多粗看相似的方证，其实有着本质之区别。模糊或混淆了其区别，临床轻则无效，重则误人。所谓"毫厘之差，千里之谬"，就是古代医家于惨痛的教训中悟出的深刻道理，于古论今说中锤炼出的刻骨铭言。

甘温真能除大热

——发热心悸5年余

诊断现场

代某，女，40岁。初诊日期：2006年5月25日。身发热、心悸5年余。

2001年2月宫外孕破裂，行患侧输卵管切除后逐渐出现身阵阵发热感，仅自购六味地黄丸等药物服用，无明显效果。发热时轻时重，但均能忍受。1年前发热加重，昼夜不停，久时持续2～3小时，短时10余分钟即过。发时自觉头面烘热，身热如烤，频频发作。夜间热起时立即掀被，而热退后即觉身冷难耐。发热病起不久即出现心悸、心慌，其慌每于困倦至极、昏然欲睡时发生。发时胸闷气短，夜间发作时难受至不能睡卧，必起床不断绕室行走方可渐渐平息。

曾于某医科大学附属医院做动态心电图，报告为：心动过缓，心律失常。血细胞分析报告：白细胞计数$3.0×10^9$/L，血小板计数$68×10^9$/L。

先后就诊于多所医院。服西药（药名不详）症状无明显改善，已遍服中药知柏地黄丸、左归丸、青蒿鳖甲汤、天王补心丹、大补阴丸、珍珠母丸、清骨散等方。其中知柏地黄丸遵医嘱作基础用方，购成药整箱长期服用达8个月之久，时似有缓解，而复如故。至既惧白日发热而心神不宁之煎熬，更恐夜间发热而心慌被迫起床行走之痛苦。

刻诊：昼夜阵发发热，无汗，心悸、心慌时作，下肢肿胀，头昏倦息，晨间面浮，大便秘结。面苍黄少华，脉迟细，舌正。

辨证论治

学生甲：这例患者若单从症状看，完全符合绝经前后诸证之临床表现，而其发病始初，年龄尚未至 35 岁。《素问·上古天真论篇》云："女子七岁，肾气盛，齿更发长……五七，阳明脉衰，面始焦，发始堕。"说明纵然在人均寿命甚短的古代，35 岁也还只是阳明脉气血开始衰弱，面部逐渐憔悴，头发开始脱落的起点年龄。而当今社会，人均年龄已登耄耋寿域，三十四五岁正值体魄健壮的年龄阶段，怎么就会有经绝并由之而导致的"诸证"发生呢？此其一。其二，经绝前后诸证的发病原因为肾气渐衰，冲任亏虚，天癸将绝，精血不足，阴阳失衡，本质为肾虚致病。而此患者潮热的同时，伴见的是心悸肢胀、倦怠头昏等心脾见症。

学生乙：不仅如此，从其治疗经历看，也不支持经绝前后诸证。观其历用知柏地黄丸、左归丸、大补阴煎、天王补心丹等，并无一方见效，也说明对其辨治应作方向上的重新考虑。

老师：本案的大体情况，你们已作了符合临床的分析。现在只缺该怎样重新辨析的环节了。

学生丙：还是请老师讲讲怎样对其辨析吧。

老师：本例患者发热 5 年余，从病程到症状均表明其热为内伤发热。内伤发热的治疗，王肯堂为其划了一个界线分明的轮廓，即"果为伤寒伤风及寒疫也，则用仲景法；果为温病及瘟疫也，则用河间法；果为气虚也，则用东垣法；果为阴虚也，则用丹溪法"。并强调"如是则庶无差异以害人矣"。那么，本例当属上述所举之哪类呢？其热虽甚，而不贪凉索饮，且有夜间发热时掀被而片刻即冷之表现，热非属实，乃属虚热也；倦怠、神疲、心悸，气虚之征也；面浮足胀，脾虚湿停之候也；脉迟细者，阳虚气弱也。显然其病之治，当宗东垣法。东垣认为，这类患者之病机，乃为脾胃虚弱，营气不升，谷气下流，下焦阴火被扰，上乘阳位。并为之创立了一个著名之临床治法——甘温除热法，一个著名方剂——补中益气汤。揆之，本病与其甚为合拍。

诊为发热、心悸。补中益气汤加味。

白参 12g，黄芪 30g，炒白术 12g，当归 10g，柴胡 10g，升麻 10g，炮附子 15g，龟甲 15g，鳖甲 15g，桂枝 12g，白芍 20g，陈皮 10g，炙甘草 12g。5 剂。水煎，每日 1 剂。

6 月 1 日二诊。药后诸症均大减，夜间安卧，唯便秘。

改炒白术为生白术 40g。4 剂。

6 月 8 日三诊。发热，心悸消失，精神转好，肿胀消失，但双下肢膝以下发冷。

初诊方加鹿茸 5g（冲服）。3 剂。

6 月 16 日。诸症消失，查心电图正常，白细胞计数升至 3.8×10^9/L，血小板计数升至 113×10^9/L，脉缓，舌正。

续上方 5 剂，以巩固疗效。

病名	主症	辨证	治法	选方
发热，心悸	发热无度，心悸头昏倦怠神疲，面浮足肿	元气内伤阴火上乘	甘温除热	补中益气汤

思辨解惑

学生甲：对于甘温除热法，我也曾使用过，但限于单纯脾胃气虚而有某种热象者，不敢贸投于"大热"患者，更没有像这类病涉多经、病情较重、病程甚长患者的使用经验。本例药仅 5 剂，即见大效，确如李东垣先生出补中益气汤后所发的经验之谈："如伤之重者，不过二服而愈。"看来对甘温除热还得有一个深入的认识，才能真正进入东垣先生为我们开启的这道临床法门。

老师：荀子谓："善学者尽其理，善行者究其难。"欲明此道，还得尽悉东垣的立论思想和逻辑演论。东垣认为，元气充足，皆由脾胃之气无所伤，而后能滋养元气。故脾胃受伤，元气则失于充养，这是诸多疾病发生之根由。举凡饮食不节，寒温不适，喜怒无度，皆会导致脾胃受伤。而其所伤是有一定规律可循的，即饮食过度先伤胃，胃伤及脾；劳倦过度则先伤脾，然后及胃。饮食伤为有余，劳倦伤为不足，不足与有余又可依一定情况而转化。如伤食有余之证，却可导致脾虚而阴火上灼；劳倦伤脾不足之证，却能使胃津不布，谷气下流。不论哪种情况，东垣认为"内伤脾胃，乃伤其气……伤其内为不足，不足者补之"。如何补呢？遵《内经》"劳者温之，损者益之"之旨，采用甘温之剂补益胃气，升发脾阳，辅以味甘性寒之药以泻阴火。在这种理论认识的基础上，东垣创制了补中益气汤。该方的深义在于明确宣称芪、参、草3味是"除湿热烦热之圣药"。说明热之能除，靠此3味。而3味俱为补药，可见，甘温除热的治疗基础在一个"补"字。用平常对于退热有碍的补益药作退热药，这是在特殊病理情况下药物才能发挥的特殊作用，因而，它就成了区别于其他所有退热法的根本所在，故特称之为"甘温除热"。方中其他药则意在升举清气，流通气机，与前3药合用则使脾胃之气得以恢复，下陷之清气得以升腾，僭越之阴火降熄归位，这样，气机在气之升降中被疏通，邪气在气之升降中被荡除。正复邪却，发热乃至大热焉能不退？

学生乙：刚才3次提到阴火，一为病理上阴火上灼，一为治则上当降熄阴火，一为治法上必泻其阴火。看来阴火在东垣脾胃学说中占有重要位置。虽然老师在"半生折磨，竟然被一方解决"篇里已有解说，而我还是不明白，阴火真的为火吗？既为火，又为什么要以属性相反的"阴"字加以限制呢？

老师：准确地说，不是限制，而在于与实（阳）火相鉴别。纵观东垣涉及阴火的论述，我们可以看到，导致其发生的原因为脾气虚弱，元气不足；其病机为清气下陷，阴火上乘土位；其症状为"有时而显火上行独燎其面"的身热口干等表现；其危害为"火与元气不两立"，火盛则元虚更伤；其治疗时，特殊病机，特殊治法，当打破常规脏腑辨证用药，而采用升降浮沉补泻法，具体用甘寒以泻火。可见，阴火乃由脾胃气虚，运化无力，清气下流肝肾，迫使相火离位之故。实质为中寒而表现于外的某种热象。由于其与实火有着本质上的不同，故以阴火称之以便区别。

学生丙：这样看来，阴火其实指因虚而致的假热现象，本质属真寒假热证。而《伤寒论》之格阳证、戴阳证乃真寒假热之代表证，因而，它们在病理上应该有着相同之处。但这种相同，不仅不能模糊我们的治疗视线，更应该成为在辨识真寒假热证时的注意点。是这样吗？

老师：既同为真寒假热，当然有其相同点。这种相同点有三个方面：一是皆为离位之火；二是皆因脏寒而生；三是皆表现为身体某部分发热。但绝不能因此而将它们视若同一证候。这是因为阴火与格阳、戴阳各有其根本不同的发病基础。关于阴火，已如前述，而关于格阳、戴阳，《伤寒论》论之甚详，无需再赘。所要注意的是，前者用气药而补气之不足以治，后者用大辛大热之姜、附以破阴回阳。这是万万不可混淆的。

学生甲：还有一个问题，本案身发热不久即发现心悸心慌，运用补中益气汤加味治疗，发热止息的同时，心悸亦愈，难道二症本为一体？

老师：其热由元气亏虚而起。元气亏虚则不能温养心脉，心脉失养则心悸不安，故发热不久即心悸心慌病起。可见，发热与心悸表现虽异，而其有紧密的内在发病联系，因而具有一体性。《伤寒明理论·悸》云："其气虚者，由阳气内弱，心下空虚，正气内动而为悸也。"所用补中益气汤直指元气亏虚这一病机，而加桂枝、附子以温通心阳，则为治疗心悸起到了必要的辅助作用。

可见，甘温除热法非仅能退热，而对同一病机所导致的诸多不同临床见症，均有一并治疗的作用。因而，其用之难，并不难在伴见症之差异或复杂，而难在对其易被忽视病机应有的重视和准确把握。

方向不等于道路

——顽固性失眠

诊断现场

刘某，女，38岁。初诊日期：2005年11月17日。持续失眠2年多。

2年前开始无明显诱因之失眠，每夜仅睡3～4小时，自购柏子养心丸、朱砂安神丸等久服不效，渐至常通宵无眠，最好时每晚仅浅睡2～3小时，伴见心悸心烦、头胀、双目难睁之感，甚时大脑空虚、麻木感。先后辗转求治，已存复印处方一摞。索方观之，多为天王补心丹、归脾汤、酸枣仁汤、珍珠母丸等方化裁，亦曾短暂服用血府逐瘀汤，均无效果。西医则以谷维素、地西泮（安定）类治疗。初时每晚服地西泮（安定）5mg尚能入睡3～5小时，后渐增至12.5 mg亦无良好效果。近2个月来症状加重，常通宵不眠，服大剂地西泮（安定）后亦仅迷糊2～3小时。

刻诊：连续1周通宵不眠，心烦意乱，形神委顿，心慌心悸，头昏脑胀，大便干结。月经量少，色微暗。脉细数，舌正。

辨证论治

学生甲：失眠古称不寐，为一古老而多发之疾病。从《内经》到《金匮要略》都有论述，后之医著更是均列专章讨论。其理论研究不可谓不深，治疗方药不可谓不丰富。而验之临床，有效者固然甚多，无效者亦复不少。尤其当今社会生活节奏不断加快，生存竞争空前激烈，频繁迁徙奔劳者甚众，深夜恣食狂饮者成族，失眠患者不仅因之而陡增，临床症状也普遍呈顽重。同时，病因病机上亦似有某种潜移隐变。因而，探索研究新的治疗方药，已成了十分迫切的临床课题。

老师：东汉末年伤寒流行而成就《伤寒论》巨著，金代饿殍成群而有了《脾胃论》，元代大规模骑兵作战而促进了骨科发展，清代瘟疫流行而催生了温病学派。凡此种种，皆说明特定时代于无形中会决定医学发展的方向，而医者的建树亦在于在该社会环境中对疾病进行新的理论思考和治疗探求。这似应成为身处巨变时代的医学研究者所特别需要注意之处，甚至可以说是巨变时代对医者学术素质的特殊要求。

失眠一证，却如张景岳所说："证虽病有不一，然唯邪正二字则尽之矣。"长期以来，我悉心观察，正虚者虽不在少数，但因其虚均在营血，治皆重于心脾，故治疗相对容易。然由邪而致者情况就复杂了。仅为便于论述和区别，文献列条分述者即有宜以宣散治之的风寒，以凉解治之的火热，以温化治之的痰饮，以消导治之的饮食，以分利治之的水湿，以行气治之的气逆和以温中治之的阴寒等。更何况这些邪气大多相兼相杂，因而，临床还远非止上述类型。准确辨析和把握并非易事。而邪之不去，神焉能安。神不安则进一步加重卫气独行其外而不得入于阴，阴阳由病初的失调到各自独行其道之淆乱，此多数顽固失眠之由也。

学生乙：看来因邪实而致之失眠，致病之邪种类繁多。虽然如此，若深入分析，多数邪气从理论上讲，只要辨析准确，是易于消散的。如寒之易散，热之易清，食之易消，气之易行。一般说来，仅化痰饮、利水湿、温阴寒需缓慢收功，但也并非不治。临床造成顽固性失眠者，可能多为2种以上邪气的纠集，症状纷繁，导致难以辨析，使医者不仅不能准确施治，甚或还误用方药，犯虚虚实实之戒。本例患者未间断地治疗达2年多，不效之由与上述因素大概不无关系。

老师：对。多种邪气纠集，是诸症兼呈的重要原因，而根据临床经验，以痰火纠集为最常见。故张景岳特引徐东皋的话说："痰火扰乱，心神不宁，思虑过伤，火炽痰郁，而致不寐者多矣。"此种类型，于当今社会更为常见。为什么呢？原因恐怕就与甲同学先前谈到的时代因素相关了。竞争恼怒易伤肝，肝气郁结则化火，肝火戕土则脾胃伤；竞争焦虑，劳碌奔波，暴食狂饮，皆伤脾，脾失健运而酿湿生痰，痰湿郁久可蕴热成火。这种痰火互结，火炽痰郁，扰乱心神，是诸多顽固性失眠患者的病机，亦是本患者的病机，故治以清化痰热、养血安神之三黄安神汤（自拟方）。

生地黄 50g，天竺黄 12g，姜黄 10g，防己 10g，桂枝 10g，炙僵蚕 10g，远志 12g，半夏 30g，高粱 30g，首乌藤 30g，茯神 10g，炙甘草 10g，炒酸枣仁 30g。4 剂。水煎服，每日 1 剂。

11 月 23 日二诊。上方服完后，心烦、心悸消失，睡眠明显好转，头脑清醒，未再感觉空虚和麻胀。

续原方 4 剂。

2006 年 1 月 11 日三诊。睡眠接近正常，无不适感，故停药 1 个多月未再来诊。近日腹微痛不适，大便不成形，肛热而便不畅。失眠较前小有反复。

上方加生白术 40g，黄连 10g。4 剂。

1 月 18 日四诊。腹痛止，大便正常。上床不久即入睡，每晚可安睡 7 小时左右。欣喜不已特来告知，并索方巩固。

初诊方再给 4 剂。嘱勿忧思怒恼，注意饮食有节，起居有时，以图巩固。

病名	主症	辨证	治法	选方
顽固性失眠	失眠、心悸、心烦、心慌、便秘	火炽痰郁痰热扰心	清化痰热养心安神	三黄安神汤

思辨解惑

学生甲：前面讲述的对这例患者病机的认识，容易理解，而所遣方药，文献鲜有记载。当怎样理解和认识三黄安神汤的作用？或者说老师在创制该方时的思路是怎样的呢？

老师：不是文献"鲜有记载"，恰恰相反，正是从文献中采撷而来。该方由《灵枢》之半夏汤（后世称为半夏秫米汤）、《金匮要略》之防己地黄汤和杂志介绍之验方僵蚕二黄汤 3 方组成。

说到思路，就说说该方形成时长达 20 年之久的历程吧。

在对顽固性失眠常束手无策时，通过研究，我对其病因病机逐步形成了前面的认识，但据此认识，投传统习用方黄连温胆汤辈疗效总不满意。在诊余读书时，《灵枢·邪客篇》的一段论述，使我豁然。它提出目不瞑（失眠）的治疗，当"调其虚实，以通其道而去其邪……此所谓决渎壅塞经络大通，阴阳和得者也"。这里，药物作用的关键是"通其道"，而所出之方即半夏汤。自此，凡因邪实而致之失眠，不论用何方，我都加用半夏秫米汤，疗效有了提高。

后浏览某杂志（请原谅，已记不清杂志名称和作者姓名了），见有用僵蚕二黄汤治疗失眠者，原方由炙僵蚕、姜黄、天竺黄、远志、首乌藤等组成。细玩其组方，离奇而不失法度，遂遇痰火扰动之失眠时，将之与半夏秫米汤合用，不料果收奇效。如1992年2月28日，治一位45岁之祝姓女子，失眠半年，常彻夜不能合眼，心慌意乱，头昏沉而迷蒙，遂将上2方合用，仅服2剂即安睡2小时。断续服用近50剂，8月6日因他病来诊，云停药2个多月来一直能正常安睡。

我注意到，这类患者多有一个共同见症，即心慌心悸。而慌悸至重难宁时，即若欲狂之象。我想，倘能有效控制这个症状，必可极大地提高顽固性失眠的治愈率。为此，曾试在半夏秫米汤与僵蚕二黄汤合方的基础上，再加用礞石滚痰丸或桃核承气汤，而疗效皆不够满意。一日读《金匮要略·中风历节病脉证并治》，其附方防己地黄汤下注云："治病如狂状，妄行，独语不休，无寒热，其脉浮。"观其方由生地黄二斤、防己一钱、桂枝三钱、防风三钱、甘草二钱（遵教科书折算剂量）组成。览毕静思，方之配伍功在养血清热兼以除湿，而方之突出作用却在镇静，这不正与治痰火失眠的要求相同吗！于是，我大胆地将其移用。1996年8月8日治杨姓老妇，62岁，失眠40年，有25年服地西泮之历史。心烦，心中热，口苦，心慌，便秘。我将此方与半夏秫米汤、僵蚕二黄汤3方同用，奇迹出现了！服药当晚11时上床随即入睡，至次晨6时10分方醒，云多少年来从未有过之舒服。第二晚停用地西泮仍正常入睡，心慌、心热等亦随之消失。乃停用依赖了20多年之地西泮，坚持服上方数十剂，睡眠一直较好。

至此，我将3方固定合用，定名"三黄安神汤"。多年来，反映服药当晚即获得"多少年来从未有过的安睡"者每有人在。因此，我认为该方既具从病机层面的祛邪治本之能，又具从症状层面的快速静镇安眠之功。

可见，方之所得，全赖远摹先贤，近效时俊，而自己只是在临床茫茫未知领域中悉心体察，缓步探进而已。

学生乙：听老师刚才的讲述，我感到太受启发，有太多的东西需要思考了。第一，临床治疗方向的正确，绝不是具体治疗方药准确到了丝丝入扣或如矢贯的之程度，而这种"方向正确"下的"道路"差误，其实却是决定成败的关键。第二，我们一直信奉着一位名人的话："走的人多了就成了路。"该信条反映在临床上就是遵古顺旧，人行（云）亦行（云）。而这种没有自身思考和创新精神的"跟人走路"者，哪怕仅在一个病上，都不可能有一点新发现的。第三，远摹先贤，近效时俊，悉心体察，缓步探进，这一从发现到确立该方的过程，其实是一条传承与创新完美结合之路，因而，应当成为我们治学之准则，循行之道路。

老师：刚才你提到路，路是什么？古代先哲曾说"面之所向，行之所达"即为路。它一直从哲学高度影响着我的治学与临床。举凡欲学之、习之、用之、提高之、发展之、突破之、创造之者，皆为面之所向，无此"向"则不"行"也。而"行"有多远，即在一个"达"字。未达之处，未必有路，而既达之处，必有来路。这段来路若为自己初踏，则为创造也。是故，研究医学之志在一个"向"字，而审视自身功力与建树者，唯一个"达"字而已。若你们能从前面所讲该方形成的过程中，领悟到这点，则又是于方用之外的另一层收获了。

学生丙：防己地黄汤与半夏秫米汤原出处均制作甚繁，防己地黄汤中地黄用量特重，半夏秫米汤未出剂量，应用时如何掌握制作方法和它们的用量呢？

老师：两方复杂的制作方法，要求现代人遵从，显然是不现实的。所幸的是，根据经验，直投入煎效亦佳良。剂量则甚为重要，一般情况下生地黄当用40～60g，若心悸内热，便结口干，烦躁不宁者，可用60～120g；至于半夏、秫米（即高粱，缺货时可用薏苡仁代）以30～50g为常用量。

学生丁：那么，该方的临床应用指征是哪些呢？

老师：失眠头重，心烦口苦，心悸胸闷，急躁易怒，大便干结，舌质红，舌苔黄，脉数或滑数。上述症状不必悉具即可投用。更约而言之，顽固失眠见躁烦便秘者，即可放胆大剂投之矣。

学生甲：顽固性失眠，同其他任何顽证一样，皆有久治不愈的病史。而前所举3例，均服药即效，且迅速告愈。是情属偶然，还是这类顽邪自有克星，遇之则土崩瓦解？

老师：前面说过，失眠之因于虚者，病情相对单纯，治疗亦较易。而"易"不等于快。因为营血亏虚，滋补养益需待时日，有一个过程，故服药当夜即能安然入睡者少。然因邪而致者就不同了，邪之既却，神即能安，神安则能寐矣。故《灵枢》在出半夏汤时，认为服下该方，可收"阴阳已通，其卧立至"之效。《景岳全书》更有一段生动的记载："服药即得寐，此得效之征也。正以邪居神室，卧必不宁，若药已对证，则一匕入咽，群邪顿退。贼盗甫去，民即得安，此治乱之机制于顷刻。药之效否，即此可知。"可见，景岳的经验，驱邪之药只要运用准确，一次即可见效。像盗贼一去，民即得安般的利落。

我所治病例的快速收效，明确验证了一点：景岳之言非止为经验之谈，实乃信而不诬之千古名论也。

常见病并不都可药到病除
——荨麻疹泛发6年

诊断现场

陈某，女，66岁。初诊日期：2006年6月26日。全身皮肤泛发斑丘疹6年。

2000年春开始出现皮肤散发斑丘疹，瘙痒。初时未及治疗，渐加重，医投消风散、防风通圣丸等多剂不效。复延西医诊治，给予氯苯那敏（扑尔敏）、赛庚定、维生素C等治疗亦不效。斑丘疹愈发愈多，其痒亦日渐加重，复静脉滴注葡萄糖酸钙、地塞米松等，稍效，而停药不久又作，且每发呈加重趋势。不得已入某医科大学附属医院住院。诊为慢性荨麻疹，经治病情缓解出院，然不久复作，以致2002年一年中2次入住该院。出院后转诊于某三级综合医院，坚持作脱敏治疗3年，仍然无效。

每年春季发病，夏日加重，一直延续到秋天，入冬方逐渐缓解。由于几年来斑疹层出不穷，成片融合，红赤瘙痒，抓破溢水，故不仅已体无完肤，且对治疗失去信心，悲观厌倦，情诸低落，心烦不宁，睡眠极差。

刻诊：四肢斑丘疹红赤，扁平隆起，大如豆瓣，且随搔抓扩延，大片融合，呈地图状，而全身则呈散发，均瘙痒难忍。部分疹块抓破溢水，项部完全呈深暗红之色素沉着。脉细，舌质微暗，舌苔黄而板滞。

辨证论治

学生甲：本例病情虽然顽重，而诊断似乎并不困难，即系瘾疹。瘾疹之名早在《素问·四时刺逆从论篇》中即已出现，原文曰"少阴有余，病皮痹隐疹"。《金匮要略·中风历节病脉证并治》亦有"邪气中经，则身痒而瘾疹"的论述。后因其病起疾速且斑块部位又变幻不定，如风之"善行数变"，而称之为风疹块。又因其斑疹均高出皮肤而称瘤。近世则多以荨麻疹称之。

对于这种诊断并不困难的常见病，历代医家在论述时似少注意到本证之部分患者病情具有顽难性。而近之著作则沿袭以论，多以风冷、肠胃湿热、风热、冲任不调、气血两虚等单纯证型加以概括，并出对应方药以治，从而给人以轻恙微疾，"按图索骥"则治之即愈的感觉。

这就潜藏了两个问题，一是荨麻疹是否有顽难急证？若有，文献为何对纵然久治不愈者，亦众口一词地以"慢性者反复发作长达数周、数月甚至数年"带过，从未提到其证有顽难急者，更无辨治论述及救治方药。而本例情况则尖锐地说明，文献记载似有缺失。二是对于顽难患者，上述对应方药无效时怎么办？它提出了一个急切的问题：必须寻找常规治疗不可能见效的针对顽难急型的有效方药。

老师：除少数情况（如单方、验方等）外，一般说来，方药由理法带出，故欲寻找有效方药，仍当从荨麻疹的病机推求入手。

该病之发，首当推禀赋不耐，感邪而作。从理论上讲，病有寒热虚实之别，而从实际看，本病属虚者不过二成，因实而致者逾八成。故似《证治准绳》这等鸿篇巨制，在论瘾疹之治时所出十余方，竟无一方针对虚者。而八成中，因寒邪者少，因火热作祟者为多数。回顾临床，绝大多数顽难荨麻疹患者，皆以奇痒难耐为主症，而《素问·至真要大论篇》明言"诸痛痒疮皆属于心"，而心者火之主也，一语直道缘由。

学生乙：那么，我们是不是可以采用清心凉血法，投犀角地黄汤或三黄解毒汤以治呢？

老师：如果那么简单和单纯，何至于病程6年，2次住院，复又3

年脱敏而不效。

前面分析仅是一个轮廓和大概。仔细研究，禀赋不耐是基础，而风寒火热燥湿之邪无一不与之相关。这不仅决定了其多发性和多变性，同时随着病程增长，也决定了其多邪纠集之必然性。

明白上述道理后，我们再来分析本例患者。其病程长达 6 年，已呈多邪纠集之证：此起彼伏，变幻莫测，乃风邪为患；斑疹红赤，瘙痒难耐，入夏尤甚，冬日缓解，为火热之形；抓破溢水，苔黄板滞，为湿之候；久病伤阴，心烦失眠，系燥之征。可见，其证系风火（热）湿燥多邪纠集为患。风火相煽，燥湿肆虐之势不予顿挫，痒焉能止，斑岂得散。

拟用三草抗敏汤（自拟）。

紫草 30g，茜草 10g，墨旱莲 30g，水牛角 50g（先煎），生地黄 60g，牡丹皮 10g，赤芍 10g，乌梅 10g，五味子 10g，防风 10g，蛇蜕 10g，蜈蚣 2 条，当归 10g，苦参 10g，炙甘草 10g。3 剂。水煎，每日 1 剂。

嘱避免接触可疑致敏物，忌食海鲜、鳝鱼、卤肉、辛辣，勿近动物皮毛，保持饮食清淡，规律生活。

6 月 30 日二诊。病情无进退。续上方 3 剂。

7 月 3 日三诊。斑疹红痒均减，呈消散势，项部瘀滞暗红大减。续方 8 剂。

后数诊，症均递减，至 8 月 4 日来诊，全身斑疹消尽，项部及躯体之大片暗红色素沉着亦消失。精神振奋，舌色鲜活，黄苔消散，仅身不定处时有微痒现象。续方 3 剂巩固。

病名	主症	辨证	治法	选方
顽固性荨麻疹	斑疹瘙痒 红赤成片 抓破溢水	风火相煽 燥湿肆虐	清热凉血 祛风化湿	三草抗敏汤

思辨解惑

学生丙：老师刚才讲到顿挫。我理解"顿挫"是在邪势猖獗时，以常规常法治疗不仅无效，有时还会延误治疗时机，因而所采用的一种越过程序（环节），直投药猛效高之剂以治的治法。是这样吗？

老师：是这样。"顿挫"要求医者拨繁避冗，直迎邪势，采用刘松峰在《松峰说疫·立方用药论》中所主张的"单刀直入，批隙导窾"的治法。

学生丙：本例仅经1个多月的治疗，而6年顽疾即得以荡除，其神速之疗效，看来应归功于"顿挫"治法。

老师：在准确认定其证为风火相煽、燥湿肆虐后，用常规分步治疗，必然会重蹈其6年治疗之复辙，然遍选视线中的任何一方治疗，都嫌难切病机。而我在多年摸索中形成的三草抗敏汤则于此证甚合。该方借用干祖望经验方脱敏汤三草凉血护阴，犀角地黄汤清热解毒、凉血化斑，过敏煎脱敏，蛇蜕、蜈蚣祛风，加用苦参乃取其燥湿而不伤阴、祛风而兼止痒，大剂生地黄加当归以养血而润燥。全方的特点是，在顿挫邪势之同时，兼顾了禀赋素体和阴血护卫两个根本，因而不同于一般攻邪之剂要求中病即止，而是可以一方贯用始终的。

学生甲：方解的其他内容易于理解，而所用乌梅、五味子等药不好理解。诚然，由2味为主组成的过敏煎有抗过敏作用，但邪盛势张时岂能用收法？而酸之作用正是敛纳收摄呀！

老师：对此，我有一段关于读书的记忆。大约40年前，我读当时之杂志《哈尔滨中医》，某期载有乌梅、五味子、防风、炙甘草加蜂糖（后被称之为"过敏煎"）治疗过敏性疾病的报道，当时觉得其组合费解，用药新奇，即有意试用于荨麻疹和过敏性鼻炎、过敏性哮喘，果然有效。遂自编歌诀以便记忆。歌曰：过敏荨麻与喘息，五味乌梅加白蜜，防风炙草各四钱，急慢过敏效均奇。而至此，我仍未弄明白治敏何以用酸。直至在深研荨麻疹病情，发现其与风火（热）寒湿燥均密切相关后，才猛忆及《素问·至真要大论篇》中对于治则治法的一段话："风淫于内，治以辛凉，佐以苦，以甘缓之，以辛散之；热淫于内，治以咸寒，佐以甘苦，以酸收之，以苦发之；湿淫于内，治以苦热，佐以酸淡，以苦燥之，以淡泄之；火淫于内，治以咸冷，佐以苦辛，以酸收之，以苦发之……"经文明确告诉我们，热湿火等淫邪之治，均需以酸佐助之。而如前所述，荨麻疹多为上述诸邪纠集为患，故何能避用？此读经典而得醍醐灌顶也。

当然，现代发现乌梅、五味子等酸味药具抗过敏作用，则又为一新识了。

学生乙：该方的重复度如何？

老师：该方是我在治疗顽固性荨麻疹无数次失败中，历经多年临床完善而确定的。因其对荨麻疹复杂病机的准确针对性而疗效确切；因其攻邪又兼护正，可持续使用。只要是风火湿燥纠集为患者，无不应手取效。如2006年7月7日治一23岁学生，躯干断续泛发皮疹数年，每年夏日加重。患者系川籍清华大学在校研究生，专程回川于我处诊疗。见其全身泛发丘疹，色红赤，瘙痒，而抓破处溢水溢血且汗出刺激疼痛不已，只能躲在24℃空调房中。脉数，舌质偏红。投三草抗敏汤5剂。其中水牛角每剂用100g。服完后丘疹基本消散，仅残存稀疏红点，瘙痒停止。但药后纳食减退，微冷感。前方减水牛角为50g，加大枣20g，白人参10g。服完3剂，皮疹完全消失。为防返京后遇热又复发，特去重庆历炎热气候数日，见无反复，乃返京续做课题。

学生丙：老师先前提到文献多有忽视之荨麻疹顽难急证，而前面所举病例的病情可称顽而难，但却不急。荨麻疹真有急证吗？若有，三草抗敏汤能有效吗？

老师：荨麻疹有一种证型，叫巨大荨麻疹（血管性水肿），主要表现为眼睑、口唇、喉头及外阴等组织疏松而易于肿胀部位的局部性水肿，其他身体部位亦可同时存在斑疹块。此证来势急骤，若发生喉头严重水肿可引起窒息而死亡。这种病症投消风散、萆薢渗湿汤虽有一定疗效，但终嫌药力不速，病情严重时则如杯水车薪。而用三草抗敏汤加减，速速煎服，屡收奇效。

如1996年5月17日治张姓男子，45岁。16日夜外出归家后全身瘙痒，并见遍发红色疹斑，如簇如团，家人急以阿司咪唑（息斯敏）、牛黄解毒丸服之。17日晨来诊，全身泛发斑丘疹，感喉头阻塞，声音嘶哑，眼睑浮肿，阴囊水肿。脉浮数，舌苔薄黄。证系风热夹湿，结于肌肤，搏于脉络。其外之表气不得宣通，内之气液不得畅行。既当防蕴而成毒，更须杜水肿封候。

紫草20g，茜草12g，墨旱莲30g，乌梅10g，五味子10g，防风10g，紫浮萍12g，虎耳草10g，石膏30g，牛蒡子30g，麻黄10g，苍术10g，赤小豆30g，蜂房10g，蜈蚣1条。令急煎服。

服药仅1次，全身痒减，斑疹呈消散之势，喉稍畅。服完1剂之3煎，诸症大减。续方2剂而瘳。

学生丙：在研究新方的同时，似乎还应探究一个问题，即所有论治荨麻疹的方书，几乎无一不首先推出消风散。该方真为治荨麻疹的万能方吗？

老师：这需要追溯一下该方的源流。

消风散同名者有二：一方出自《太平惠民和剂局方》，而另一方则出自明代陈实功之《外科正宗》。前者主治风邪上攻之头目昏痛、项痛肢痛等症，因同类方甚多，故用之者少。后者经清代医学普及读物《医宗金鉴》记载后，成了临床习用方。因此，现代所谓消风散，多指陈实功所创方。因《医宗金鉴》一书影响巨大，不少人干脆将之称为《金鉴》方。陈氏立方时用以治疗风湿浸淫血脉而致的疮疥瘙痒或风热瘾疹。吴谦等人深明其意，因此在编《医宗金鉴》时不是用治疮，而是用于治疗钮扣风。云治"邪风袭于皮里，起如粟米瘙痒无度，抓破溢水"。足见立方者和推广者均认为其功在治湿邪浸淫。由于方中之药具养血、疏风、清热、润燥作用，对治疗荨麻疹也算合适，对一些风热挟湿之轻证确有疗效，因而得以广泛应用。但凡治荨麻疹，不论寒火湿燥，亦毋问新患痼疾，起手即用，则不仅是对文献之误读，我甚至还隐隐感觉，这在深层次上其实是对荨麻疹无特效方治疗时的一种无奈应对。

经方的"证"是铁的指征

——昼夜大汗3个月

诊断现场

彭某，女，70岁。初诊日期：2006年4月5日。昼夜汗出不止3个月。

2006年1月初因感冒服发汗药后开始汗出不止，经治无效，渐加重至全身汗出，昼夜不止，而以夜间更甚。轻时全身湿漉，重时不断淌滴。当地县医院以自主神经紊乱而收入院。经半个月治疗不效，转入市级某医院住院。其时昼夜大汗淋漓已近2个月，患者甚感神疲倦怠，且伴恶风、口苦、纳差、时冷热、失眠等症。该院内科诊为多汗症、原发性高血压、陈旧性脑梗死。经静脉滴注黄芪注射液、葛根素注射液并先后服中药益气安神、益气除湿、收敛止汗等剂，治疗近月，仍汗出如故。患者十分痛苦，遂接受经治医生建议，准备去上级医院行外科治疗，并已自行找好了献血人员。为尽最后努力，该科邀请相关专家会诊。

会诊时我简略发表了对本病的病机认识、诊断意见和施治方药等方面意见，受到采用，药后见效。自此，该患者除住院患者的一般补液支持和对症治疗外，全程转由我开方治疗。

刻诊：昼夜全身大汗淋漓，日夜更衣数次，最多一夜更衣5次亦衣襟浸湿，口渴口苦，恶风，神疲倦怠，身时冷热，失眠。脉左三部弦数，右三部数大而虚，舌正。

辨证论治

学生甲：关于汗证，王肯堂有一段提纲挈领的论述："心之所藏在内者为血，发于外者为汗。汗者乃心之液，而自汗之证未有不由心肾俱虚而得之，故阴阳虚必腠理发热自汗，此固阴阳偏胜而致。"这个观点为古今医家所普遍认同，故补益心肾、调和阴阳应当是汗证治疗的基本原则。本患者年届古稀，病程3个月，心肾亏虚乃为必然。可否考虑用大补元煎合天王补心丹？

学生乙：汗证自古有自汗、盗汗之分，而在治疗时因阴阳互根关系，故有阳虚而治阴、阴虚而治阳者。然无论何种治法，均要考虑以固护心肾之气为主。故陈修园认为"总之汗以元气为枢机"，并对此类汗证患者提出以六味回阳饮重用人参以治，我觉得可以一试。

老师：汗证根据临床表现，一般分为自汗、盗汗、脱汗、战汗、黄汗等。辨治时大家不要忽视了一个问题，即汗证不仅是杂病的一个重要病证，也是在伤寒温病中一个被非常重视的症状。它虽不像杂病那样列专章论述，而却常被作为某种病机的标志性症状。本例大汗淋漓为营血虚于内，卫气虚于外，营卫失于和谐，漏出而为汗。这一认识联系到其恶风、口苦、时冷热等症状，即可看出其与《伤寒论》营卫不和病机相关条文若合符节。因而，其证不属杂病，而是伤寒之营卫失和证。

辨证：太阳少阳合病，营卫失和之汗证。处以小柴胡汤合桂枝汤加味。

柴胡12g，黄芩10g，半夏10g，白人参15g，桂枝10g，白芍30g，炙甘草15g，大枣20g，生姜10g，龙骨30g，牡蛎30g，炮附子30g。2剂。水煎，每日服1剂。

2006年4月7日二诊。昼夜全身汗出已呈间断发生，量亦减少，口渴。

上方加马料豆50g。3剂。

4月10日三诊。汗出势头完全遏止，双腋及背部已开始干爽，活动或进食时汗出已明显减少，口渴减，双太阳穴痛，原弦大脉势减缓。

续上方3剂。

4月13日四诊。汗出止，身干爽，精神转好，恶风大减，舌体胖大，舌苔黄厚。

上方加白豆蔻10g，杏仁12g，薏苡仁30g。3剂。

4月17日五诊。汗出全止，时冷热、口苦、恶风等症完全消失，精神好转。转为治疗失眠及陈旧性头痛。又调治月余好转出院。

2006年9月11日因咳痰即尿失禁、痔出血等症来诊，云回家2个多月来，虽酷热亦汗出正常，且能耐受猛吹电扇，精神及行动均甚健。

病名	主症	辨证	治法	选方
汗证	昼夜大汗淋漓 口苦恶风 身时冷热	营卫失和	调和营卫	桂枝汤 小柴胡汤

思辨解惑

学生甲：本例病案，功在会诊。会诊不仅是解决疑难病证的有效方法，也是学术交流、视野拓展、思维开启和理论碰撞的最佳场所。可惜中医受流派鸿沟、门户之见、保守技术和文人相轻等传统消极面的影响，较少开展临床会诊。所幸的是，无论当今的社会形势还是学术形势，都正克服着上述消极因素，促进会诊形式的采用和会诊制度的形成。本例仅用10余日治疗即令痼疾痊愈，得益于老师在会诊时所发表意见被采纳，请再讲讲好吗？

老师：只要结合全部脉症，即不难辨识其证完全符合《伤寒论》第12条"太阳中风，阳浮而阴弱，阳浮者热自发，阴弱者汗自出……"和第13条"太阳病，头痛，发热，汗出，恶风，桂枝汤主之"的临床表现，因此，病属营卫不和之汗出。桂枝汤是调和营卫之祖方，而在《伤寒论》使用的19个条文中以"主之"遣用者仅此2条，其余都是"宜"用。"主之"者，定法而不可挪移者也，说明用之以止营卫不和之汗乃为特效方。而少阳外主腠理，内主三焦，《金匮要略·脏腑经络先后病脉证并治》云"腠者是三焦通会元真之处，为血气所注，理者是皮肤脏腑之纹理也"。说明腠理之部位同太阳所主之"表"组织邻近。就生理言，腠理为"血气所注"和太阳主统营卫同一道理。小柴胡汤为少阳病之主方，故有人说："桂枝汤是治邪气侵犯于营卫，小柴胡汤是治邪气出入于营卫。"本例患者症状有口苦、时冷热，符合少阳病七大主证中之"口苦"和"往来寒热"的表现，而《伤寒论》第101条明确指出"伤寒中风，有柴胡证，但见一证便是，不必悉具"，说明其证已涉少阳。因此，本证为太阳少阳合病，用桂枝汤合小柴胡汤治疗是最佳选择。

学生乙：桂枝汤是止汗剂还是发汗剂学术界尚存争议。1985年乐山地区人民医院中医研究室为此还组织过一次大讨论，分别于《四川中医》1985年第7期和1986年11期发表后，引起了较大反响。若桂枝汤真为发汗剂，用之止汗岂非抱薪救火？

老师：20多年前先师江尔逊组织我们进行的那场讨论，实践了教学相长的高层次中医教育方法，反映了极度活跃的学术民主氛围。不仅当时获益匪浅，至今思及先师的殷殷情怀仍倍感深切，先师的精辟讲述仍倍觉珍贵。此感此觉来于师生朝夕相处，执手向道，故恐仅为师承者所能特别感受。在重视和提倡师承教育的今天，这种讨论形式应该发扬和推广。

桂枝汤是发汗剂的提出，缘于使用桂枝汤的条文中有"发汗""解表""解外""攻表"等提法，而只要研究条文的具体精神就可发现，其实这些提法都是调和营卫的互词，其中"攻表"的"攻"字乃"专"字之意，即专调和其外。而桂枝汤的禁忌——"汗不出者，不可与之也"，也早已明确了其不是发汗剂。为了强调这点，仲景特别叮嘱："常须识此，勿令误也。"

学生乙：那么为什么还有桂枝汤是"发汗解肌"的说法呢？

老师：那是混淆了"发汗"和"解肌"两个概念。唐宗海说："皮毛一层为卫所司，肌肉一层为营所宅。"而仲景明确指出："桂枝本为解肌。"说明桂枝汤之病位在营分，即在肌肉。只有风寒伤于卫分，皮毛闭塞无汗者，才能发汗（用麻黄汤）。说明麻黄汤证的病位在卫分，即在皮毛。可见"解肌发汗"不仅混淆了病位，而且必然会混淆治法。

学生丙：既然汗之于营卫关系如此密切，桂枝汤治本例顽固性汗出收效如此快捷，全在于调和了营卫，那么营卫是如何失和的呢？

老师：欲明营卫不和的病理，当先明营卫和谐之生理。《灵枢·营卫生会篇》云："人受气于谷，谷入于胃，以传于肺，五脏六腑，皆以受气。其清者为营，浊者为卫，营在脉中，卫在脉外，营周不休，五十而复大会，阴阳相贯，如环无端。"此营卫和谐之道。营卫和则原真通畅，阴平阳秘，人即安和。凡禀赋不足，素体亏虚之人，营血虚于内，卫气虚于外，营卫调和度很低，一旦风寒之邪袭表，便透卫而入营，营血受伤，不能守卫，漏出而为汗。故伤寒汗证之治总是着眼于营卫。此同"汗为心液"（心主血）、"血汗同源"等杂病汗证辨证之着眼点，本质上是并行不悖的。

学生丁：对《伤寒论》的"证"，即该方使用铁的指征，过去一直限于"用"的认识层面，不知条文寥寥数语所表述之"证"，背后有着如此复杂而深奥的道理。看来，把握好"证"，实际也就遵循和体现了这些道理。换言之，经方之用，本于条文所确定的证，据"证"用方也就简略了复杂的辨证环节，此即"有是证则用是方"遣方原则的妙处。

老师：关于这个问题，其他篇章已有论述。尚有一点需要明确，那就是从古至今，经方有许多扩大应用，即对条文所论之"证"以外的一些病证加以使用。那或是基于对"证"的联类所及的考虑，或是基于对方的研究进展，或是基于对药的新作用的发现，或是基于对某病的病机有了新的认识，此又为方证相对遣方原则的新发展。

学生甲：还有一个问题，即马料豆的使用。该药一般药物学未载，不知此为何物？

老师：马料豆即胡豆（蚕豆）。其性温味甘，有益脾和中、调气敛汗之功。陈修园在《医学从众录》中用莲枣麦豆汤（莲米、大枣、浮小麦、马料豆）治盗汗，先师江尔逊将之用于火热不旺、不耐当归六黄汤清热者之盗汗（尤其是小儿）患者，甚为有效。

这类慢性病的疗效是积累起来的
——晕厥17年

诊断现场

宋某，女，41岁。初诊日期：2006年3月8日。晕厥断续发作17年。

1989年分娩时出血甚多，数日后突然晕厥，出现头昏汗出，肢冷，随即丧失知觉，经抢救复苏。而自此晕厥常作，每年少时发作1次，多时达五六次。先后数次入某省医院住院，诊为心肌缺血、贫血，均以好转出院。10余年来亦曾延请多位中医治疗，先后遍服八珍汤、大补元煎、十全大补汤、人参养营汤、归脾汤、当归生姜羊肉汤等气血滋补剂，然或因服数剂无显效而医生易方，或自觉无效而改延他医，终无效果。

近半年来发作次数加频，每月必发1次，发前心累，心慌，冷汗淋漓，视物昏花，头晕难以自持，旋即昏倒。昏迷时间亦从原来数分钟延至1小时许方能苏醒。醒后视物模糊，瘫软无力，久久不能动弹。家人已见惯不惊，因家庭经济困难无力再去住院，乃经亲友介绍来诊。

刻诊：1个月晕厥1次。昨日曾发，尚身软无力，头昏，稍动则心悸心累，神疲懒言，倦目难睁。月经量少色淡，且经行则必感冒。面苍黄少华。脉左三部滑数，右三部濡弱难觅，舌质淡，舌苔薄黄。

辨证论治

学生甲：这例患者有些奇怪。从致病之因到临床症状都可以清楚地看到，其为失血而致之气血亏虚证。几次于省医院住院检查亦证明了这点。前医所用方药应该是对证的，而为何不仅不效，且晕厥发生愈频，每次发作时间愈来愈久？这么单纯的病情难道还能辨证不确？前述诸方怎么会均不切证呢？

学生乙：本例患者虽以晕厥为主要见症，而其证却属虚损。虚损是由脏腑亏损、元气虚弱而致的一类慢性病证。该病病程短者多伤及气血，表现为气虚、血虚或气血两虚之证；病程较长或病情较重者，多伤及阴阳，可见阴虚、阳虚及阴阳两虚证。由于气血的相关，阴阳的互根，精血的同源，脏腑受损的侧重，以及脏腑间的关联性等复杂因素，故其治并非补之即效，更不可能补而即愈。而前述治疗似未深虑及此，这大概就是其辗转治疗长达10余年无效的原因。

学生丙：还有一点，我详细询问了患者的治疗史，他虽不能准确地记清找过多少中医治疗，而10余年来所历医生不下二三十位。然因求效心切，所有处方少则只服1剂，多则仅服到六七剂，感觉无效即弃之。该病起于失血，后之病机无论怎样转化，血虚均为重要病理基础。而"有形之血不能速生"，这种不断更医和变方的杂乱治疗，必难达到渐生其血，渐扶其正之目的。这似乎也是造成其病情日进的一个重要原因。

老师：你们谈到了两个核心问题，即证属虚损和治当守方。

虚损者，大病也。从《素问》提出"五劳所伤"后，《难经·十四难》以"五损"立论，仲景在《金匮要略》中更立虚劳专篇。后世为与痨瘵以及相互传染的骨蒸、传尸等"痨损"相区别，将气血、脏腑虚损所致者称为"虚损"，本例即属之。

妇人以血为本，故凡经期，特别是产后疾病，尤当特别重视，否则极易导致严重后果。故陈自明在《妇人良方》中谆谆告诫："若遇经行，最宜谨慎，否则与产后证相类……犯时微若秋毫，成患重如山岳，可不畏哉！"本例伤于血脉，病于产后，医而未效，治而未彻，由血伤气耗，到阴阳亏损，精虚神摇。病有夺命之虞，而治无特效之方。如何治疗呢？陈修园推崇的马元仪的一段话很有启迪意义："阳虚有二，阴虚

216

有三。所谓阳虚有二者，有胃中之阳，后天所生者也；有肾中之阳，先天所基者也……所谓阴虚有三者，如肺胃之阴，则津液也；心脾之阴，则血脉也；肝肾之阴，则真精也。液生于气，唯清润之品，可以生之；精生于味，非黏腻之物，不能填之；血生于水谷，非调补中州，不能化之。"明代绮石在《理虚元鉴》中提出的著名的"理虚三本"更可作为依凭。他说："肺为五脏之天，脾为百骸之母，肾为一身之根，知斯三者，治虚之道毕矣。"而土旺则能生金保肺，土旺则能输精及肾，故治当首重益脾。而当前精亏神摇已成主要矛盾，故不可不用益肾填精。

诊为精血亏损，脑失所营，精窍失养，神无所倚之虚损晕厥。治以健脾以资生化，补肾而培真元。归脾汤合斑龙丸、河车大造丸化裁。

黄芪30g，红参10g，炒白术10g，炙甘草12g，当归10g，茯苓10g，龙眼肉12g，紫河车6g（冲），熟地黄20g，鹿茸5g（冲），阿胶10g（烊），肉苁蓉20g，天冬10g，宁夏枸杞子30g。2剂。水煎，每日1剂。

3月10日二诊。药后心累稍减，自觉稍适。

续上方，将鹿茸及紫河车用量均加至10g。5剂。

3月16日三诊。药后纳食稍增，精神较好，仍动辄心累。

上方加炮附子30g，桂枝10g。

3月21日四诊。此次月经来朝，未再感冒。经治以来，亦未再出现过晕倒，仅偶有一过性心慌。诸症均随日递减。脉右三部易觅，且较有力。

续上方5剂。并嘱服完后继续服用该方，但改为隔日服1剂，服完30剂后复诊。

5月27日五诊。服药以来，纳食恢复正常，心悸气短大减，已能一气登上四楼，精神转好，月经量增。尤其令人高兴的是，服药近3个月来，从未发生过晕厥。目前仅明显感到记忆力极差。六脉均已调匀，而呈细数，舌质鲜活淡红。

嘱原方再服5剂后停药食调。

2007年8月20日因他病来诊，云停药1年多来原病一直未发。

病名	主症	辨证	治法	选方
虚损晕厥	心悸气短 晕厥昏迷	精血亏损，脑失所营 清窍失养，神无所倚	健脾资化 补肾培元	归脾汤 斑龙丸 河车大造丸

思辨解惑

学生甲：我注意到本案首诊开药仅 2 剂。如此久治不效之重顽之证，给药 2 剂能望收效，显然是不切实际的。为什么不按"疗程"给药呢？

老师：大凡顽难之证，不仅病涉多脏，虚实夹杂，寒热并见，气血衰败，阴阳淆乱，而且有的体质特异，故他们对药物的反应远不似普通患者之应验，这就是有的患者"虚不受补"等现象发生的原因。因此，治疗这类顽难之证，我常先以小剂量方药试投 2 剂。不求见效，而在观察反应。若药后甚适，始按既定方药足量投治。这种古称"消息之"的用法。譬犹大战前的火力试探，极具对初定方案的检测作用。西医不仅在不能确诊而怀疑为某病时有"药物诊断"之用法，同时亦有"以效择药"的药物测试法。如抗高血压药，计有六大类数十种，但无所谓优劣，有时是以患者服药后的疗效为择药标准的。这种中西医不约而同的测试法，反映了其独具的临床实用价值。它其实是针对临床疗效可能受到某些不明因素左右时，所采用的一种绕开诸多不明因素而夺取最佳疗效的方法。

学生乙：该患治疗长达近 3 个月，服药近 50 剂，而仅于第三诊时增用了炮附子和桂枝两味药，可谓一方到底。虽然早已有沉疴痼疾守方而治的古训，但似乎并不要求一成不变。当如何认识守方的意义？又怎样才能正确运用守方这一临床重要治法呢？

老师：守方的目的在于积累疗效。慢性病的治疗不可能"效如桴鼓"，只能以"去似分分"的进展而逐步向愈。因此积累疗效是其痊愈的必然过程。关于此点，仲景为我们树立了范例。如治"大风"之侯氏黑散，要求"初服二十日""六十日止"；治虚劳之薯蓣丸以 100 丸为剂等。

临床有大量疾病需通过积累疗效而完成治疗，如顽痰死血、癥瘕积聚、虚损痨疾、瘤瘿阴疽等。

积累疗效可一方到底，亦可守法而易方，甚至可方易多方，法亦数变，而终守其总体病机。然而，总须遵方不频变，法必针旨，药求平稳，效求渐进之整体要求。

如 1984 年 9 月 21 日诊白某，女，31 岁，眩晕 4 个月来诊。6 月初开始昏晕，门诊治疗不效。因头晕日甚，步履不稳，如踩绵絮，于 8 月 1 日住入某县医院。经治 10 余日无效而转某医科大学附属医院，做头部 CT、脑电图、腰穿等多种检查，无异常发现。住院中曾晕倒，按神经性晕厥治疗，症状不减，遂自动出院就诊于余。观其形体肥胖，面白少华，神疲懒言，闻其气短息微。诊其脉濡苔白。辨证为痰湿内阻，清阳被遏，水泛作眩。处以半夏白术天麻汤加胆南星、磁石、姜汁、红参。上方日进 1 剂，症状日减，至 11 月 2 日，头昏晕已完全消失，步履正常。但头顶阵发性疼痛，痛后即身热，耳中如火车声鸣响，两尺部脉微弱。此系水饮消退，命门火衰势微，改用金匮肾气丸加鹿角胶、吴茱萸、藁本、北细辛。服药 10 剂，头痛全止。而早上有氧气不足感，动辄气喘息短，此肾气泄而虚浮无依。改用都气丸加半夏、白术、远志，冲服紫河车粉。11 月 28 日诸症悉除。本例治疗历时 2 个多月，虽三度易方，而终守初以温运痰湿，继以填精补肾之治则，中途药物加减皆系对症权宜，大法均不逾治痰治虚。

学生丙：虚损之病久必损及元阳精髓，然细检其历用之方，均停留于滋养气血层面，病重而药轻，这似乎是其久治不效的一个重要原因。而老师治疗，却在着眼气血生化之源时，紧紧抓住大补元阳，填精补髓，因而一举成功，足见元阳和精髓虚损可直接导致晕厥。但为什么就没见到文献中关于虚损而致反复晕厥的记载呢？

老师：虚痨之证，临床表现极为复杂，《诸病源候论》《圣济总录》等书虽细立五痨七伤六极等诸多证候，亦未能尽括。故陈修园认为"方书论虚痨之证最繁"。究之，乃因其病轻者已关涉诸脏，病重者必动撼根基。所谓根基，即真阴真阳也。由气血亏虚到真阴真阳亏耗，其间不知可表现出多少不同见证，岂可概无遗漏之列出？而为什么会反复出现昏迷呢？乃因神为血气之性。如《素问·八正神明论篇》所说："血气者，人之神。"《灵枢·平人绝谷篇》更强调"血脉和利，精神乃居。"说明血虚精亏而出现神志病变（如本案之晕厥昏迷）是不足为奇的。

学生甲：补元阳、益真阴之药甚多，为何独重鹿茸、紫河车呢？

老师：这是从治疗之总体原则和特殊要求而选定的。所谓总体原则，即"劳者温之""损者益之"和"形不足者，温之以气；精不足者，补之以味"。该二药均性温而味厚。所谓特殊要求，系指精血亏损之治，必用血肉有情之品。鹿又称斑龙，为既温补肾阳而又填补精血之补虚圣品，故《本经逢原》赞其"扶阳固阴，非他草木可比"。紫河车为人胞，仍具既补肾气而又益精血之能，《日用本草》称其"治男女一切虚损劳极，失志恍惚。安心养血，益气补精"。二药阴阳双补而无偏济之弊，性平无毒，最宜久服积渐收功。

不可放弃的"以毒攻毒"法
——顽癣4年

诊断现场

陈某，女，65岁。初诊日期：2007年8月7日。腰以下泛发痒斑4年余。

2003年下年开始腰部出现斑丘疹，夹水疱疹，自购肤轻松软膏外涂，似觉好转，而后更甚，且迅速延及双下肢。斑疹从绿豆大到蚕豆大不等，呈环形红肿，高出皮肤，有的多个丘疹融合成片，常因瘙痒抓破溢血。头皮亦因长期瘙痒，反复抓破溢血呈厚厚皮屑覆盖。3年多来虽因家庭经济困难，未系统治疗，但仍断续求治于中西医，均未见寸效，十分痛苦。

刻诊：头瘙痒，腰以下遍布斑丘疹，瘙痒难耐。头昏，口苦，小便少而欠通畅。头发稀疏，可清楚看到如帽状之白色厚厚屑状物覆盖头皮。腰臀及双下肢泛发红赤斑丘疹，伴抓破后留下的累累血痕。面少华，表情痛苦。脉缓，舌苔黄厚。

辨证论治

学生甲：从古至今，对顽恶疮癣多采用清热解毒、利湿追风、养营和血等法以治，但不效者不在少数。本例虽未系统治疗，却亦曾不断服药，上述治法想必不会没有使用。这使我想起了古代医家曾说过的一句话："世上只有'不知'之症，没有'不治'之症。"这就是说，如果不能治，那是因为我们尚未认识客观存在的对该病确有疗效的"未知方药"之故，即《内经》所谓之"未可治者，未得其术也"。而医海茫茫，该病之治"术"在何处呢？

老师：术在精析病机，猛遣峻剂。

该患之斑丘疹泛发，色红赤肿胀，乃邪热燔灼，火毒炽盛之象；抓破溢血，乃血热之征；瘙痒甚重，乃风燥之候；而病程缠绵，病情渐进，病势日烈，乃热盛成毒，毒蕴血脉，复助热势而鼓风耗血之故。其大片抓破之斑丘疹并无黄水滋溢，说明尚不伴一般顽固性皮肤病所常伴有的湿邪；斑疹红赤而不晦暗，说明血凝瘀滞尚非作祟主因。

辨证为血热风燥，蕴久成毒之顽固性体癣。姑以犀角地黄汤合黄连解毒汤加味治之。

水牛角 50g，生地黄 30g，赤芍 10g，牡丹皮 10g，黄连 10g，黄柏15g，黄芩 10g，栀子 10g，白鲜皮 15g，蛇蜕 10g，生何首乌 30g，蜈蚣 2 条，甘草 10g。6 剂。水煎，每日 1 剂。

8月14日二诊。服完上方6剂，诸症如故。考虑到病程日久，恐数剂难以撼动，乃续与原方6剂。

8月21日三诊。诸症仍无丝毫减退之象，患者亦心急如焚，云瘙痒不止，彻夜难眠。乃复究病机良久，感辨证当属准确。而细审方药时，发现治法有误。盖因病之势在热，然病之根在毒。毒之蕴结于肌肤之内，久羁于血脉之中者，非攻毒一法难于荡除。当以攻毒而兼清热以治，上方不效之由，在于本末倒置。

改用自拟经验方五毒攻毒汤合黄连解毒汤。

斑蝥 1 枚（去头、足、翅），红娘子 1 枚（去头、足、翅），蜈蚣 2条，全蝎 10g，蕲蛇 10g，黄连 10g，黄芩 10g，黄柏 15g，生地黄 30g，金银花 20g，滑石 30g，土茯苓 30g，甘草 10g，赤小豆 30g，紫草 30g。6 剂。水煎，每日 1 剂。

8月28日四诊。药后斑丘疹红肿之势大退，瘙痒随之大减。续方12 剂。

9月11日五诊。斑丘疹腰部显著消退，双下肢接近消失，头部皮屑大减，但仍瘙痒。

上方加地肤子 30g，蛇蜕 10g。6 剂。

9月25日六诊。斑丘疹基本消退，皮肤尚痒。近日小腿肌肉疼痛，纳差，口无味。

改四物汤加味，以养血润燥、疏风清热而图巩固。

病名	主症	辨证	治法	选方
体癣	全身顽固性斑丘疹，融合成片，奇痒难耐，抓破溢血	热羁血分蕴久成毒	攻毒荡邪清泄热毒	五毒攻毒汤黄连解毒汤

思辨解惑

学生甲：本例患者首诊方服用 12 剂，了无寸效。第二诊时改用新方后 6 剂即收显著疗效。原因很清楚，即将初诊时的清热解毒法改为了攻毒清热法。这其间有两个重大差异：一是清热的地位从第一位降到了第二位；二是将解毒变成了攻毒。

老师：完全正确。

医著将焮热肿胀或滋水浸淫之症归究于毒。本例焮热肿胀之斑丘疹泛发达 4 年，则非仅为毒，乃毒邪盘踞，毒势强烈之症也。而初诊时所采用的清热解毒，虽然有两层含义，即通过清热而达解毒目的和清热法与解毒法同用，然而它们的治疗靶点皆未直接攻击其"毒"。而攻毒清热正是从失败中认识了此点后所作的选择。

学生乙：解毒和攻毒不仅有着程度上的差别，更有着治疗重心的差异。那么，当如何认识攻毒法呢？

老师：攻毒法指采用有毒的药物（临床多集中数味毒性较强的药物于一方），以药之毒攻病之毒的治疗方法。这种被东汉王充在《论衡·言毒篇》里所说的"以类治之也"的治法，被称之为"以毒攻毒"法。此法在对一些毒病、大病、危病、重病、难病和顽证的治疗中，有着无可取代的作用。

学生丙：本例之治确实证明了该法的临床特殊作用。但五毒攻毒汤使用的剧毒和有毒药物达 5 种，我们现在是断然不敢使用的。然它不仅用之即效，且连服近 30 剂而未见半点毒性反应，其方之组合必有奥妙，是吗？

老师：五毒攻毒汤由斑蝥、红娘子、蜈蚣、全蝎、蕲蛇、金银花、滑石、赤小豆、土茯苓、甘草等10味药组成。方中属剧毒者斑蝥、红娘子2味，二药均含斑蝥素，极易引起泌尿系统和胃肠道之刺激症状。为作预防，在用大剂量金银花、土茯苓等以减其毒的同时，配以滑石、赤小豆利尿，以减轻其对泌尿道的刺激。此乃我受王洪绪在《外科证治全生集》中，治痈疽理论"一容一纵，毒即逗留；一解一逐，毒即消散"之启发，而琢磨出的"一攻一泄，毒即荡除；一治一防，药不害正"之组方思想的产物。

该方可广泛用治多种皮肤顽症。如1991年4月25日治疗徐某，女，52岁，右下肢胫骨碰伤后局部留下蚕豆大紫暗斑块，1个月前斑块周围红赤肿痛，并遍布黄豆大红丘疹，奇痒不止。已服用清热解毒、活血化瘀方近20剂无效。采用五毒攻毒汤前3煎内服，药渣再煎外洗。用药2剂，红肿及瘙痒大减。续方2剂，肿痒全消。

但该方药性猛烈，凡肝肾功能不全者，有消化道出血者，身体虚弱者，胎孕初产者，及对虫类药过敏者，均不宜服用。服药期间严密观察小便，发现血尿，立即停药。

学生丁：以毒攻毒法，不仅在《内经》中已有间接论述，在《神农本草经》中即有了毒药疗疾的原理阐释。而且在其启发下，催生了天花"痘接种法"和"抗毒素免疫疗法"。后者的发明人德国医学家贝林还因此而获得了1901年的首届诺贝尔医学奖。说明"以毒攻毒"不仅是历史悠久的临床重要治法，而且是蕴含着巨大研究价值的重要治法。但近年来中药中毒屡有报道，中药毒性作用不仅引起了医学界的高度重视，甚至引起了全社会的广泛关注，以致应用者日减，年轻一代中医更将之视为鸩酒，不敢稍作尝试。因而说以毒攻毒法有被湮没的危险，似乎并非危言耸听。当怎样认识这个问题呢？

老师：中药有毒性作用，不是什么新"发现"，因为《神农本草经》就已根据药物的性能和毒性强弱，将365种药分为大毒、常毒、小毒、无毒几种类别。而近年来随着药毒药理研究的深入，不仅对已知有毒药品致毒机制有了新的认识，而且发现了一些原被认为无毒之品系有毒药物，从而在极大地警醒着临床用药的同时，为使用有毒药物提供了更为精确的依据。

目前已发现能够致死的中药达 20 多种。我们需要的是，对已知有毒药物，遵循新的研究发现所提出的标准进行应用，并对新发现的有毒药物在应用时加倍警惕。与此同时，将有关中药毒性的研究成果用以匡正、规范和完善经典的"以毒攻毒"法。而不是仅停留于知道哪些药含有毒成分，哪些药可致脏器损伤，并因此而因噎废食地放弃使用。

学生甲：以毒攻毒法对医学发展所彰显的作用价值是划时代的，而其临床运用则既具不可取代的地位，又能导致人体生理生化功能异常和病理改变，甚至危及生命。当如何趋利避害，发挥好其临床治疗作用呢？

老师：我总结多年临床应用经验，认为只要掌握好以下几点，就能既取得满意的临床疗效，又可避免中毒现象的发生。

第一，认准适应证，是防止滥用的关键。以毒攻毒治法，一般适用于以"毒邪"为突出征象，而其他治法又无效的顽证、重证，切不可随意扩大应用范围。

第二，严格掌握剂量是防止中毒的关键。一般以《药典》和教材为准。需增加治疗剂量者，应从小量开始，每次稍作递增。但应严密观察，并高度警惕蓄积中毒。需要注意的是，毒性药品的治疗量和中毒量常常是相近的，且其敏感程度又可因人而异。临床如何掌握其有效而不中毒的用量呢？古人提出了"若药弗瞑眩，厥疾弗瘳"的观察标准。意即以药到病所，发挥作用为度。

第三，严格炮制和谨遵特殊要求。许多药物通过炮制可使化学成分发生改变，从而使毒性大减。炮制须按要求，未到火候，达不到减毒目的；炮制过度，则会减弱甚至丧失药效。有的药品用时有特殊要求，如雄黄不能见火，见火则生剧毒，须绝对遵守。

第四，中病即止并掌握好禁忌证。以毒攻毒法类似"冲击疗法"，不可久用。《内经》有"大毒治病，十去其六"和"衰其大半而止，过者死"之明训。因此，临床一见疾病毒势已败，即不可再用，宜转用他法善后。此外，孕妇禁用，气血衰弱及肝肾功能差者不宜使用。病情确需者，宜通过调治后相机使用。少儿脏腑娇嫩，成而未充，一般不宜使用。

第五，掌握配伍。以毒攻毒法的方剂配伍多有特殊要求，如升麻鳖甲汤用花椒，看似难以理解，实际是为了减少方中雄黄的毒性作用。经验表明，临床用该方若不用花椒，则有恶心、头昏反应。由于肾脏是排泄有毒物质的重要器官，加上许多药品（已发现68种）对肾有毒害作用，因此，通利小便药物的配合使用有其特殊意义。

《庄子·杂篇》对药物具有的两面性有几句至理名言："得之以生，失之以死；得之以死，失之以生，药也。"古人对药物既能治病又能杀生的"双刃剑"作用尚能有如此深刻的认识，我们还有何理由在大量现代研究发现可资仰仗时反倒盲目放弃以毒攻毒法的临床应用呢？

三种顽症，一法通克
——瘙痒泄泻头昏20年

诊断现场

朱某，男，73岁。初诊日期：2000年3月7日。

1979年开始出现皮肤瘙痒，初为右颈部，渐及全身，无皮疹，搔抓后亦不溢血。初时每年夏秋发作，冬春时症状可自行减轻，近六七年来全年不断，夜间睡眠时奇痒难忍。

20年来遍求多医，先后以养血润燥、清热祛湿、解毒止痒、凉血息风诸法治疗，西药曾使用过苯海拉明、氯苯那敏、钙剂、阿司咪唑、甲丙氨酯（眠尔通）、泼尼松（强的松）、地塞米松等，均全然无效。近3年来原有之腹泻、头昏症更又加重，常飘浮欲倒，无奈中3次住院，诊为非特异性结肠炎、心肌缺血、脑动脉硬化。

刻诊：全身皮肤瘙痒，尤以夜间为甚，头昏行走飘浮感，大便稀，日三四次，腹鸣响。面萎黄少华，憔悴无神，全身皮肤萎缩松弛，遍布抓痕。脉弦，舌质微暗，散见点片状乌暗斑。

辨证论治

学生甲：细究这个患者，其实身患三病：瘙痒、泄泻、头昏。无论在中医学还是西医学里，三病都是确确实实风马牛不相及的。同时从发病情况看，三症难分新感宿疾，亦无从辨析其标本关系。弄不清这些关系，不仅治疗有顾此失彼之虞，恐怕于何处入手都有些难吧。

老师：是呀，不然《素问·标本病传论篇》怎么会提示医者，标本之道"以浅而知深，察近而知远，言标及本，易而勿及"呢？说明临床

227

纵然从宏观层面掌控病情也都不是那么容易，更何况要深入到这种复杂患者具体的遣方用药。

面对这类病情复杂、多症交织的患者，医圣张仲景创造了一个很好的解决办法，这就是辨"证"。"证"不是症候群或综合征，而是患病机体对致病因子在病变不同阶段中反应状态的综合表现。所以，对"证"的把握不应刻守微观分析和局部定位，而应着眼于整体宏观的动态分析。抓住"证"进行辨析，无论何"病"或何"症"，皆可规范到能带出治则的档口，从而顺理成章地明确其治法。

本例患者病程特长，符合久病多瘀；奇痒难耐，符合血燥风盛；老年患病，每多气血运行迟滞，兼虚夹瘀，符合脉络失养；其舌呈黯片状，更为瘀血之明证。据此可将之辨析为：气血亏虚，皮肤失养，脉络瘀阻，瘀而生风致瘙痒；脾肾亏虚，肠络瘀阻，运化失司而致泄泻；精血亏虚，血脉瘀阻，清气不升，脑失充养而致头昏。

证属气滞血瘀。予血府逐瘀汤加味。

当归尾12g，生地黄20g，桃仁10g，红花10g，紫草30g，墨旱莲30g，茜草10g，川芎10g，柴胡10g，赤芍10g，桔梗10g，蜂房10g，蜈蚣1条，蟾皮10g，甘草10g。2剂。水煎，每日1剂。忌海味、辛辣、油腻厚味及香燥食物。

3月10日二诊。患者欣喜若狂，滔滔述说经过：初诊当日傍晚7时服药1次，夜入睡至12时左右醒来感头皮奇痒，在无法忍受时，不断抓捶揉搓，而皆无济于事。其程度为20年来所未遇，幸好仅一二分钟即自行停止。次晨起床，头旋转，约2分钟恢复正常。随即继续服药。服完1剂，痒大减；2剂服完，全身瘙痒竟完全停止。自谓20年缠身之苦竟想不到就这么好了。

今日来诊，改求解决头昏、飘浮感及泄泻。二症既均为血瘀作祟，遂不更方。而本"小毒治病，十去其八"的原则，原方去虫类药后稍作增损。

当归尾12g，生地黄12g，桃仁10g，红花10g，桔梗10g，赤芍10g，柴胡10g，枳壳12g，天麻12g，乌梅10g，黄连10g，地榆10g，茯苓12g，炒山药30g，煨葛根30g，羌活10g。2剂。煎、服法同前。

3 月 12 日三诊。药后头昏飘浮感大减，大便亦减至每日 2 次，仍稀溏，腹鸣。患者治疗信心十足，自行追述病史：20 年前皮肤瘙痒不久，即出现腹中整日鸣响、冷痛、稀便，每日三四次。因较皮肤瘙痒能忍受些，又怕述病太多医生用药不专，故先时未及治疗。乃至皮肤瘙痒久治无望时，又才回过头来治疗本病，孰料仍无效果。现瘙痒得止，复又燃起了续治本病的希望。为资参考，特意找出了所保存十多年来服用过的一大摞处方。细检诸方，均健脾燥湿、祛风涩肠、温阳益肾、补气导滞之品。乃于二诊方去生地黄，加九香虫 10g。仍令服 2 剂。

3 月 15 日四诊。上 2 剂服完后，大便每日 1 次，已成形，腹尚有微鸣、冷感。病已近愈，宜以丸药巩固。

以第三诊方去羌活，各药用量加至 3 倍，再加入水蛭 18g，钩藤 30g。共研末，炼蜜为 60 小丸，每日早、晚各以开水送服 1 丸，共服 1 个月。

后随访，所患病症，尽得荡除。

病名	主症	辨证	治法	选方
皮肤瘙痒 泄泻 头昏	皮肤瘙痒 腹鸣泄泻 头昏飘浮感	气滞血瘀 脉络瘀阻	活血化瘀 祛风通络	血府逐瘀汤

思辨解惑

学生甲：此证之治，初诊即拨开迷雾，一方中的；二诊时主症已变，而仍守方加减；三诊时另一痼疾凸现，还是守方，仅稍事加减。显然谨守病机是仅历四诊即晋全功的关键。而其赖以成功的辨识理论，如久病多瘀、痒证责"风""治风先治血，血行风自灭"等道理，应该是临床中医人尽皆知的。为什么前医就没有人想到或充其量想到而不作坚持呢？我想原因很多，而孤立地对待三病可能是主要原因。因此，对三病进行综合思索和病机推导，追根溯源，从而总揽了全局，这是能坚定不移，从容以对的原因。这其中有一个功力的问题，而这功力首先是思维。思维是一个贯穿于医学之中而又超乎医学之外的学问。中医有很大

229

的人文成分，历来注重临证思维，古代名医借巧思异辨而愈痼疾顽症者比比皆是，应该说擅长"思辨"（临证思维）是中医的一大优势。可惜由于诸多原因，阻碍了这一优势的发展。而这一点，其实已影响到了中医临床诊疗的整体水平。

老师：临证思维重要至极。它在很大程度上决定着临床疗效。本例患者的成功治愈，证明了我曾多次强调过的治疗疑难病有时并不完全依赖于超乎他人的医术，或者秘而不传的绝招，"难"是难在思维上。没有活跃的临证思维，是不能成为良医的。这一点，古人早就强调过。如李中梓在《医宗必读·医论图说》中，面对"病无常形，医无常方，药无常品"的情况，提出了对临床医生的三点要求："顺逆进退，存乎其神；神圣工巧，存乎其人；君臣佐使，存乎其用。"中梓这里首先要求的"神"，其实就是临床思维能力。因而，他在对名医和庸医比较后，慨叹道："嗟乎，安得读万卷挟灵奇者，与之商医事哉！"认为饱读医书而有着活跃思维者，乃能谈医。

临证思维的重要并不仅限于疑难病，即使在一些小恙微疾经久不愈或屡治不效时，也会起关键作用。忆1978年秋，治一10岁患儿。咳嗽半个月，少痰而喜揉目，以清燥救肺汤加味数剂而愈。但咳止而遗尿，初认为中气虚，以补中益气汤合缩泉丸，逾10剂不效。又虑为肾气虚，改用肾气丸加味亦不效。乃细检历用处方，发现自初诊以来诸方均加用了桔梗，亦多用升、柴等升散之品。乃从肺气被郁而致尿闭之用"提壶揭盖"法开上即能通下想到，此遗尿必为久用耗伤肺气之药所致之"壶流不止"。当用补敛肺气法以"捂盖断流"，改用补肺汤加味，果然2剂症减，4剂而瘳。

学生乙：老师先前讲到抓住"证"，无论何"病"或何"症"皆可顺理成章地带到治则的档口。本例异病同治的圆满效果，确实生动地体现了这点。我们理解的"异病"都是虽"异"而相关。如当归四逆汤能治手足寒，而又能治冻疮，乃因均为寒凝脉络；华盖散能止咳平喘，复又能通便，乃因均为肺气闭郁；阳和汤能治贴骨疽，也能治肩凝证，乃因均为阳虚失运，阴寒凝滞……而像这例毫不相干的三种病，也可通过"证"的辨析而同治，却是没有想到的。看来"证"的辨析，大有学问。

那么，类似于本例的各种久治无效、症状纷繁、数病并存的患者，临床怎样才能准确辨证呢？

老师：这是一个复杂的问题。略而言之，须抓住两点：一是打破惯性思维；二是培养临床洞察力。关于思维问题前已粗作讲述，而关于临床洞察力，则如侦案，需悉心觅寻线索。临床每可于患者漫无边际的不绝倾述，或其不经意的一个动作中，捕捉到具有关键辨证价值的信息。如 1996 年 6 月治一男子，44 岁，自述全身瘙痒，脘腹痞满，头昏目胀，心烦口苦，身痒时伴全身气窜动感 5 年。脉弦数，苔薄白。曾辗转于多所医院按肝炎、皮肤瘙痒症、神经官能症等治均不效。我耐心倾听其滔滔讲述：7 年前以健壮之体去南方打工，炎热时每长时间地泡浴于冷水中，某日因事暴怒，顿觉脘腹胀满口苦，心烦，继而开始全身瘙痒，丘疹遍布。我倾听中，突然被"暴怒"这一情节所警醒，当再次确认瘙痒起于暴怒后，乃抓住这一信息进行辨析。经云："怒伤肝，悲胜怒。"悲为肺之志，患者初去南方，暑热难耐，肺气耗失在先，久久浸泡凉水，气机闭塞于后，复因暴怒致肝木横逆而病。此时若肺能行其制节，则金可平木。奈此时肺气既伤，不仅无力制肝，反因自身气郁，而不能透达之热挟横逆之肝气妄行，以致出现了临床诸证。遂采用开畅气机、辛凉宣散兼益肺泄肝之法，以严用和之乌药顺气汤加味，3 剂后症减，连续服用近 20 剂，诸症得平。

可见，举凡病情之独处藏奸，病史之汪洋掩山，病发之隐因爆点，都需凭洞察力去发现。它像是医者于一道道沉沉紧闭之门扉前，无奈地徘徊时，看到了被困患者无意间递出的一把开启其囚门的钥匙，接之则开，忽之则不得启其门道也。

瘀血证辨识的易与难

——腰部定时发热1年余

诊断现场

王某，男，63岁。初诊日期：1997年9月2日。腰部定时发热1年余。

1996年5月开始，每于夜间12时至凌晨3时腰部发热，热前阴茎不自主勃起，萎软后即开始发热。由于甚为不适，并影响睡眠，赴某医科大学附属医院检查，无阳性体征发现，认为无药以治。又数度赴某中医药大学附属医院求治，辨为肾阴亏虚，相火妄动。先后以知柏地黄丸、杞菊地黄丸、二至丸、二妙散类治疗，或小有效果，或偶效一时，但终不得止，且很快复原如初。

1997年以来，虽坚持不断服药，而病情非但不减，更发展成昼夜不止的持续性腰部发热，尤以右侧为甚，伴见龟头寒冷，性欲明显下降，显阳痿趋势。

曾有腰椎压缩性骨折史，脑出血昏迷史。

患者甚为悲观，经人介绍，从外地专程来诊，以求一试。

辨证论治

学生甲：本病夜间发热，证属阴虚；发于腰部，腰为肾之府，病位在肾；性欲下降，有阳痿趋势，为肾阳亏虚。因此，证属肾虚。前医正着眼于此，为什么却不效呢？

学生乙：能不能换个角度考虑。其热为局部而定时，自觉热而他觉不热，有骨折史和出血昏迷史，舌暗、有瘀点，因而，可以辨为证属气滞血瘀。其按肾虚治小效而终旋止旋发，乃因于舍本求末，未能将致病因子荡除之故。

老师：对。气滞血瘀确为本患之病机所在。因而可采用……

学生乙：若作气滞血瘀论，有一点我却不得其解，请老师先作解析后再讲治法好吗？瘀血证治之权威论著当首推王清任的《医林改错》。该书认为"若血瘀，有血瘀之症可查，后有五十种血瘀症相互参考"。而遍查其书，并未有腰部定时发热，只有"晚发一阵热""心里热"。那么，腰部定时发热和"晚发一阵热"及"心里热"是一回事吗？倘若不是，那本患气滞血瘀证之诊断是否有些证据不足呢？

老师：本患有外伤、脑出血等可形成瘀血的病史，有舌暗有瘀点等瘀血体征，也有典型之症状。因为腰部定时热和王清任所列举的"晚发一阵热""心里热"三者的病机可以说是完全相同的。这里重要的是认识发热的性质。王氏所说的"晚发一阵热"，指瘀血发热是一阵性，而非持续性，时间多发在晚间而少在白昼；"心中热"指患者自觉热而他觉并不发热，并特意为这种热型起了个十分形象的名字，叫"灯笼热"。若以这几点来比较前案，不是正若合符节吗？当然，它们也有不同之处：一为热在心中，一为热在腰部。而这种部位上的不同在本病辨治中并无多大意义。为什么呢？《难经·三十二难》说"血为荣"（荣通营）。营和瘀都是以血液为基础的，流行不止谓之营，停留不行谓之瘀。可见，血液停留即为瘀。瘀于何部，即首先表现为何部症状（包括发热）。这里涉及到一个基本问题，即读书不能死于句下。古人讲"悟性"，现在讲理解精神实质，强调的都是这一点。

证属气滞血瘀，蕴结而生郁热。处以血府逐瘀汤加味。

当归尾 12g，生地黄 20g，桃仁 10g，红花 10g，枳壳 19g，川芎 12g，川牛膝 12g，柴胡 10g，赤芍 10g，桔梗 10g，黄柏 10g，苍术 10g，土鳖虫 10g，虻虫 5g，炙甘草 10g。2 剂。水煎服，每日服 1 剂。

9 月 5 日二诊。上方服 2 剂后病情无进退。另，近期失眠，每晚仅能睡三四小时，要求同时治疗。前方加入僵蚕二黄汤。

当归尾 10g，生地黄 15g，桃仁 10g，红花 10g，枳壳 10g，柴胡 10g，赤芍 10g，知母 10g，黄柏 10g，炙僵蚕 10g，天竺黄 10g，姜黄

10g，虻虫 6g，炙甘草 10g。

10 月 6 日三诊。上方服 10 余剂后腰热渐减并曾一度消失，龟头逐步转温，性欲明显好转，但近 2 日腰热小有复发。续上方 2 剂。

10 月 8 日四诊。腰部仅偶有轻微发热感。

上方加龟甲 10g。2 剂。

10 月 11 日五诊。腰部热感完全停止，睡眠亦较好，每晚可睡 6 小时以上，续方 3 剂巩固。

1998 年 3 月 6 日因他病来诊，询问前病，一直未再复发。

病名	主症	辨证	治法	选方
瘀血证	腰部定时发热	气滞血瘀	活血化瘀	血府逐瘀汤

思辨解惑

进修生乙：无论本病所属之气滞血瘀证，还是针对其所采用的活血化瘀治法，内容均太为丰富。趁本案之讨论，我们正可提出一些相关问题。这里，我首先想问本案初起热在晚 12 时至凌晨 3 时，后为昼夜不断，这种表现，对确定为气滞血瘀证是否有提示及支持意义？

老师：首先要认识的是，局部的定时发热是瘀血证的一个表现，而局部的晚间发热更是其特征性表现。前面说过，血停于何部即表现于何部症状，那么，血为什么多"停"在晚间呢？欲明此理，先要弄清"气为血帅，血为气母"的含义。气与血的关系，乃一阴一阳的协同关系。气能生血，气能行血，气能摄血，气能统血，气对血的重要性可想而知。古圣将这种重要性概括为"帅"。而血有载气的作用，血又是气的物质基础，故它又是气之"母"。夜间为阳消阴长之际，从子时（夜晚 11 时至凌晨 1 时）开始一阳萌生，而至丑时（凌晨 1～3 时）阳气仍相对十分微弱，气的运行因此也较迟滞缓慢，其"帅"血能力相应减弱，因此血"停"最易出现。而渐至天明，阳气来复，气血则恢复正常运行。这就是王清任对瘀血发热强调的"前半夜更甚，后半夜轻"的道理。本例后来发展为昼夜不停的腰部发热，一方面是病程日久，气血紊乱，瘀滞更甚，另一方面也不排除长期服寒凉滋腻药加深了其瘀滞之缘故。

进修生甲：本案发热前阴茎勃起，旋即萎软，病程中逐渐出现龟头寒冷及阳痿趋势，不知这和气滞血瘀病机有无联系？

老师：当然有。其初期病发于子、丑二时。肝旺于丑时，肝主筋，阴茎为宗筋所聚，肝气生发而遇瘀滞闭阻，相激而产生阴茎短暂勃起，旋即萎软。气滞血瘀日久，不仅影响血之运行，致宗筋弛纵，且影响精血之生成转化（精血同源），导致肾虚阳痿。临床中风偏瘫、外伤截瘫、糖尿病等有瘀血基础的患者多有阳痿症状，就是这个道理。

实习生甲：活血化瘀是一大治疗法则，临床屡有用其愈痼疾顽症的报道，但我总的感觉是治慢性病多，急危症少，不知本法对急危症是否适用？

老师：活血化瘀法发展到今天，已成为包括益气活血、行气活血、温经活血、解毒活血、养阴活血和活血逐瘀等多种治法的临床重要治则。它不仅在治疗常见病症、痼疾顽症时被经常采用，随着研究的深入，发现其在救治危急重症时同样有着广泛的使用机会。如脑血管意外中的出血类患者，过去在后期康复时才开始运用，而研究证明，早期使用不仅不会加重出血，相反，对控制出血和减轻后遗症均有一定的作用。至于急腹症、妇科宫外孕等出血性急症治疗，更有其特殊作用（如前"急证篇·与死神争夺生命"案例）。不仅如此，对一些西医难治之血液疾病，有时也能获得良好的疗效。如1989年5月治徐某，男，58岁。8个月前因发热，肌内注射庆大霉素后，发现左臀部大片青紫斑，认为是注射刺伤血管所致，遂自用热敷2日，青紫片愈大，且发现口唇手指均渐现紫暗，伴目赤口干。乃慌忙至某市综合医院。经骨髓涂片证实为"真性红细胞增多症"，给予环磷酰胺、白消安（马利兰）治疗，并建议其找中医治疗。来诊时见其左臀青紫斑大过掌，唇部、指趾尽呈紫暗，目赤身热，心烦易怒。证属《温疫论补注·蓄血》所谓"邪热久羁，无由以泄，血为热搏，留于经络，败为紫血"之热毒与血纠结而成之瘀血证。

生地黄30g，牡丹皮10g，当归10g，桃仁10g，红花10g，川芎10g，金银花30g，青黛12g（包），水蛭10g，水牛角60g，大黄6g，甘草 10g。

服药 10 剂后，青紫斑大退，余证均有减轻。但环磷酰胺、白消安服后呕恶难受，遂自行停用。续上方小作调整，先后数诊，持续服药至年底，历时半年多，服药近 150 余剂，症状全部消失。于原确诊医院查血象，恢复正常。

实习生甲：看来活血化瘀法临床运用范围太广泛了，而经验告诉我们，越是常用的越容易让人忽视其负面。不知本法在运用时有无注意事项？

老师：有的。活血化瘀法有两大特点，即行血和耗气。所以一般情况下，有出血倾向和凝血机制障碍者应禁用，明显气虚时应慎用，这是常规。需要注意的是，即使在正常使用时，也应照顾到气分。这一点，我曾有深刻体会：早年进修时一同室医生跌伤，腰膝肿痛，我处以桃红四物汤加乳香、没药，2 剂肿痛俱减，但出现气短不续，汗出懒言等症状，慌忙改用四物汤加参、芪才得恢复。

进修生甲：活血化瘀法是一古老而年轻的治法，老师在前面"与死神争夺生命"案例中讲的用水蛭的思路，确实就是受晚近研究发现的启发。而本文讨论的病案则是在传统意义上的具体运用。能否就"古老"和"年轻"两方面再简要地给我们讲一讲。

老师："瘀血"一词虽自仲景时才明确提出，而《内经》里已有恶血、留血等记载，并提出了"疏其血气，令其条达，而致和平"和"血实宜决之"的治疗原则。具体方药自《素问·腹中论篇》出四乌鲗骨一芦茹丸后，仲景治妇人腹中干血专设下瘀血汤，是为破血逐瘀之祖方。元代朱丹溪提出"气血冲和，万病不生，一有怫郁，诸病生焉"，这种"怫郁"是为气滞血瘀的早期。其创立的越鞠丸开了行气解郁活血之先河。至清代《类证治裁》分上中下三部论治：上焦用犀角地黄汤，中焦桃核承气汤，下焦抵当汤。王清任进一步在按病位立专方的同时，创造性地重用黄芪益气去瘀，将《内经》"血实宜决之，气虚宜掣引之"的治法具体化，极大地丰富了活血化瘀法的内容。这些，我们不妨把它理解为经典的治法，或者如你所说的"古老"的治法吧。

学生甲：那么，说它"年轻"，一定就是时代给予了特别的关注，研究中也有了更多超越传统的系统发现了？

老师：可以这么认为。因为当今其研究势头正热，研究者甚众，研究面甚广，研究发现甚多。如诊断方面，在 1988 年"瘀血证研究国际会议"上拟定了 12 条诊断标准：①舌紫暗有瘀斑瘀点；②典型涩脉或无脉；③痛有定处（或久痛、锥刺性痛或不喜按）；④瘀血腹癥；⑤癥结；⑥离经之血（出血或外伤瘀血）；⑦皮肤黏膜瘀斑，脉络异常；⑧痛经伴色黑有块或闭经；⑨肌肤甲错；⑩偏瘫麻木；⑪ 瘀血发狂；⑫ 理化检查具有血液循环瘀滞表现。该标准特别说明：①具有以上任何 1 项可诊断为瘀血证；②各科瘀证诊断标准另行制定；③有关兼证应注意整体辨治。

研究证明，活血化瘀在治疗各种疾病中的作用是多方面的。对心脏血管和外周血管有扩张和加快血流的作用；对感染有直接和间接的抗菌减毒作用；对增生性疾病有软化和促进吸收的作用；对肿瘤细胞有抑制其生长的作用；对免疫机制有调节作用。

在基础研究方面，自 20 世纪 70 年代以来，众多学者从血液流变学、微循环、血小板功能、凝血机制、纤溶活性、免疫、代谢等方面进行了多角度多层面的大量研究，至今方兴未艾。

学生乙：如此看来，瘀血之辨治，其易在于，古有丰富论述，今有国际统规。而其难则在于，涉及面太广，举凡临床各科未有不遇；表现多端，难于辨识；伴见于多种证候之中，常被掩盖；研究新获甚多，非追赶时代者绝难知晓。

老师：然也。

附

篇

医道为干为形，人文为根为魂
——50年行医的积累与感悟

根之茂者其实遂，膏之沃者其华晔——并蓄而得涵养

古人云"上医医国，中医医人，下医医病"。"医国"是治理人的生存环境；"医人"是匡正人的思想精神；"医病"则是治疗人的机体疾病。可见"医病"仅是针对个体的具体落实。而个体既离不开生存环境，更与思想精神是完全融合的。因此，欲真正地达到"落实"的目的，必不能将患病的人孤立对待。当然，这种将国、人、病联系以论的认识，是对医学的俯瞰。它在高屋建瓴地揭示医学鲜明的人文性的同时，明确了对医生博学性的要求。这种对医学人文属性的重视和对医生博学性的要求，中医学里用一句比喻性语言做了高度的概括——"文是基础医是楼"。

其实，在西医学里也是有人持这种看法的。如早在19世纪末，德国病理学家魏尔啸就曾说过："与其说医学是一门自然科学，不如说它是一门社会科学。"西格里斯甚至将医学与人文的关系表述为："用一般文化做画布，在上面画出医学的全景来。"所不同的是，中医将这种社会人文融入了理论体系，具体到了患者个体的临床诊疗。故"古之治疾者，先知阴阳运历之变化、山林川泽之窍也，而又视其人老少、肥瘠、贵贱、居养、性术、好恶、忧喜、劳逸，顺其所宜，违其所不宜"（沈括语）。这一思想基础和认识方法，数十年来一直指导着我的治学和临床。当我秉笔成书时，尤其强烈地感觉到，自己的成长得益于斯，成功乃源于斯，而欲于医学有所成就更必仰赖于斯。

病之称"疑难"，乃因于辨证"疑"，论治"难"。余于长期诊疗中

241

屡遇一些辗转治疗无效的患者，它们可见于各科，病情缓急不等，而均以难于辨析、治疗棘手为特点。因而悉心研究此类病证绵绵已30余年。并逐步形成了于思维层面常运用多种思维方法推求，于理论层面常广泛联系多学科认识，于施治层面常别出心裁以遣方用药的辨治方法。在接诊的大量此类患者中，虽不乏失败者，而却成功地救治了绝大部分。并据临床实际，经反复推求，率先将疑难病症作了如下界定：病因不明，病机难辨，病情复杂，症状罕见，表现怪异，辗转治疗无效，或公认难于治疗的病证。

治疗疑难病为中医之长处，亦为中医之短处。长者相对于西医而言，许多病因不明，或虽明而西医无法治疗之病，中医有良好的疗效；短者以疑难病的特殊性而论，既称"疑难"，则非常理能赅，常方能治，而舍"常"能立异出奇者，又断不是临床中医所普遍能会的。为扬己之长并变短为长，则需提高疑难病的中医整体诊治水平。为此不揣浅陋，于一些带有启发意义的病案中选取部分，以现场诊治的"保鲜"形式加以介绍。

程钟龄曾无限感慨地说过："此道精微，思贵专一，不容浅尝者问津；学贵沉潜，不容浮躁者涉猎。"余能以拙著奉呈于世，经历了蹒跚攀行50余年的举步，挑灯苦读不辍50余年的艰辛，躬身临床不悔50余年的坚持，和名师亲炙、耳提面命多年的陶冶。

合抱之木，生于毫末——恒久而得积累

初读《神农本草经》邵晋涵序时，即为其"医不三世，不服其药"和"非读三世书者、不可服其药"的惊世之言所震撼。因为他对为医者须经世临床和毕生苦读提出了近乎"不近情理"的要求。而且，他所谓的"三世书"还仅指黄帝针灸、神农本草和素女脉诀等医学经典。医著之浩翰，岂只经典，而医著之外，尤有大量书籍需要泛读。因此，自那时起，我即养成了昼夜苦读的习惯。而当时的边远乡镇，物资奇缺，经济贫困，迫使人蛰伏于"恬淡虚无"的单调生活中；谈笑无鸿儒，往来尽白丁，又将我局限于苍白的文化漠地里。但这种环境，虽令人百无聊赖，却非常宜于读书。除读医书外，凡能得到的书，均紧追不舍，不少

书籍常一气读毕，并随即于书之扉页写上评语或体会。这样盲目而却自觉地阅读，渐有一些积累。某日，无意间读到了爱因斯坦的一句名言："智慧，并不产生于学历，而是来自对知识的终生不懈的追求。"这句话对于没有任何学历文凭的我，产生的鼓励和警醒作用，也许是里程碑性质的。虽然，我知道第一个教大学的人必然不是大学毕业者；顶级国学大师钱穆也中学尚未读完……而爱翁此论于我产生巨大影响的原因是，在否定文凭的唯一性时，明确了真正的"唯一"——"对知识的终生不懈的追求"。从此我开始了有目标地贪读：突出重点，用十分之七八时间读医著；加强铺垫，用十分之二三时间浏览文史哲、社会学、经济学、思维学、心理学、地理学、法律学等学科书籍，以全方位地夯实基础和构建宜于发展的知识结构。而这更促成了我的"抢夺"性阅览习惯。以致长期以来，凡白日未读书报，睡卧时则有大脑空白感。每日书报相加均不少于数万字的阅读量。这一习惯数十年来一直保持到今天。

在这种"唯日孜孜，无敢逸豫"苦读中，渐渐充盈了的行囊，于临床得到了最为有效的释放。这就是从呆板的对应治疗，到圆机活法的自如应用；从机械地尊崇医典，到融汇兼采百家；从临床只唯医学的满足，到"功夫在医之外"的追求。长期的实践，艰苦的探索，点滴的积累，终于使我对急重奇顽之各类疑难病症，认识日渐深入，经验日渐丰富，应对日渐自如。

而接诊急重奇顽病证是需要勇气的。

当今之急症多找西医诊治，一些西医治疗无效的患者，再转请中医治疗，其难度焉有不大！当今之重症，多已由西医明确诊断，转诊于中医者，多因诊断虽明而疗效不佳，欲搏其效，岂能不难！至于奇顽之证，则不仅久历中西医治疗无效，更兼诊断每不明确，理法尚存乎疑，遑论遣方用药。而接诊的勇气，既来源于医术的保证，亦来自于责任感的驱使和事业心的支撑。

我深信《灵枢》对于疾病"言不可治者，未得其术也"的认识。而这种未得之术，是需要人去不断探求和寻觅的。故无论多么奇难之疾病，只要延我诊治，从不推诿。虽历检方书，绞尽脑汁，仍不见效者，亦不轻言放弃。正是这种执着精神，使我解除了包括本书案例在内的大量疑难重症患者的生命危险和疾病痛苦。而这种精神竟唤来了神佑（病家的感恩），因而数十年来诊治急重患者无数，却从未有过一次医患纠纷，哪怕在死尸前，家属还多哭着称谢，或患者死后，家属专门来诊室致谢。此时病家是对医疗技术和医疗过程的认可，而我心中总会突然冒出一句格言："人有至诚感天地。"它是对我身处此时的自慰，更是我在心中暗暗发出的再诊患者时必将永守的誓言。

如果说读书和临床是前进的双腿，那么，对于中医来说，投师名门则是再插双翼。它能使你由步而飞，由履而腾。自启蒙老师带入门后，无问乡野，凡有年长中医，均愿求教。及至 20 世纪七八十年代，学术活跃，交流频繁，全国名流如吕炳奎、董建华、方药中、刘渡舟、邓铁涛、郭振球、凌跃星、李今庸、李振华、候灿等，均不时来川讲学，无问寒暑，我均专程前往聆听。至于省内著名中医学者的讲座，我几乎都有过聆听经历。

而尤其令我学验俱长者，系 20 世纪 80 年代中期，考入了伤寒临床大家江尔逊的高徒班（研究生性质），受其亲炙 3 年有余。

也许应了那句老话："机会只对素有训练的人才有用处。"1979 年中央决定，从全国民间及集体所有制单位，选拔 1 万名有真才实学的中医药人员，充实公立医疗机构，四川分配名额 800 人。当时我正携老母和幼子于原籍探亲，接友人连续 3 封加急电报，急忙从外地赶回，仓促参考，竟以优异的成绩被录取为中医师，成为人们尊称的"八百壮士"。并自此进入"野战师团"（先后调入县、市级医院）。而在此后晋升主治医师、副主任医师、主任医师的进程中，均一考即中，从未有再。

老子云："合抱之木，生于毫末；九层之台，起于累土；千里之行，始于足下。"我用 50 余年的时间，践行着这段至理名言。

若使自家无曲子，等闲铙鼓与笙竽——醉心而生感悟

对事业热爱方能专注，专注日久乃为醉心。而一旦醉心，将会升华到一种境界，并以某些异乎寻常的形式反映出来。如张元素曾"夜梦人柯斧长凿、凿心开窍，纳书数卷于其中，见其题曰《内经主治备要》，骇然惊悟，觉心痛。自是心目洞彻，便为传道轩歧，指挥秦越也"（见

《医学启源》张志甫序）。这里，"梦寐以求"已不是一种形容，而是一个事实。然这种事实产生的前提，无疑是张氏对医学的醉心。而我的醉心则每多表现为感悟。这些感悟，常常又会成为我对医学某些问题的新理解和新认识。

如我在接治急重疑难病症稍闪畏缩念头时会突然想到，冷兵器时代的战地指挥官，能在数里之外，从尘土的飞扬度、人马的嘶叫声和兵器的撞击响中，判断出敌我双方投入的兵力和战斗发展到了何种程度，这种本领显然绝非来自课堂或书籍，而只会来自身经百战的体验。平生未屡经硬战恶战者，怎能有这种功夫！由此感悟到，一个医生，如从来不敢接诊重危患者，何来经验积累；没有无数次解急救危的实践经历，哪来判别生死、力挽狂澜的能力和胆量。接诊急重患者，是救人于危难之际，而对己则未尝不是锻炼之机？正是这种感悟，使我不计个人得失，接诊了无数急重疑难患者，并不断地丰富了自己诊治疑难病症的经验。为了鼓励来者挺起脊梁，我将这一感悟作为重要经验，讲述于我所有的学生，从而将之作为一种精神加以下传。

感悟，或来自临床，或来自读医书，有时甚至来自于只言片句的触发。如偶然看到美国在电话发明者贝尔塑像下铭刻着的他的格言："有时需要离开常走的道路，潜入森林，你就肯定会发现前所未见的东西。"立即使我感悟到，一些疾病疗效不好，有时或许并不需要改弦易辙，而只需"离开常走的路"，稍稍改变一下用方，甚或只需对常规用量作一下调整，可能就会获得意想不到的疗效。而许多特效的获得，有时就在于能从常规认识中拨（剥）开那一点点。

感悟是醉心的结果，它同对某问题的长期探索有着密切的内在联系。如对单味药组成方剂后的神奇变化，我曾以单字、词组和句子的类比方法对其研究，答案也只能到"方之既成，能使药各全其性，亦能使药各失其性"的深度，很难从理论上对其根本规律加以揭示。而我在读恩格斯给约·布洛赫的一封信时，突然感悟到，恩格斯对"历史"的精确分析，简直就是对方剂根本规律具体而精彩的"另类表述"（"急证篇·急证须'单刀直入'，忌庞杂用药"）。这个中医理论难于说透，而实验室对它又很难有全面证实能力的问题，竟从风马牛不相及的马列经典中找到了注脚！

感悟是个人在读和行的过程中因触发联想而获得的，因而具有新颖性和独创性。据心理学家研究，人类大脑的信息组合区，联想仅开发了15%，尚有85%的潜力未及开发。可以认为，醉心将是打开这些未开发区的钥匙。只要醉心研究，必会不断产生感悟，从而更加丰富自己的理论思维和临床能力。

拙著谈及的感悟，多是因读医外书籍，或遇医学问题想到了曾经读过的医外书籍所产生。如从爱因斯坦、玻尔同为卓尔不群的科学巨匠，而玻尔门下获诺贝尔奖者甚众，爱因斯坦则因其科学上的离群性而仅孤月独明这一事实，感悟到中医界虽难以奢望产生玻、爱级巨擘，而应该，也能够追求玻派的团队精神（"重证篇·山穷水尽时找到了'救命草'"）。又如，从先哲"面之所向，行之所达"即为路的高妙概括，想到"走的人多了也就成了路"之说法所带的弊端。它会导致没有自身思考和创新精神的"跟人走路"。反映在临床，即为遵古循旧，人行（云）亦行（云）。从而感悟到，"方向正确"下的道路差误，其实却是决定治疗成败的关键（"顽证篇·方向不等于道路"）。这类感悟，书中俯拾皆是。可以说"醉心"使我感悟不断，而感悟为我揭开了不少认识新篇。这从一个侧面反映了感悟是人文之"魂"对医学之"形"赋于的鲜活色彩。人文之"根"与医学之"干"共生的"灵异果实"。

病案一览表

病名	主症	辨证	治法	选方
臌胀	大量腹水	真阳亏损，真阴欲竭 气水相因为患 浊气阻滞	补下启中 调气行水 通便泄浊	补下启中方 二金汤 白术通便方
风痱	四肢瘫软 吞咽困难	脾胃升降 突生故障	调理脾胃阴阳 燮理升降之权	《古今录验》 续命汤
重症多形性日光疹	面项红斑 顽固瘙痒	素体实热，复感外邪 郁而化毒，毒邪蕴恋	养阴调内 泻火拔毒	一贯煎 蓝叶散
真心痛	胸部闷痛 四肢厥冷	胸阳痹阻 阴寒内盛	宣通胸阳 开痹散结	瓜蒌薤白半夏汤 桂枝加桂汤
头痛，呕吐	头痛欲裂 呕吐清水	阴寒上逆 肝胃虚寒	散寒逐阴 补中泻浊	吴茱萸汤
甲状腺危象	高热寒颤、呕恶、大汗、烦躁、气短、左眼外突	寒热剧争欲脱 阴阳气水淆乱	助正驱邪 调气化水	达原饮 小柴胡汤 真武汤 五苓散 桂枝去桂加茯苓白术汤
阳虚烦躁证	烦躁面红 吐泻厥逆	虚阳浮越 阴阳俱虚	回阳益阴	茯苓四逆汤
肝痈	肝脓肿 极度消瘦	气血阻滞 血败肉腐	排脓解毒 清热扶正	仙方活命饮 黄芪鳖甲散

病名	主症	辨证	治法	选方
怔忡	心悸眩晕 胸闷胸痛	心阳虚损 痰饮中阻	温通心阳 散寒蠲饮	麻黄附子细辛汤 苓桂术甘汤
肝癌	持续高热 呕吐 腹泻	血瘀蕴毒 湿毒扰胃 湿毒干脾	祛瘀活血 祛湿和胃 温中利湿	血府逐瘀汤 橘皮竹茹汤 胃苓汤
血崩脱证	阴道流血不止 神昏肢厥	败血瘀阻， 气随血脱	破血逐瘀 补气固脱	桃红四物汤 加水蛭 独参汤
太阳少阳 合病	寒颤高热 不欲饮食而呕 汗出恶风	少阳枢机不利 营卫失和	和解少阳 调和营卫	小柴胡汤 桂枝汤
暑温	大汗喘息 手足厥冷	化源告匮 亡阴亡阳	滋益脾肺 固护元阳	黄芪人参汤
阳明头痛	头痛欲裂 身热自汗 面红如妆	阳明热邪炽盛 熏蒸上攻头目	清泄阳明	白虎汤加味
蛔厥	右上腹剧痛， 呕吐口苦，高 热寒颤	蛔窜扰胆 热壅中焦	温脏安蛔泄热 通透胆胰导管	乌梅丸 清胰汤
厥证	突然昏迷 四肢厥冷	肝郁痰伏 气血阻闭	疏肝祛痰 调气温阳	逍遥散 礞石滚痰丸
热毒	持续高热	火炽毒盛 气营而燔	攻泄邪毒	防风通圣散
偏头痛	左侧头痛 自汗恶风口苦	邪蔽清阳 营卫失和	和解少阳 调和营卫	小柴胡汤 桂枝汤
喉间溃烂	咽喉反复化脓 高热腹泻	禀赋亏虚 气阴两亏 邪毒蕴结	标本分治	三仁汤，理中汤 六君子汤，右 归饮
黄疸	黄疸 腹痛	气滞血瘀 湿热蕴毒	活血化瘀 利湿除毒	血府逐瘀汤加味

病名	主症	辨证	治法	选方
痰饮	胃脘畏寒 （10年）	痰饮内伏	温化痰饮	苓桂术甘汤
流注 （猫抓病性淋巴结炎）	上肢疼痛 不定处肿块	痰湿流注 毒气走散	祛痰行气 疏通经络	败毒流气饮
麻木 无汗 水肿	全身麻木 项以下无汗 下肢浮肿	营卫俱虚 气血不足 气水不和	调补营卫 益气利水	黄芪桂枝五物汤 防己黄芪汤 鸡鸣散
前阴充气胀大	阴茎胀痛 腹胀身沉	惊恐伤气 气郁湿阻	行气化湿	四逆散 三仁汤
唾涎	唾涎浊沫 清涎淌滴	脾胃湿热 脾胃虚寒	清利脾胃 温中化气	甘露饮 吴茱萸汤 五苓散
喑痱	失声	正气亏虚，风寒 阻络	温阳祛风，散 寒通络	小续命汤
脚臭证	双脚奇臭 腹胀肢浮，倦 怠纳呆	痰浊蕴阻 脾虚阳弱	祛痰蠲湿 健脾温阳	礞石滚痰丸 防己黄芪汤 六君子汤
怔忡	心悬吊感，气 上冲感 心血喷射感	心阳不足，痰瘀 痹阻 心肾阳虚，水气 凌心	温通心阳 温阳化水	桂枝加桂汤 桂枝甘草汤 真武汤
尿频 精癃	尿淋漓难控 尿滴沥难出	气机不利，气不 化水 气瘀阻塞，气化 不利	化气行水 化气散结	五苓散、旋覆代 赭汤 八味肾气丸
癃闭	溲滴沥而出	气滞血瘀 膀胱不利	活血化瘀 通经散结	血瘀逐瘀汤
狐惑病	口腔、前阴溃疡 口不能张 水米不进	湿邪浸淫 热毒蕴恋	攻毒散邪	升麻鳖甲汤 苦参汤

病名	主症	辨证	治法	选方
泄泻	泄泻腹鸣，腹中隐痛 倦怠易饥，皮肤灼热	元气不足，谷气下流 阴火僭越，脾失健运	健脾祛风 升阳益胃	升阳益胃汤
泄泻	稀便或水样便，日五六次，进行性消瘦	土虚木旺 寒热错杂	土木两调 寒热并用	乌梅丸
发热，心悸	发热无度，心悸头昏 倦怠神疲，面浮足肿	元气内伤 阴火上乘	甘温除热	补中益气汤
顽固性失眠	失眠，心悸，心烦，心慌，便秘	火炽痰郁 痰热扰心	清化痰热 养心安神	三黄安神汤
顽固性荨麻疹	斑疹瘙痒 红赤成片 抓破溢水	风火相煽 燥湿肆虐	清热凉血 祛风化湿	三草抗敏汤
汗证	昼夜大汗淋漓 口苦恶风 身时冷热	营卫失和	调和营卫	桂枝汤 小柴胡汤
虚损晕厥	心悸气短 晕厥昏迷	精血亏损，脑失所营 清窍失养，神无所倚	健脾资化 补肾培元	归脾汤 斑龙丸 河车大造丸
体癣	全身顽固性斑丘疹，融合成片，奇痒难耐，抓破溢血	热羁血分 蕴久成毒	攻毒荡邪 清泄热毒	五毒攻毒汤 黄连解毒汤
皮肤瘙痒 泄泻，头昏	皮肤瘙痒 腹鸣泄泻 头昏飘浮感	气滞血瘀 脉络瘀阻	活血化瘀 祛风通络	血府逐瘀汤
瘀血证	腰部定时发热	气滞血瘀	活血化瘀	血府逐瘀汤

高效方剂名录

第一篇　重证篇

1. "绝招" 嫁接更能创造奇效

补下启中汤（陈自明）：熟地黄、枸杞、山萸肉、肉苁蓉、首乌、山药、龟甲。

二金汤（《温病条辨》）：鸡内金、海金沙、厚朴、大腹皮、猪苓、白通草。

白术通便方（魏龙骧）：生白术、升麻、生地黄。

2. 特效方是这样被发掘出来的

《古今录验》续命汤（《金匮要略》）：麻黄、桂枝、当归、人参、石膏、干姜、甘草、川芎、杏仁。

3. 山穷水尽时找到了 "救命草"

一贯煎（《柳州医话》）：北沙参、麦冬、当归、生地黄、枸杞子、川楝子。

蓝叶散（《医宗金鉴》）：蓝叶、川芎、赤芍、知母、生地黄、白芷、升麻、柴胡、葛根、杏仁、甘草、石膏、栀子。

4. 巧用 "常规" 有时能治重证

瓜蒌薤白半夏汤（《金匮要略》）：栝蒌实、薤白、半夏、白酒。

桂枝加桂汤（《伤寒论》）：桂枝、白芍、炙甘草、生姜、大枣。

5. "效如桴鼓" 能从形容变为真实吗

吴茱萸汤（《伤寒论》）：吴茱萸、人参、生姜、大枣。

6. 疑难病治疗如何法随证转

达原饮（《瘟疫论》）：槟榔、厚朴、草果、知母、白芍、黄芩、甘草。

小柴胡汤（《伤寒论》）：柴胡、黄芩、人参、甘草、半夏、生姜、大枣。

真武汤（《伤寒论》）：茯苓、芍药、生姜、白术、炮附片。

五苓散（《伤寒论》）：茯苓、桂枝、猪苓、泽泻、白术。

桂枝去桂加茯苓白术汤（《伤寒论》）：白芍、炙甘草、生姜、大枣、茯苓、白术。

7. 彻悟仲景"寻余所集，思过半矣"的深刻含义

茯苓四逆汤（《伤寒论》）：茯苓、人参、炙甘草、干姜、生附片。

8. 从入微观察中挽回了生命

仙方活命饮（《外科发挥》）：穿山甲、天花粉、甘草节、乳香、白芷、赤芍、贝母、防风、没药、皂角刺、归尾、陈皮、金银花。

黄芪鳖甲散（罗谦甫）：黄芪、鳖甲、天冬、地骨皮、秦艽、茯苓、柴胡、紫菀、半夏、知母、生地黄、白芍、桑皮、炙甘草、人参、桔梗、肉桂。

9. 中医岂仅长于功能性疾病

麻黄附子细辛汤（《伤寒论》）：麻黄、炮附子、细辛。

茯桂术甘汤（《伤寒论》）：茯苓、桂枝、白术、炙甘草。

10. 克服思维惰性，有时是夺取成功的决定因素

血府逐瘀汤（《医林改错》）：当归、生地黄、桃仁、红花、枳壳、赤芍、柴胡、甘草、桔梗、川芎、牛膝。

橘皮竹茹汤（《金匮要略》）：陈皮、竹茹、大枣、人参、生姜、甘草。

胃苓汤（《丹溪心法》）：苍术、厚朴、陈皮、炙甘草、生姜、茯苓、大枣、白术、猪苓、泽泻、桂枝。

第二篇　急证篇

1. 与死神争夺生命

桃红四物汤：桃仁、红花、川芎、当归、赤芍、生地黄。

独参汤（《景岳全书》）：人参。

2. 汤证辨证就这样简捷速效

小柴胡汤：见"疑难病治疗如何法随证转"篇。

桂枝汤（《伤寒论》）：桂枝、白芍、炙甘草、生姜、大枣。

3.东垣立方治脾肺，移用却可救急危

黄芪人参汤（《脾胃论》）：黄芪、升麻、人参、陈皮、麦冬、苍术、白术、黄柏、建曲、当归、炙甘草、五味子。

4.急证须"单刀直入"，忌庞杂用药

白虎汤（《伤寒论》）：石膏、知母、炙甘草、粳米。

5.一例急重症的中西医双重思考

乌梅丸（《伤寒论》）：乌梅、细辛、桂枝、人参、炮附片、黄柏、干姜、蜀椒、当归、黄连。

清胰汤（吴咸中）：柴胡、黄芩、胡连、白芍、木香、延胡、大黄、芒硝。

6.悉心愈重证，扪心品临床

逍遥散（《太平惠民和剂局方》）：柴胡、当归、白芍、白术、茯苓、炙甘草。

石礞滚痰丸（王隐君）：礞石、大黄、黄芩、沉香。

7.守住中医急诊阵地

防风通圣散（刘河间）：防风、荆芥、麻黄、薄荷、连翘、川芎、当归、白芍、白术、炒栀子、酒大黄、芒硝、石膏、黄芩、桔梗、甘草、滑石。

8.经方时方都有证

小柴胡汤：见"疑难病治疗如何法随证转"篇。

桂枝汤：见"汤证辨证就这样简捷速效"篇。

9.把握标本，于痼疾与新病中求治

三仁汤（《温病条辨》）：杏仁、滑石、白通草、竹叶、厚朴、生薏苡仁、半夏、白蔻仁。

理中汤（《伤寒论》）：人参、炙甘草、白术、干姜。

六君子汤（《医学正传》）：人参、炙甘草、茯苓、白术、法半夏、陈皮、生姜、大枣。

右归饮（《景岳全书》）：熟地黄、山药、枸杞、山茱萸、炙甘草、肉桂、杜仲、炮附片。

10. 当为退黄第一方

血府逐瘀汤：见"克服惰性思维，有时是夺取成功的决定因素"篇。

第三篇　奇证篇

1. 怪证有时只需轻轻一拨

苓桂术甘汤：见"中医岂仅长于功能性疾病"篇。

2. 以不变应万变

败毒流气饮（《证治准绳》）：羌活、独活、青木香、紫苏、赤芍、当归、陈皮、香附、白芷、三棱、莪术、枳壳、川芎、桔梗、柴胡、半夏、赤茯苓、甘草。

3. 沉疴痼疾，居然一矢中的

黄芪桂枝五物汤（《金匮要略》）：黄芪、白芍、桂枝、生姜、大枣。

防己黄芪汤（《金匮要略》）：防己、甘草、白术、黄芪、生姜、大枣。

鸡鸣散（《证治准绳》）：槟榔、陈皮、木瓜、吴茱萸、紫苏、桔梗、生姜。

4. 多维思考，渐逼幽潜

四逆散（《伤寒论》）：炙甘草、枳实、柴胡、白芍。

三仁汤：见"把握标本，于痼疾与新病中求治"篇。

5. 涎唾增多，其治不在凿分属涎属唾

甘露饮（《太平惠民和剂局方》）：生地黄、熟地黄、茵陈、黄芩、炒枳壳、枇杷叶、石斛、炙甘草、天冬、麦冬。

吴茱萸汤：见"'效如桴鼓'能从形容变为真实吗"篇。

五苓散：见"疑难病治疗如何法随证转"篇。

6. 此方可愈失语

小续命汤（《千金方》）：麻黄、防己、人参、黄芩、桂枝、甘草、芍药、川芎、杏仁、附片、防风、生姜。

7. "怪病皆因痰作祟"的临证解读

礞石滚痰丸：见"悉心愈重证，扪心品临床"篇。

防己黄芪汤：见"沉疴痼疾，居然一矢中的"篇。

六君子汤：见"把握标本，于痼疾与新病中求治"篇。

8. 从经方"类证"得到的启示

桂枝加桂汤：见"巧用'常规'有时能治重证"篇。

桂枝甘草汤（《伤寒论》）：桂枝、炙甘草。

真武汤：见"'效如桴鼓'能从形容变为真实吗"篇。

9. 用好"化气行水"这把打开尿道的钥匙

五苓散：见"疑难病治疗如何法随证转"篇。

旋覆代赭石汤（《伤寒论》）：旋覆花、人参、生姜、半夏、代赭石、大枣、炙甘草。

肾气丸（《金匮要略》）：熟地黄、山药、山萸肉、泽泻、牡丹皮、茯苓、桂枝、炮附片。

10. 屡切屡生的前列腺增生

血府逐瘀汤：见"克服思维惰性，有时是夺取成功的决定因素"篇。

第四篇　顽证篇

1. 十年磨一剑，确认高效方

升麻鳖甲汤（《金匮要略》）：升麻、当归、蜀椒（炒去汗）、甘草、雄黄、鳖甲。

苦参汤（《金匮要略》）：苦参。

2. 半生折磨，竟然被一方解决

升阳益胃汤（《脾胃论》）：黄芪、半夏、人参、炙甘草、白芍、防风、羌活、独活、陈皮、茯苓、泽泻、柴胡、白术、黄连。

3. 前医怎么就没想到这个常用方

乌梅丸（《伤寒论》）：见"一例急重症的中西双重思考"。

4. 甘温真能除大热

补中益气汤（《脾胃论》）：黄芪、炙甘草、人参、陈皮、升麻、柴胡、白术、当归。

5. 方向不等于道路

三黄安神汤（自拟方）：生地黄、天竺黄、姜黄、防己、桂枝、炙僵蚕、远志、半夏、高粱、夜交藤、茯神、炙甘草、炒酸枣仁。

6. 常见病并不都可药到病除

三草抗敏汤（自拟）：紫草、茜草、墨旱莲、水牛角、生地黄、牡丹皮、赤芍、乌梅、五味子、防风、蛇蜕、蜈蚣、当归、苦参、炙甘草。

7. 经方的"证"是铁的指征

桂枝汤：见"汤证辨证就这样简捷速效"篇。

小柴胡汤：见"疑难病治疗如何法随证转"篇。

8. 这类慢性病的疗效是积累起来的

归脾汤（《济生方》）：白术、茯神、黄芪、龙眼肉、酸枣仁、人参、木香、炙甘草、当归、远志、生姜、大枣（其中当归、远志从《校注妇人良方》补入）。

斑龙丸（佚名）：鹿角胶、鹿角霜、茯苓、柏子仁、菟丝子、补骨脂、熟地黄。

河车大造丸（吴球）：紫河车、牛膝、淡苁蓉、天冬、黄柏、五味子、锁阳、当归、熟地黄、生地黄、枸杞子、杜仲。

9. 不可放弃的"以毒攻毒"法

五毒攻毒汤（自拟）：斑蝥（去头、足、翅）、红娘子（去头、足、翅）蜈蚣、全蝎、生地黄、土茯苓、蕲蛇、黄连、黄芩、黄柏、金银花、滑石、甘草、赤小豆、紫草。

黄连解毒汤（《外台秘要》引崔氏方）：黄连、黄芩、黄柏、栀子。

10. 三种顽症，一法通克

血府逐瘀汤：见"克服思维惰性，有时是夺取成功的决定因素"篇。

11. 瘀血证辨识的易与难

血府逐瘀汤：见"克服思维惰性，有时是夺取成功的决定因素"篇。

跋

大哉乾坤内，吾道长悠悠

　　撰写此书时，顺带言及了我的学医行医经历，意在为读者阅读时更准确地了解一些病案的救治背景。虽然那似乎已是远离了现实社会之事，而我总觉得这种说经历，论往事，不但有助于说明读书和临床是前进的双腿，投师名门则是再插双翼这一浅显道理，更有助于凸显苦读巧读抢读的坚持，长期临床"逼迫"的磨炼和名师耳提面命的亲炙，是使人由步而飞，由履而腾的必由之路。除此之外，于文字背后，似乎还能给人以一点精神和方法之类的东西。我认为，以其方法和精神，是能锻造出好中医的。

　　书中病案不以内外妇儿或心系、肺系等分类，而以重急奇顽分之，意在突出一个"救"字，也意在回应"中医长于治疑难而拙于应急重"之说。并借以说明时代永远需要中医，而中医人却永远需要中医精神！

　　在搁笔付梓时，我对着编写初拟定的几点目标要求凝神自问：该书直接授予救治重急奇顽证的一些方法了吗？该书能证实中医救治重急奇顽病证具有不可取代的作用吗？该书能激发年轻中医毕其一生为中医事业奋斗的精神吗？该书说明了人文知识和人文精神是学习中医必修之课和必具之功吗？师承真能成才吗？

当我觉得似乎可以交出，待学者评议，求圣者裁夺时，一种在中医学浩瀚的沧海内，自己以一珠之水而得以汇入的心情油然而生。结束繁忙不堪的临床工作之后，立即蛰伏书房，昼夜走笔两年的艰辛感，顿时化作了异乎寻常的快慰。此时，脑际突然响起了杜甫在《发秦州》中的吟哦：

> 磊落星月高，
> 苍茫云雾浮，
> 大哉乾坤内，
> 吾道长悠悠。

遂以作结。

刘方柏
己丑年仲夏于蜀川嘉州寓所